Susanne Fuchs ■ [Hrsg.]

Münsteraner Streitgespräche – Arthrose

Susanne Fuchs [Hrsg.]

Münsteraner Streitgespräche

Arthrose

Neues über Genese und Therapie

Mit 68 Abbildungen

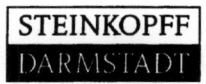
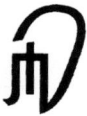

PD Dr. med. SUSANNE FUCHS
Universitätsklinikum Münster
Klinik für Allgemeine Orthopädie
Albert-Schweitzer-Straße 33
48149 Münster

ISBN 978-3-7985-1457-7   ISBN 978-3-7985-1928-2 (eBook)
DOI 10.1007/978-3-7985-1928-2

Bibliografische Information Der Deutschen Bibliothek
Die Deutsche Bibliothek verzeichnet diese Publikation in der Deutschen Nationalbibliografie; detaillierte bibliografische Daten sind im Internet über <http://dnb.ddb.de> abrufbar.

Dieses Werk ist urheberrechtlich geschützt. Die dadurch begründeten Rechte, insbesondere die der Übersetzung, des Nachdrucks, des Vortrags, der Entnahme von Abbildungen und Tabellen, der Funksendung, der Mikroverfilmung oder der Vervielfältigung auf anderen Wegen und der Speicherung in Datenverarbeitungsanlagen, bleiben, auch bei nur auszugsweiser Verwertung, vorbehalten. Eine Vervielfältigung dieses Werkes oder von Teilen dieses Werkes ist auch im Einzelfall nur in den Grenzen der gesetzlichen Bestimmungen des Urheberrechtsgesetzes der Bundesrepublik Deutschland vom 9. September 1965 in der jeweils geltenden Fassung zulässig. Sie ist grundsätzlich vergütungspflichtig. Zuwiderhandlungen unterliegen den Strafbestimmungen des Urheberrechtsgesetzes.

www.steinkopff.springer.de
© Springer-Verlag Berlin Heidelberg, 2004
Ursprünglich erschienen bei Steinkopff-Verlag Darmstadt in 2004

Die Wiedergabe von Gebrauchsnamen, Handelsnamen, Warenbezeichnungen usw. in diesem Werk berechtigt auch ohne besondere Kennzeichnung nicht zu der Annahme, dass solche Namen im Sinne der Warenzeichen- und Markenschutz-Gesetzgebung als frei zu betrachten wären und daher von jedermann benutzt werden dürften.

Produkthaftung: Für Angaben über Dosierungsanweisungen und Applikationsformen kann vom Verlag keine Gewähr übernommen werden. Derartige Angaben müssen vom jeweiligen Anwender im Einzelfall anhand anderer Literaturstellen auf ihre Richtigkeit überprüft werden.

Umschlaggestaltung: Erich Kirchner, Heidelberg
Herstellung: Klemens Schwind
Satz: K+V Fotosatz GmbH, Beerfelden

SPIN 10980514   105/7231-5 4 3 2 1 0 – Gedruckt auf säurefreiem Papier

Vorwort

Das vorliegende Buch soll die aktuellen Erkenntnisse in der Genese und Therapie der Arthrose darlegen. Gerade im letzten Jahrzehnt haben sich die Kenntnisse der Knorpelstrukturen rasant verbessert. Durch Kooperationen mit Fachrichtungen wie Biochemikern und Anatomen konnten grundlegende Erkenntnisse gesammelt werden, die die früheren Theorien zur Arthrose ergänzt, teilweise sogar ausgetauscht haben. Damit hat man gerade auf dem medikamentösen Therapiefeld zahlreiche neue Ansätze entwickelt, so dass sicher auch noch in den nächsten Jahren immer wieder neue Produkte auf den Markt gebracht werden. Im Bereich der operativen Therapiemöglichkeiten ist die Ära der gelenkerhaltenden, aber knorpelrekonstruierenden Optionen entstanden. Einige neue Therapieverfahren zur Behandlung von lokalen Knorpeldefekten haben sich daraus etabliert, jedoch führen die ständig neu auf dem Markt angebotenen Produkte nicht immer zur Sicherheit bei dem Patienten oder behandelnden Arzt. Oftmals gibt es Fragen zur Indikation oder auch zur Auswahl des für den einzelnen Fall geeigneten Therapiekonzepts.

Gerade diese Fragen soll dieses Buch beantworten. Im ersten Kapitel werden die neuen Erkenntnisse über die Knorpelstruktur und auch die Arthrose sehr verständlich und vollständig dargestellt. Dabei erfahren auch schon Aspekte wie die Metalloproteinasen oder Wachstumsfaktoren, die in Zukunft wahrscheinlich auch von therapeutischem Interesse sind, an Bedeutung. Auch auf die Gentechnik und das Tissue-engineering wird eingegangen. Daneben werden die Unterschiede in den verschiedenen Gelenken oder die Veränderungen in Strukturen wie der Synovia und Synovialflüssigkeit beschrieben.

Im Kapitel über die konservativen Behandlungsmöglichkeiten wird auf die Darstellung etablierter Methoden wie z. B. Schuhinnenranderhöhung verzichtet. Umstrittene Behandlungsmethoden ohne wissenschaftlichen Wirksamkeitsnachweis, wie z. B. die Magnetfeldtherapie, werden ebenfalls nicht dargestellt. Dafür werden aber die medikamentösen Behandlungsmöglichkeiten auch im Hinblick auf die nächsten Jahre ausführlich vorgestellt. Neben den neuen Medikamenten werden auch die alternativen Therapiemöglichkeiten kritisch und vollständig beschrieben.

Im Kapitel über die operativen Behandlungsmöglichkeiten werden vollständig alle derzeit relevanten Möglichkeiten kritisch beleuchtet. Neben den Verfahren der „letzten" Jahre werden aber auch etablierte Methoden wie die Umstellung oder Anbohrung mit all ihren Vor- und Nachteilen vorgestellt.

Wir hoffen somit, dem Leser ein umfassendes Angebot an Wissen anzubieten, welches den Alltag in der Beratung der Patienten erleichtern soll, aber auch neue Erkenntnisse im Zusammenhang mit der Arthrose darlegen soll.

Münster, im Februar 2004   SUSANNE FUCHS

Inhaltsverzeichnis

Grundlagen

1 Knorpel und Arthrose 3
 B. Rolauffs, J. A. Mollenhauer, K. E. Kuettner,
 A. A. Cole

2 Gelenkknorpel und mechanischer Druck 19
 B. Kurz

3 Die Matrixrezeptoren des Knorpels 37
 J. A. Mollenhauer

4 Microarrays zur Untersuchung der Genexpression –
 Array-Analysen in der Arthroseforschung 43
 F. Finger, T. Aigner

5 „Tissue engineering" und Gelenkhomöostase 56
 T. Häupl, C. Kaps, J. Ringe, M. Sittinger

6 Reaktive Sauerstoffprodukte bei der Knorpeldegradation 63
 Y. Henrotin, S. Hoortnaert,
 M. Mathy-Hartert, G. Deby-Dupont

7 Wachstumsfaktoren 72
 U. Schneider

Konservative Behandlungsmöglichkeiten

8 Hyaluronsäure 83
 S. Fuchs

9 Zytokine 89
 J. Steinmeyer

10	Neue Generation der NSAR	101
	S. Fuchs	
11	Glykosaminosulfate, Chondroitinsulfate	103
	S. Fuchs	
12	Phytopharmaka und Nahrungszusätze	107
	C. O. Tibesku	
13	Ionenkanalmodulation	113
	D. Wohlrab, M. Vocke, W. Hein	

Operative Behandlungsmöglichkeiten

14	Pridie-Bohrung	133
	H. Madry, D. Kohn	
15	Mikrofrakturierung – Eine knochenmarkstimulierende Technik zur Behandlung von Knorpeldefekten	146
	H. H. Pässler	
16	Periostlappenplastik und Perichondriumlappenplastik	161
	J. Steinhagen, J. Bruns	
17	Autologe osteochondrale Mosaikplastik – Experimentelle und klinische Erfahrungen über 10 Jahre	171
	L. Hangody	
18	Autologe Chondrozytentransplantation	186
	C. Erggelet	
19	Stammzellen	196
	W. Richter	
20	Verschiedene Grafts – Vergleichende In-vivo-Grundlagenresultate	212
	B. E. Gerber	
21	Frische Allografts	222
	G. O. Hofmann, M. H. Kirschner	
22	Umstellungsoperationen	228
	K.-P. Günther	

Sachverzeichnis 243

Autorenverzeichnis

Dr. med. T. AIGNER
Pathologisches Institut
Krankenhausstraße 8–10
91054 Erlangen

Prof. Dr. med. J. BRUNS
Orthopädische Universitätsklinik
und Poliklinik Hamburg-Eppendorf
Martinistraße 52, 20246 Hamburg

A. A. COLE, PhD
Rush University
Medical Center, Biochimestry
600 S. Paulina 507 Ac. Fac.
Chicago, Illinois 60612, United States

G. DEBY-DUPONT
Bone and Cartilage Research Unit
Institute of Pathology, Level 5
CHU Sart-Tilman
4000 Liège, Belgium

Priv.-Doz. Dr. med. CH. ERGGELET
Klinik für Orthopädie
Universitätsklinikum Freiburg
Hugstetter Straße 49, 79095 Freiburg

Dr. med. F. FINGER
Pathologisches Institut
Krankenhausstraße 8–10
91054 Erlangen

Priv.-Doz. Dr. med. S. FUCHS
Klinik und Poliklinik
für Allgemeine Orthopädie
Universitätsklinikum Münster
Albert-Schweitzer-Straße 33
48129 Münster

Dr. med. B. E. GERBER
Hôpital Pourtalès
Orthopédie, Maladière 45
2000 Neuchâtel, Switzerland

Prof. Dr. med. K.-P. GÜNTHER
Klinik und Poliklinik für Orthopädie
Universitätsklinikum
Carl Gustav Carus
Fetscherstraße 74, 01307 Dresden

L. HANGODY, MD, PhD, DSc
Uzsoki Hospital
Orthopaedic and Trauma
Department
Mexikóistr. 62
1145 Budapest, Hungary

Dr. med. TH. HÄUPL
Medizinische Klinik
Schwerpunkt Rheumatologie
Charité, Humboldt-Universität
Tucholskystraße 2, 10117 Berlin

Prof. Dr. med. W. HEIN
Klinik und Poliklinik für Orthopädie
der Martin-Luther-Universität
Halle-Wittenberg
Magdeburger Straße 22, 06097 Halle

Y. HENROTIN, MD
Bone and Cartilage Research Unit
Institute of Pathology, Level 5
CHU Sart-Tilman
4000 Liège, Belgium

Prof. Dr. med. Dr. rer. nat.
G. O. HOFMANN
Berufsgenossenschaftliche
Unfallklinik Murnau
Prof.-Küntscher-Straße 8
82418 Murnau

S. HOORTNAERT
Bone and Cartilage Research Unit
Institute of Pathology, Level 5
CHU Sart-Tilman
4000 Liège, Belgium

Autorenverzeichnis

Dr. med. C. Kaps
Medizinische Klinik
Schwerpunkt Rheumatologie
Charité, Humboldt-Universität
Tucholskystraße 2, 10117 Berlin

Dr. med. M. H. Kirschner
Berufsgenossenschaftliche
Unfallklinik Murnau
Prof.-Küntscher-Straße 8
82418 Murnau

Prof. Dr. med. D. Kohn
Orthopädische Universitäts-
und Poliklinik
Universitätskliniken des Saarlandes
Kirrbergerstraße, 66421 Homburg

K. E. Kuettner, PhD, Prof.
Rush University
Medical Center, Biochemistry
600 S. Paulina 507 Ac. Fac.
Chicago, Illinois 60612, United States

Priv.-Doz. Dr. rer. nat. B. Kurz
Anatomisches Institut der CAU zu Kiel
Olshausenstraße 40, 24098 Kiel

Dr. med. H. Madry
Orthopädische Universitäts-
und Poliklinik
Universitätskliniken des Saarlandes
Kirrbergerstraße, 66421 Homburg

M. Mathy-Hartert
Bone and Cartilage Research Unit
Institute of Pathology, Level 5
CHU Sart-Tilman
4000 Liège, Belgium

Prof. Dr. med. J. A. Mollenhauer
Klinik für Orthopädie der
Friedrich-Schiller-Universität Jena
am Waldkrankenhaus Rudolf Elle
Klosterlausnitzer Straße 81
07607 Eisenberg

Prof. Dr. med. H. H. Pässler
ATOS Praxisklinik Heidelberg
Bismarckstraße 9–15
69115 Heidelberg

Prof. Dr. rer. nat. biol. hum.
W. Richter
Orthopädische Universitätsklinik
Heidelberg
Schlierbacher Landstraße 200 a
69118 Heidelberg

Jochen Ringe
Medizinische Klinik
Schwerpunkt Rheumatologie
Charité, Humboldt-Universität
Tucholskystraße 2, 10117 Berlin

Dr. med. B. Rolauffs
Klinik und Poliklinik
für Allgemeine Orthopädie
Universitätsklinikum Münster
Albert-Schweitzer-Straße 33
48129 Münster

Priv.-Doz. Dr. med. U. Schneider
Orthopädische Universitätsklinik
der RWTH Aachen
Pauwelsstraße 30, 52074 Aachen

Priv.-Doz. Dr. med. M. Sittinger
Medizinische Klinik
Schwerpunkt Rheumatologie
Charité, Humboldt-Universität
Tucholskystraße 2, 10117 Berlin

Dr. med. J. Steinhagen
Orthopädische Universitätsklinik
und Poliklinik Hamburg-Eppendorf
Martinistraße 52, 20246 Hamburg

Priv.-Doz. Dr. med. J. Steinmeyer
Klinikum der Justus-Liebig-
Universität
Orthopädische Klinik Gießen
Paul-Meimberg-Str. 3, 35392 Gießen

Dr. med. C. O. Tibesku
Klinik und Poliklinik
für Allgemeine Orthopädie
Universitätsklinikum Münster
Albert-Schweitzer-Straße 33
48129 Münster

Dr. med. M. Vocke
Klinik und Poliklinik für Orthopädie
der Martin-Luther-Universität
Halle-Wittenberg
Magdeburger Straße 22, 06097 Halle

Dr. med. G. Wendt
Klinik und Poliklinik
für Allgemeine Orthopädie
Universitätsklinikum Münster
Albert-Schweitzer-Straße 33
48129 Münster

Dr. med. D. Wohlrab
Klinik und Poliklinik
für Orthopädie
der Martin-Luther-Universität
Halle-Wittenberg
Magdeburger Straße 22, 06097 Halle

Grundlagen

1 Knorpel und Arthrose

B. ROLAUFFS, J. A. MOLLENHAUER, K. E. KUETTNER, A. A. COLE

Einleitung

Der humane hyaline Knorpel ist ein hypozelluläres, avaskuläres, aneurales und alymphatisches Gewebe, das die artikulierenden Knochenenden eines synovialen Gelenkes überzieht. Es besteht aus Chondrozyten und einer extrazellulären Matrix, welche hauptsächlich aus Kollagenen und Proteoglykanen besteht. Das Verhältnis der Matrixkomponenten zueinander bestimmt die viskoelastischen Eigenschaften des Gewebes und ermöglicht die Absorption der einwirkenden Kräfte.

Chondrozyten

Chondrozyten haben eine Lebensspanne, welche mit der Lebensdauer des Individuums identisch ist. Sie sind zu einer morphologischen und metabolischen Grundeinheit des Knorpels, welche Chondron genannt wird. Ein Chondron besteht je nach Position des Chondrons innerhalb der Gelenkknorpelschicht aus einer bis mehreren Zellen.

An der Oberfläche der Knorpelschicht liegen unter einer dünnen Matrixdecke mit hoher Zelldichte so genannte superfizielle Chondrozyten (Zone I - superfizielle Schicht). Darunter liegen Chondrone mit 2–4 Zellen in einer vertikalen, säulenförmigen Anordnung. Mit zunehmender Gewebetiefe wird die Chondrozytenform zunächst sphärisch (Zone II - mittlere Schicht), dann ellipsoid, und die Ausrichtung der Längsachse ist rechtwinklig zur Gelenkoberfläche (Zone III - tiefe Schicht). Darunter liegen unter der so genannten Tidemark hypertrophe Chondrozyten in einer kalzifizierten Schicht, meistens als einzelne Zellen in einer nichtmineralisierten perizellulären Matrix. Die Zelldichte des hyalinen Knorpels ist in Zone I am höchsten und nimmt mit zunehmender Tiefe ab [1]. Darüber hinaus scheint die Zelldichte der superfiziellen Schicht abhängig von der anatomischen Lokalisation und der biomechanischen Funktion des Gelenkes zu sein [2]. Durch die avaskuläre und alymphatische Lokalisation des Chondrozyten im hyalinen Knorpel wird dieser vor die Aufgabe gestellt, autark zu funktionieren. Sowohl die Synthese spezifischer Produkte als auch Entzündungsreaktionen und unspezifische Immunantwort müssen von diesen Zellen bewältigt werden. Es ist durchaus denkbar, dass Fehlfunktionen in diesen Aufgaben zu den unterschiedlichen pathologischen Manifestationen des Gelenkknorpels führen oder zumindest dazu beitragen.

Aufbau der extrazellulären Matrix (ECM)

Die extrazelluläre Matrix (ECM) wird von den Chondrozyten synthetisiert und kontinuierlich erneuert. Innerhalb des Chondrons befindet sich die perizelluläre oder lakunare Matrix. Sie besteht aus einem hohen Gehalt an Proteoglykanen und anderen Matrixmolekülen, welche durch Matrixrezeptoren an die Chondrozyten gekoppelt sind [3]. Mithilfe der Matrixrezeptoren und durch zytoplasmatische und mikrofilamentreiche Ausläufer steht der Chondrozyt in Kontakt mit der territorialen Matrix. Im Anschluss an die perizelluläre Matrix liegt die territoriale oder kapsuläre Matrix mit einem fibrillärem Netz aus Kollagen, das gleichzeitig die Grenze des Chondrons nach außen darstellt. Außerhalb des Chondrons beginnt die interterritoriale Matrix. Die interterritoriale Matrix stellt den größten Anteil der ECM (über 90% der Biomasse) und enthält hauptsächlich Kollagenfibrillen, Glykoproteine und Proteoglykane. Tatsächlich ist die funktionelle Hauptkomponente des Gelenkknorpels das Wasser, sowohl in freier als auch in molekular gebundener Form.

Bestandteile der extrazellulären Matrix (ECM)

Der größte Anteil der ECM ist also integriertes H_2O, welches im Erwachsenen etwa 70% des Knorpelvolumens einnimmt. Weiterhin findet sich ein dreidimensionales Netzwerk aus Kollagenfasern, das mehr lösliche Komponenten wie Proteoglykane, Glykoproteine und andere gewebespezifische Proteine umschließt.

Kollagen

Es sind 19 genetisch unterschiedliche Kollagene bekannt. Der hyaline Knorpel beinhaltet die Kollagene II, IX, X, XI und kleine Mengen VI. Knorpelkollagen hat eine Halbwertszeit von bis zu 100 Jahren, die also weit die Lebenserwartung des einzelnen Individuums übertrifft [4]. Es ist in einem arkadenähnlichen Netzwerk angeordnet, das die biomechanischen Eigenschaften mitbestimmt und dem Knorpel Volumen und Form verleiht [5].

Horizontal orientierte Fibrillen sind besonders an der Gelenkoberfläche angereichert. Kollagen-Typ II bildet Hydroxypyridiniumquervernetzungen, die über intermolekular-interfibrilläre Verbindungen zwischen Kollagenen als Stabilisatoren fungieren [6]. Typ-XI-Kollagen Moleküle wurden innerhalb von Typ-II-Fibrillen beobachtet und könnten somit eine Rolle in der Fibrillenorganisation spielen [7]. Typ-X-Kollagen wird von den hypertrophen Chondrozyten innerhalb der metabolisch aktiven Zone des kalzifizierten Knorpels synthetisiert, und Typ-VI-Kollagen markiert die Chondrongrenze als Bestandteil des Netzwerkes [8, 9].

Proteoglykane und Aggrekan

Neben den Kollagenen beinhaltet die ECM Proteoglykane, die in komprimierter, nur teilweise hydrierter Form in das kollagene Fibrillennetzwerk eingebunden sind und dem Knorpel die oben erwähnten viskoelastischen Eigenschaften verleihen. Ihre Halbwertszeit beträgt etwa 1–2 Jahre. Das große Proteoglykan, genannt Aggrekan, stellt 90% der Proteoglykanmasse. Es wird von den Chondrozyten synthetisiert und formt in der ECM große Aggregate, die von so genannten Link-Proteinen mithilfe von dem Polysaccharid Hyaluronan stabilisiert werden. 200 Aggrekane können an ein einzelnes Hyaluronanmolekül binden, und sie behalten in der perizellulären und der territorialen Matrix durch die Bindung von Hyaluronan an zelluläre CD44-Rezeptoren ihre Assoziation mit der Zellmembran [10]. Aggrekan ist in das dreidimensionale Netzwerk der Kollagenfibrillen eingebunden und nur zu etwa 20% des Maximalvolumens (in Lösung) hydratisiert. Die biomechanischen Eigenschaften des hyalinen Knorpels werden wesentlich bestimmt durch den Grad der Wasseraufnahme bzw. Wasserabgabe unter unterschiedlichen Druckbelastungen. Bei einer Spitzenbelastung von bis zu 1000 kg pro cm^2 werden Wasser und Stoffwechselabfälle durch die molekularen Poren des Netzwerkes herausgepresst und strömt bei Entlastung wieder hinein, zusammen mit neuen Nährstoffen. Umgekehrt schwillt Knorpel bei lang andauernder Entlastung (Bettlägerigkeit) an.

Kleine Proteoglykane

Fibromodulin wirkt bei der Konstruktion und Instandhaltung des Kollagennetzwerks mit und ist zusammen mit Decorin auf der Oberfläche von Kollagenfibrillen lokalisiert. Beide Proteoglykane (und Kollagen IX) müssen selektiv entfernt werden, bevor eine Kollagenfibrille modifiziert werden kann. Kleine Proteoglykane der ECM wie Biglykan und Decorin blockieren möglicherweise Reparaturmechanismen, deren Inhibition eine pathogenetische Rolle im Rahmen der Osteoarthritis zukommt.

Nichtkollagene Proteine

Die ECM beinhaltet so genannte nichtkollagene Proteine, die weder den Kollagenen noch den Proteoglykanen angehören. COMP (cartilage oligomeric matrix protein) findet sich in der Knorpelmatrix im Überfluss, besonders aber in der proliferativen Schicht, und wird aus diesem Grund mit der Regulation von Zellwachstum assoziiert [11].

Fibronektin steuert zum Matrixaufbau bei, indem es mit der Zellmembran und anderen Matrixbestandteilen wie Typ-II-Kollagen interagiert [11]. Fibronektinfragmente sind in der Lage, die Aggrekansynthese zu inhibieren [12] und einen auf den Knorpel katabol wirkenden Stoffwechsel zu initiieren. Im späten Stadium der Osteoarthritis zeigt die Synovialflüssigkeit erhöhte Konzentrationen dieser Fragmente [13].

Matrixmetalloproteinasen und ihre Inhibitoren

Die Metalloproteinasen (MMPs) werden von den Chondrozyten in inaktiver Form synthetisiert, extrazellulär deponiert und im Bedarfsfall aktiviert. Es werden drei wichtige MMPs unterschieden: MMP-1 (Kollagenase), MMP-2 (Gelatinase), MMP-3 (Stromelysin). MMP-1 ist spezifisch für interstitielles Kollagen und für Kollagen-Typ X. MMP-1 benötigt zur Synthese einen entsprechenden Trigger, ohne den wenig oder kein MMP-1 gebildet wird. MMP-1 ist nicht in der Lage, Kollagen-Typ VI, IX und XI zu spalten. MMP-2 wirkt auf Typ IV (Basalmembran-) Kollagen, auf Typ-X-Kollagen, denaturiertes Kollagen (Gelatin), Fibronektin und auf Proteoglykane [14]. MMP-3 ist die mengenmäßig bedeutenste Metalloproteinase des hyalinen Knorpels und wirkt auf Aggrekan (und andere Proteoglykane) sowie gegen die Kollagene Typ IX und XI. MMP-3 ist in der Lage, das Kollagennetzwerk zu destabilisieren und die biomechanischen Eigenschaften des hyalinen Knorpels zu verändern. Darüber hinaus erlangte MMP-13 in den letzten Jahren vermehrt Bedeutung, da MMP-13 in der Lage ist, Kollagen-Typ II zu spalten [15] und vermehrt in osteoarthritischem Knorpel vorkommt [16].

Die Inhibition der MMPs erfolgt durch so genannte TIMPs (tissue inhibitors of MMPs) und durch α_2-Makroglobulin. Kein TIMP wird vom Chondrozyten selbst synthetisiert, sondern wird passiv aus dem Blutplasma aufgenommen und an Proteoglykanen absorbiert gelagert. Daher führt ein Verlust von Proteoglykanen automatisch zum Verlust der Inhibition von Proteasen. Während TIMP-1 und -2 klein genug sind, um in die ECM zu gelangen [14], ist 2-Makroglobulin nicht in der Lage, die ECM zu penetrieren. Die Regulation der MMPs scheint einer sehr genauen Kontrolle zu unterliegen, und ein Ungleichgewicht zwischen MMPs und ihrer Inhibitoren wird als beitragender Faktor zur Pathogenese der Osteoarthritis betrachtet [17].

Wachstumsfaktoren

Wachstumsfaktoren scheinen eine wichtige Rolle bei der Knorpelhomeostase zu spielen, aber zumindest in vitro zeigt der hyaline Knorpel eine mit dem Alter abnehmende Fähigkeit, auf Wachstumsfaktoren zu reagieren [1].

„Transforming growth factor-β" (TGF-β) hat die Fähigkeit, die katabolen Wirkungen von IL-1β zu antagonisieren. TGF-β scheint von Chondrozyten synthetisiert und innerhalb der ECM in latenter Form gelagert zu werden und kann selektiv an die Matrixproteoglykane Decorin und Biglykan binden. TGF-β spielt somit mglicherweise eine wichtige Rolle bei der Matrixreparatur [1].

IGF-1 (Insulin-like-growth-factor) besitzt die Fähigkeit, die Proteoglykansynthese zu stimulieren und ist in der Lage, die Proteoglykansynthese auch in der Präsenz von TNF-α und IL-1β zu versträken. Darüber hinaus vermittelt IGF-1 die Reexpression von Kollagen-Typ II und Aggrekan in Chondrozyten eines dedifferenzierten Phänotyps [18].

Die BMP-Familie (bone morphogenetic protein) besteht aus mindestens 13 Proteinen, und viele BMPs haben alternative Namen. BMP-2, BMP-3/osteogenin, BMP-4 und BMP-7/OP-1 (osteogenetic protein-1) können die Chondrogenese vermitteln und sind zumindest in vitro potente Stimulatoren der Proteoglykansynthese. BMP-7/OP-1 (osteogenetic protein-1) ist darüber hinaus in der Lage, die IL-1β-induzierte Inhibition der Proteoglykansynthese zu übersteuern und wird als einer der knorpelprotektiven Schlüsselfaktoren angesehen [19].

Entzündungsmediatoren

Sowohl „tumor necrosis factor α" (TNF-α) als auch Interleukin 1β (IL1-β) sind Zytokine mit einem katabolen Effekt auf den Knorpel. TNF-α und IL1-β haben eine synergistische Wirkung, und der kombinierte Effekt beider Zytokine hat eine ernsthafte Schädigung des Knorpels zur Folge [20]. TNF-α ist ein Polypeptidzytokin, das von Monozyten und Makrophagen gebildet wird, und seine Synthese wird von Lymphokinen und Endotoxinen gesteuert, die auf den Makrophagen wirken. Allgemeine Wirkungen von TNF-α umfassen die Modulation der Immunantwort und sowohl pyrogene als auch tumorizide Aktivität. Stimuli wie bakterielle Infektion oder Gewebeschäden lassen TNF-α unter Mitwirkung von γ-Interferon neutrophile Leukozyten aktivieren. Die spezifische Produktion von Klasse-I-MHC (major histocompatibility complex), GM-CSF (granulocyte-macrophage colony-stimulating factor) und IL-1β (Interleukin-1β) wird von TNF-α induziert oder verstärkt. TNF-α in der Lage, die Synthese und die Reparatur der Knorpelmatrix zu blockieren [21] und die Transkription und Translation von katabolen Proteinasen wie Matrixmetalloproteinasen (MMP) zu aktivieren [1].

IL-1 ist ein Polypeptidzytokin mit den zwei molekularen Formen a & β und wirkt als Mediator sowohl für Akute-Phase-Proteine als auch für die Induktion von Prostaglandin E_2 und Chemotaxis für polymorphonukleäre Leukozyten aus Blut und Knochenmark. IL-1β hat mehrere wesentliche Effekte auf den hyalinen Knorpel und verursacht zum einen eine ausgeprägte Blockade der Aggrekansynthese und begünstigt andererseits die Proteoglykandegradierung [22]. IL-1β vermittelt die Sekretion von Kollagenase und hat die Fähigkeit, die Genexpression für MMPs innerhalb weniger Stunden zu aktivieren [23]. Darüber hinaus induziert IL-1β die Dedifferenzierung von hyalinen Chondrozyten, welche hoch sensibel für IL-1β sind [24] und die Fähigkeit besitzen, lokal IL-1β zu exprimieren [25].

Die superfizielle Schicht des Knorpels

Aufgrund ihrer besonderen Lokalisation, Struktur und ihrer Materialeigenschaften spielt die superfizielle Schicht im gesunden Knorpel eine wichtige Rolle. Sie bildet eine glatte Oberfläche mit einem Friktionsfaktor, der weit unter dem von Eis auf Eis liegt, und sie widersteht einer hohen Zug- und Druckbelastung. Auftretende Belastungen wirken auf die Gelenkoberfläche ein, die von der superfiziellen Schicht auf die tieferen Schichten des hyalinen Knorpels verteilt werden.

Die superfizielle Schicht kann unter anderem als Schutzmechanismus für den tieferliegenden Knorpel verstanden werden, und ihre Besonderheit erklärt sich aus der zellulären Morphologie und Orientierung, der Organisation ihrer Kollagenfasern, dem Gehalt an Proteoglykanen sowie der Expression spezifischer Genprodukte. Chondrozyten der superfiziellen Schicht, betrachtet in vertikalen Schnitten, sind flach und spindelähnlich. Sie kommen als einzelne Zellen vor, oder sie bilden Zellgruppen. Diese Zellgruppen können zum Beispiel aus Paaren oder aus Clustern bestehen [26]. In tieferen Schichten bilden Chondrozyten vertikal ausgerichtete Säulen [5]. Die interterritoriale, superfizielle Matrix besitzt horizontal ausgerichtete und dicht gepackte Typ-II-Kollagenfasern, während in tieferen Schichten diese Fasern eine rechtwinklige Orientierung zur Oberfläche zeigen. Darüber hinaus weist die superfizielle Schicht im Gegensatz zu tieferen Schichten einen relativ geringen Gehalt an Aggrekan auf, und die überwiegenden Proteoglykane sind Decorin, Biglykan und Fibromodulin [27]. Die Chondrozyten der superfiziellen Schicht haben eine größere Anzahl von Interleukin-1β(IL-1β)-Rezeptoren [28] und reagieren auf IL-1β durch eine verminderte Proteoglykansynthese.

Ein neues Proteoglykan, das nicht in die Matrix inkorporiert wird, ist das „superficial zone protein" (SZP). Es wird sowohl von den Chondrozyten der superfiziellen Knorpelschicht als auch von Zellen der Synovia synthetisiert und scheint primär in die Synovialflüssigkeit sezerniert zu werden [29]. SZP wurde als Precursor des „megakariocyte stimulating factor

(MSF)" [30] identifiziert und hat strukturelle Ähnlichkeit mit Lubrizin. SZP hat, wie auch Lubrizin selbst, schmiermittelartige Eigenschaften.

Ein weiteres Molekül, spezifisch für die superfizielle Schicht, ist Del 1 [31]. Del 1 ist in der Lage, an spezifische Integrine zu binden und Zellhaftung und Migration zu vermitteln [32]. Darüber hinaus vermittelt Del 1 angiogenetische Eigenschaften [32]. Der hyaline Knorpel ist aber avaskulär und aneural, und die genaue Rolle von Del 1 im Knorpelgewebe ist noch zu klären.

Osteoarthritis

Die World Health Organization (WHO) definiert Osteoarthritis (OA) sinngemäß als das Resultat von mechanischen und biologischen Ereignissen, die sowohl Chondrozyten, extrazelluläre Matrix als auch den subchondralen Knochen betreffen und zu einer Entkopplung der Balance von Degradation und Synthese führen. OA betrifft alle Gewebe des diarthrodialen Gelenkes und äußert sich in morphologischen, biochemischen und biomechanischen Veränderungen. OA führt klinisch zu Schmerz, Bewegungs- und Funktionseinschränkung, Crepitus, Erguss und Entzündung [33].

Prävalenz

Ungefähr 15% der erwachsenen Weltbevölkerung sind von Osteoarthritis betroffen und zeigen die Symptome Schmerz und Funktionseinschränkung eines oder mehrerer Gelenke. Die Mehrheit der Patienten zeigen Symptome in einem einzelnen Gelenk, und gewisse Gelenke sind häufiger betroffen als andere [34]. In der Hand sind sowohl das distale und das proximale Interphalangealgelenk als auch das Karpometakarpalgelenk des 1. Strahls betroffen. In der unteren Extremität sind vor allem das Hüft- und das Kniegelenk betroffen. In anderen Gelenken wie dem oberen Sprunggelenk ist die Osteoarthritis aus weitgehend unbekannten Gründen eine Rarität.

Epidemiologie und Risikofaktoren

Studien haben gezeigt, dass, auf epidemiologischen Daten basierend, etwa 6% der erwachsenen Bevölkerung unter der symptomatischen Osteoarthritis des Kniegelenkes leiden. In der Bevölkerungsgruppe mit einem Alter über 65 Jahren steigt dieser Anteil auf fast 10% [35]. Risikofaktoren variieren von Gelenk zu Gelenk und schließen am Beispiel des Kniegelenkes hohes Alter, weibliches Geschlecht, abnormale biomechanische Belastung,

Trauma, hohes Gewicht und möglicherweise körperliche Aktivität ein [34, 35]. Darüber hinaus kommt die Kniegelenksosteoarthritis häufiger in Assoziation mit berufsbedingter, repetetiver Belastung vor [36]. Die posttraumatische Kniegelenksosteoarthritis ist oft Folge eines Unfalls mit nachfolgender Meniskus-(Teil)-Resektion oder einer Insuffizienz des Vorderen Kreuzbandes. Die Osteoarthritis des oberen Sprunggelenkes ist vornehmlich traumatisch bedingt oder mit abnormaler Biomechanik assoziiert [37]. Der einzige Beruf, der mit einer Osteoarthritis des oberen Sprunggelenkes einhergeht, ist das Ballet [38].

Osteoarthritis oder Osteoarthrose?

In der modernen Literatur wird OA-Knorpel als ein entzündungsfähiges Gewebe betrachtet, das aufgrund seiner avaskulären, aneuralen und alymphatischen Struktur nicht den Kardinalsymptomen der Entzündung ‚rubor et tumor cum calore et dolor (Celsius 30 bis 38 vor Christus) und functia laesa' gerecht werden kann. Hierauf basiert die Auffassung, die *Osteoarthrose* sei eine biomechanische Erkrankung des Knorpels mit kurzer, episodischer Entzündung. Im letzten Jahrzehnt häuften sich aber die Erkenntnisse über Gemeinsamkeiten von OA-Chondrozyten und aktivierten Makrophagen [39]. Beide Zelltypen sezernieren eine Reihe gemeinsamer Entzündungsmediatoren: degradierende Enzyme (MMPs, PLAs, Arginase und Hydrolasen), Polypeptide (IL-1α und -β, TNF, INFα, PDGF, FGF, TGFβ, CSF-G, VEGF), Gerinnungsfaktoren (PTH, PLA, PLA1), Digopeptide (Glutathion), ECM/Zelladhäsionsproteine (Proteoglykane, Integrine), Eikosanoide (Prostaglandine, Leukotriene), Steroidhormone (Vitamin D3) sowie Superoxid, Peroxid, Transverrin und Avidin [40–44]. OA-Chondrozyten können gewissermaßen als große, aktivierte Makrophagen angesehen werden, und OA-Knorpel wird als ein Gewebe betrachtet, das auf dem molekularen Level durchaus entzündungsfähig ist, obwohl es aufgrund seiner spezifischen Natur nicht die klassische Definition der Entzündung erfüllen kann [39]. Sollte in Zukunft eine molekulare Definition der Entzündung zugrunde gelegt werden, dann würde die *Osteoarthrose* zur Osteoarthritis werden [39]. Hiervon abweichend bestehen noch andere Theorien zur Pathogenese der Osteoarthrose. Sie gehen davon aus, dass der normale Gelenkchondrozyt zu einem Wachstumsfugenchondrozyten moduliert wird, der proliferiert, der Typ-X-Kollagen synthetisiert, der mineralisieren kann, der eine Reihe von embryonalen Metalloproteinasen (MMP 13) exprimiert und der als hypertropher Chondrozyt nur noch eine Lebensspanne von 48 h besitzt [45].

Der Erkrankungsprozess der Osteoarthritis/Osteoarthrose ist progressiv und durch einen Verlust von hyalinem Knorpel [20] und der Funktion des oder der betroffenen Gelenke gekennzeichnet. Abnormale biomechanische, biochemische und genetische Faktoren sowie repetetive mechanische Schäden tragen zu der Initiierung und Progression der Osteoarthritis bei und führen zu einer arthritischen Chondrozytenfunktion [20]. Dies kann eine insuffiziente Matrixreparatur sowie einen Matrixkatabolismus beinhalten, welcher durch IL-1β und durch Fragmente von Fibronektin [13], Kollagen [45] oder/und Hyaluronan [46] induziert werden kann. Im frühen Stadium der Osteoarthritis zeigt die Gelenkoberfläche eine Aufrauung, die zur Knorpelfibrillation und in späteren Stadien zu einem partiellen oder totalen Verlust des Knorpels mit freiliegendem subchondralen Knochen sowie zu einer Einschränkung oder einem Verlust der Gelenkfunktion führt. Die Auswirkungen der Osteoarthritis finden sich auf zahlreichen Ebenen: Molekular zeigt sich ein Verlust an Proteoglykanen der ECM, supramolekular erfährt das Kollagennetzwerk einen erheblichen Schaden, mikroskopisch findet sich eine Fibrillation der Gelenkoberfläche, und makroskopisch steht die Destruktion des Knorpels im Vordergrund.

Zelluläre Veränderungen

Arthritische Chondrozyten können sowohl einer Proliferation unterliegen [47], oder sie können programmiert (Apoptose) oder nicht programmiert (Nekrose) sterben. Histologisch finden sich sowohl leere Lakunen als Zeichen des Zelltods [48] als auch „Cluster", die typisch für eine arthritische Zellproliferation sind [49]. Darüber hinaus sind Chondrozyten in der Lage, die Expression anaboler Gene zu aktivieren oder auch zu deaktivieren. Ihr Versuch, die geschädigte Matrix zu reparieren, beinhaltet die Mehrsynthese von Typ-II-Kollagen und Aggrekan, wobei die Kollagensynthese überwiegt [50]. Dies steht im Gegensatz zum nichtarthritischen Metabolismus, welcher im Wesentlichen durch eine Kontrolle der Proteoglykanhomeostase gekennzeichnet ist. Der Typ-II-Kollagenumsatz in nichtdegenerativem hyalinen Knorpel ist sehr gering. Trotz der Bemühungen der Chondrozyten, die Balance zwischen Anabolismus und Katabolismus zu halten, findet sich in allen Stadien der Osteoarthritis ein Verlust von Proteoglykan [51]. Als dritte Reaktion auf eine arthritische Schädigung der Knorpelmatrix sind Chondrozyten in der Lage, ihren Phänotyp zu verändern. Die Folge dieser Dedifferenzierung ist eine stark veränderte Genexpression mit einer eingestellten Synthese von Typ-II-Kollagen und Aggrekan. Dedifferenzierte Chondrozyten sind trotzdem aktiv und exprimieren Kollagen-Typ I, III und V.

Matrixveränderungen

Der Verlust des hyalinen Knorpels im Rahmen der fortschreitenden Osteoarthritis spiegelt sich größtenteils in einer Destruktion der interterritorialen Matrix und ihrer zwei Hauptbestandteile wieder: Im frühen Stadium der Osteoarthritis steht der Verlust von eingeschlossenen Proteoglykanen und Aggrekan im Vordergrund, während die Kollagenmenge konstant bleibt [51]. In späteren Stadien der Osteoarthritis werden eine makroskopische Schwellung des Knorpels und eine zunehmende Weichheit beobachtet, die durch einen Verlust der Matrixproteoglykane und einem konsekutiven Schaden und progredienten Verlust des Kollagennetzwerkes verursacht werden. Dieser Schaden betrifft vor allem die superfizielle Matrix und ist in der Nähe der arthritischen Chondrozyten lokalisiert [52]. Sowohl die Größenzunahme einzelner Proteoglykane als auch die Präsenz von Molekülen wie Tenascin, Kollagen-Typ IIa und III [53], die in arthritischem Knorpel, aber nicht oder kaum in nichtdegenerativem Knorpel nachzuweisen sind, kennzeichnen die Biochemie der Osteoarthritis. Kollagen-Typ VI, das in der perizellulären Matrix des normalen Knorpels zu finden ist, findet sich auch in der (arthritischen) interterritorialen Matrix [54].

Die perizelluläre Matrix sowohl des normalem als auch des arthritischen Knorpels beinhaltet Kollagen-Typ VI [9], aber dessen Synthese und Degradation sind im Rahmen der Osteoarthritis gesteigert [54]. Wahrscheinlich zeigt sich eine partielle Degradation von Kollagen-Typ VI um osteoarthritische Chondrozyten, die sich in einem fibrösen, „cross-striated" Erscheinungsbild äußert [54].

Analyse der Synovialflüssigkeit

Die Quantifikation von molekularen Markern in der Synovialflüssigkeit lieferte wichtige Erkenntnisse über den Katabolismus des Gelenkknorpels [55]. Klinische Studien haben gezeigt, dass die Analyse der Synovialflüssigkeit das Potenzial hat, die Aktivität einer Erkrankung des Knorpels zu erkennen. Akute (nichtbakterielle) entzündliche Reaktionen des Gelenkes führen zum Verlust von Knorpelproteoglykanen mit einer erhöhten Konzentration dieser Proteoglykane in der Synovialflüssigkeit [56]. Eine katabole Stoffwechsellage des Knorpels ist durch erhöhte synoviale Konzentrationen von Aggrekanfragmenten und Link-Protein gekennzeichnet [57]. Diese Knorpelmatrixkomponenten werden nach Kniegelenkstraumata in erhöhten Konzentrationen gefunden und indizieren möglicherweise einen erhöhten Katabolismus als Frühstadium der klinischen Osteoarthritis. In den folgenden Stadien der Erkrankung können Aggrekanfragmente und Link-Protein weiterhin in erhöhten Konzentrationen in der Synovialflüssigkeit vorkommen [58]. Synoviale Konzentrationen von Aggrekanaggregatkomponenten sind zum Beispiel geeignete Marker der Osteoarthritis des Glenohumeralgelenkes und ihrer einzelnen Stadien inklusive der frühen Osteoarthritis.

Die mechanische Immobilisierung eines Gelenkes kann zu einer erniedrigten Konzentration an synovialen Markern wie IL1-α, TIMP 1 und außerdem von Chondroitinsulfat führen. Nach erfolgter Remobilisierung zeigen die genannten Marker wieder ihre physiologische Ausgangskonzentration. Die immobilisationsbedingten Markerveränderungen in der Synovialflüssigkeit zeigen im Vergleich zur Osteoarthritis ein deutlich unterschiedliches Verhalten [59].

Keratansulfatstruktur (identifiziert durch den monoklonalen Antikörper 3B3) wurde sowohl in sehr frühen Stadien der experimentiellen Osteoarthritis in der Synovialflüssigkeit und im Knorpel als auch in der Synovialflüssigkeit von Patienten nach Trauma und bei Osteoarthritis gefunden. Das 3B3-Epitop konnte in der Synovialflüssigkeit von Gelenken mit chronischem Schaden bei visuell (arthroskopisch) intakter Knorpeloberfläche nachgewiesen werden und hat möglicherweise enormes Potenzial zur Diagnose der Frühosteoarthritis.

Unterschiede des Kniegelenks und des oberen Sprunggelenkes

Bekanntermaßen bestehen unterschiedliche Prävalenzen von osteoarthritischen Schädigungen verschiedener Gelenke. Gesunde Donoren mit einer Altersspanne von 36–94 Jahren zeigen in 58% aller oberen Sprunggelenke eine nach Collins [60] als normal eingestufte Gelenkoberfläche (Collins 0) und in 20% frühe degenerative Veränderungen (Collins I). Das Kniegelenk hingegen zeigt nur in 29% normal eingestufte Gelenkoberflächen (Collins 0) und nur in 3% frühe degenerative Veränderungen (Collins I), wohingegen 66% der Gelenkflächen fortgeschrittene degenerative Veränderungen aufweisen (Collins II und III) [61].

Chondrozyten des Talus scheinen eine höhere natürliche Proteoglykan-Syntheserate zu besitzen als Chondrozyten des distalen Femurs [62]. Außerdem zeigte sich, dass die Biosynthese von Proteoglykanen in Chondrozyten des Kniegelenkes durch eine fünffach niedrigere IL-1-Konzentration hemmbar ist als in Chondrozyten des Sprunggelenkes. Die Inhibition der Proteoglykansynthese durch IL-1β scheint also in Chondrozyten des Sprunggelenkes deutlich schwächer ausgeprägt zu sein als in Zellen des Kniegelenkes.

Fibronektinfragmente sind in der Lage, eine Chondrolyse verursachen, die Proteoglykansynthese zu inhibieren und auch MMP-Level zu erhöhen [63]. Die Inkubation mit Fibronektinfragmenten hatte eine signifikante Erhöhung der Aktivität an katabolen Zytokinen und MMPs zur Folge, die im Knorpel des distalen Femurs deutlich höher ausgeprägt war als im Talusknorpel. Weiterhin unterstützen diese Studien [64] das Konzept einer Kombination von biochemischen und biomechanischen Faktoren, die gemeinsam auf den Chondrozyten und seine umgebende Matrix einwirken und im Knorpel des Talus eine geringere enzymatische Schädigung oder Osteoarthritisprogression verursachen als im distalen Femur. Zusammenfassend ist die Prävalenz der Osteoarthritis im oberen Sprunggelenk geringer ausgeprägt als im distalen Femur, und eine Kombination vom metabolischen, biochemischen und biomechanischen Eigenschaften beider Gelenkoberflächen erscheint hierfür verantwortlich [65, 66].

Zusammenfassung

Der hyaline Knorpel ist, anders als die konventionelle Anatomie und Histologie suggerieren, ein sehr komplexes Gewebe mit einer großen metabolischen Dynamik. Er muss über ein ganzes Menschenleben hinweg die konzentrierten Kräfte des Körpergewichtes und der Muskulatur absorbieren und dabei metabolisch fast völlig autark funktionieren. Vor diesem Hintergrund ist es eher erstaunlich, dass die Osteoarthritis/Osteoarthrose nicht der Normalfall der altersabhängigen Veränderungen, sondern bevölkerungsstatistisch immer noch eher die Ausnahme vom Normalen darstellt. Das Verständnis der molekularen Grundlagen der Knorpelfunktion wird daher erst vollständig sein, wenn die nanotechnologische Forschung Wirkungsprinzipien der Kraft„verarbeitung" an Biomolekülen tatsächlich komplex beschreiben kann.

Die im letzten Jahrzehnt gewonnenen Erkenntnisse zeigten, dass die Ursachen der Osteoarthritis in einer vielschichtigen und noch nicht in allen Einzelheiten verstandenen Kombination von metabolischen, biochemischen und biomechanischen Faktoren liegen. Dies lässt erkennen, dass neue Wege beschritten werden müssen, um sowohl für das Verständnis als auch für die Prävention und Therapie der Osteoarthritis die Forschung erfolgversprechend zu fördern. Deshalb hat die WHO das erste Jahrzehnt des neuen Jahrtausends zur „bone and joint decade" erklärt.

Literatur

1. Kuettner KE, Thonar EJ-MA (1999) Cartilage Integrity and Homeostasis. Rheumatology (osteoarthritis and related disorders). Mosby, 2bd ed,, 8:6.1–6.17
2. Rolauffs B, Margulis A, Kuettner K, Cole A (2002) The cell density of the superficial layer of adult human articular cartilage is joint-specific and is altered by age and degenerative changes. Trans Orthop Res Soc 48:904
3. Knudson W, Loeser RF (2002) CD44 and integrin matrix receptors participate in cartilage homeostasis. Cell Mol Life Sci 59(1):36–44. Review
4. Maroudas A, Palla G, Gilav E (1992) Racemization of aspartic acid in human articular cartilage. Connect Tissue Res 28(3):161–169
5. Hunziker EB (1992) Articular cartilage structure in humans and experimental animals. In: Kuettner KE, Schleyerbach R, Peyron JG, Hascall VC (eds) Articular cartilage and osteoarthritis. Raven Press, New York, pp 183–199
6. Wu JJ, Eyre DR (1989) Covalent interactions of type IX collagen in cartilage. Connect Tissue Res 20(1–4):241–246

7. Eikenberry EF, Mendler M, Bürgin R, Winterhalter KH, Bruckner P (1992) Fibrillar organisation in cartilage. In: Kuettner KE, Schleyerbach R, Peyron JG, Hascall VC (eds) Articular cartilage and osteoarthritis. Raven Press, New York, pp 133-149
8. Schmid TM, Linsenmayer TF (1987) Type X collagen. In: Biology of the extracellular matrix. Mayne RK, Burgeson RE. Academic Press, New York, pp 223-259
9. Poole CA, Ayad S, Schofield JR (1988) Chondrons from articular cartilage: I. Immunolocalization of type VI collagen in the pericellular capsule of isolated canine tibial chondrons. J Cell Sci 90(Pt 4):635-643
10. Knudson CB, Knudson W (1993) Hyaluronan-binding proteins in development, tissue homeostasis, and disease. FASEB J 7(13):1233-1241. Review
11. Heinegard D, Lorenzo P, Sommarin Y (1995) Articular cartilage matrix proteins. In: Kuettner KE, Goldberg VM (eds) Osteoarthritic disorders. American Academy of Orthopedic Surgeons, Rosemont, pp 229-237
12. Homandberg GA, Hui F (1994) High concentrations of fibronectin fragments cause short-term catabolic effects in cartilage tissue while lower concentrations cause continuous anabolic effects. Arch Biochem Biophys 311(2):213-218
13. Homandberg GA, Hui F, Wen C, Purple C, Bewsey K, Koepp H, Huch K, Harris A (1997) Fibronectin-fragment-induced cartilage chondrolysis is associated with release of catabolic cytokines. Biochem J 321(Pt 3):751-757
14. Werb Z (1992) The biologic role of metalloproteinases and their inhibitors. In: Kuettner KE, Schleyerbach R, Peyron JG, Hascall VC (eds) Articular cartilage and osteoarthritis. Raven Press, New York, pp 295-304
15. Knauper V, Lopez-Otin C, Smith B, Knight G, Murphy G (1996) Biochemical characterization of human collagenase-3. J Biol Chem 271(3):1544-1550
16. Tetlow LC, Adlam DJ, Woolley DE (2001) Matrix metalloproteinase and proinflammatory cytokine production by chondrocytes of human osteoarthritic cartilage: associations with degenerative changes. Arthritis Rheum 44(3):585-594
17. Dean DD, Martel-Pelletier J, Pelletier JP, Howell DS, Woessner JF Jr (1989) Evidence for metalloproteinase and metalloproteinase inhibitor imbalance in human osteoarthritic cartilage. J Clin Invest 84(2):678-685
18. Yaeger PC, Masi TL, de Ortiz JL, Binette F, Tubo R, McPherson JM (1997) Synergistic action of transforming growth factor-beta and insulin-like growth factor-I induces expression of type II collagen and aggrecan genes in adult human articular chondrocytes. Exp Cell Res 237(2):318-325
19. Chubinskaya S, Kuettner KE (2003) Exogenous and Endogenous Osteogenic Protein-1 in Articular Cartilage. In Press
20. Goldring MB (2000) The role of the chondrocyte in osteoarthritis. Arthritis & Rheumatism 43(9):1916-1926
21. Poole AR (1995) Imbalances of anabolism and catabolism of cartilage matrix components in osteoarthrits. In: Kuettner KE, Goldgerb VM (eds) Osteoarthritic disorders. Rosemont: American Academy of Orthopedic Surgeons, pp 247-260
22. Hauselmann HJ, Flechtenmacher J, Michal L, Thonar EJ, Shinmei M, Kuettner KE, Aydelotte MB (1996) The superficial layer of human articular cartilage is more susceptible to interleukin-1-induced damage than the deeper layers. Arthritis Rheum 39(3):478-488
23. Vincenti MP, Brinckerhoff CE (2001) Early response genes induced in chondrocytes stimulated with the inflammatory cytokine interleukin-1beta. Arthritis Res 3(6):381-388
24. Thomas B, Thirion S, Humbert L, Tan L, Goldring MB, Bereziat G, Berenbaum F (2002) Differentiation regulates interleukin-1beta-induced cyclo-oxygenase-2 in human articular chondrocytes: role of p38 mitogen-activated protein kinase. Biochem J 362(Pt 2):367-373

25. Middleton J, Manthey A, Tyler J (1996) Insulin-like growth factor (IGF) receptor, IGF-I, interleukin-1 beta (IL-1 beta), and IL-6 mRNA expression in osteoarthritic and normal human cartilage. J Histochem Cytochem 44(2):133–141
26. Schumacher BL, Su JL, Lindley KM, Kuettner KE, Cole AA (2002) Horizontally oriented clusters of multiple chondrons in the superficial zone of ankle, but not knee articular cartilage. Anat Rec 266(4):241–248
27. Noyori K, Takagi T, Jasin HE (1998) Characterization of the macromolecular components of the articular cartilage surface. Rheumatol Int 18(2):71–77
28. Hauselmann HJ, Mok SS, Flechtenmacher J, Gitelis SH, Kuettner KE (1993) Chondrocytes from human knee and ankle joints show differences in response to IL-1 and IL-1 receptor inhibitor. Trans Ortho Res Soc 18:280
29. Schumacher BL, Hughes CE, Kuettner KE, Caterson B, Aydelotte MB (1999) Immunodetection and partial cDNA sequence of the proteoglycan, superficial zone protein, synthesized by cells lining synovial joints. J Orthop Res 17(1):110–120
30. Flannery CR, Hughes CE, Schumacher BL, Tudor D, Aydelotte MB, Kuettner KE, Caterson B (1999) Articular cartilage superficial zone protein (SZP) is homologous to megakaryocyte stimulating factor precursor and Is a multifunctional proteoglycan with potential growth-promoting, cytoprotective, and lubricating properties in cartilage metabolism. Biochem Biophys Res Commun 254(3):535–541
31. Pfister BE, Aydelotte MB, Burkhart W, Kuettner KE, Schmid TM (2001) Del1: a new protein in the superficial layer of articular cartilage. Biochem Biophys Res Commun 286(2):268–273
32. Penta K, Varner JA, Liaw L, Hidai C, Schatzman R, Quertermous T (1999) Del1 induces integrin signaling and angiogenesis by ligation of alphaVbeta3. J Biol Chem p 274
33. Mollenhauer JA, Erdmann S (2002) Introduction: molecular and biomechanical basis of osteoarthritis. Cell Mol Life Sci 59(1):3–4
34. Felson DT (1995) The epidemiology of osteoarthritis: prevalence and risk factors. In: Kuettner KE, Goldgerb VM, eds. Osteoarthritic disorders. American Academy of Orthopedic Surgeons, Rosemont, pp 13–24
35. Felson DT, Naimark A, Anderson J, Kazis L, Castelli W, Meenan RF (1987) The prevalence of knee osteoarthritis in the elderly. The Framingham Osteoarthritis Study. Arthritis Rheum 30(8):914–918
36. Coggon D, Croft P, Kellingray S, Barrett D, McLaren M, Cooper C (2000) Occupational physical activities and osteoarthritis of the knee. Arthritis Rheum 43(7):1443–1149
37. Demetriades L, Strauss E, Gallina J (1998) Osteoarthritis of the ankle. Clin Orthop 349:28–42. Review
38. Hannan MT (1996) Epidemiologic perspectives on women and arthritis: an overview. Arthritis Care Res 9(6):424–434. Review
39. Attur MG, Dave M, Akamatsu M, Katoh M, Amin AR (2002) Osteoarthritis or osteoarthrosis: the definition of inflammation becomes a semantic issue in the genomic era of molecular medicine. Osteoarthritis Cartilage 10(1):1–4
40. Amin AR, Attur MG, Abramson SB (1999) Regulation of nitric oxide and inflammatory mediators in human osteoarthritis-affected cartilage: implication for pharmacological intervention. In: Rubanyi GM, Ed. The Pathophysiology & Clinical Applications of Nitric Oxide. Harwood Academic Publishers, Richmond, pp 397–412
41. Attur MG, Dave M, Cipolletta C, Kang P, Goldring MB, Patel IR, Abramson SB, Amin AR (2000) Reversal of autocrine and paracrine effects of interleukin 1 (IL-1) in human arthritis by type II IL-1 decoy receptor. Potential for pharmacological intervention. J Biol Chem 275(51):40307–40315
42. Sandell LJ, Aigner T (2001) Articular cartilage and changes in arthritis. An introduction: cell biology of osteoarthritis. Arthritis Res 3(2):107–113. Review

43. Tiku ML, Shah R, Allison GT (2000) Evidence linking chondrocyte lipid peroxidation to cartilage matrix protein degradation. Possible role in cartilage aging and the pathogenesis of osteoarthritis. J Biol Chem 275(26):20069-20076
44. Tetlow LC, Smith SJ, Mawer EB, Woolley DE (1999) Vitamin D receptors in the rheumatoid lesion: expression by chondrocytes, macrophages, and synoviocytes. Ann Rheum Dis 58(2):118-121
45. Jennings L, Wu L, King KB, Hammerle H, Cs-Szabo G, Mollenhauer J (2001) The effects of collagen fragments on the extracellular matrix metabolism of bovine and human chondrocytes. Connect Tissue Res 42(1):71-86
46. Knudson W, Casey B, Nishida Y, Eger W, Kuettner KE, Knudson CB (2000) Hyaluronan oligosaccharides perturb cartilage matrix homeostasis
47. Martin JA, Buckwalter JA (2002) Human chondrocyte senescence and osteoarthritis. Biorheology 39(1-2):145-152
48. Bullough PG (1992) The pathology of osteoarthritis. In: Moskowitz RW, Howell DS, Goldberg VM, Mankin HJ (eds) Osteoarthritis. Saunders, Philadelphia, pp 39-69
49. Mankin HJ, Lippiello L (1970) Biochemical and metabolic abnormalities in articular cartilage from osteo-arthritic human hips. J Bone Joint Surg Am 52(3):424-434
50. Aigner T, Stoss H, Weseloh G, Zeiler G, von der Mark K (1992) Activation of collagen type II expression in osteoarthritic and rheumatoid cartilage. Virchows Arch B Cell Pathol Incl Mol Pathol 62(6):337-345
51. Mankin HJ, Dorfman H, Lippiello L, Zarins A (1971) Biochemical and metabolic abnormalities in articular cartilage from osteo-arthritic human hips. II. Correlation of morphology with biochemical and metabolic data. J Bone Joint Surg Am 53(3):523-537
52. Bank RA, Krikken M, Beekman B, Stoop R, Maroudas A, Lafeber FP, te Koppele JM (1997) A simplified measurement of degraded collagen in tissues: application in healthy, fibrillated and osteoarthritic cartilage. Matrix Biol 16(5):233-243
53. Aigner T, Bertling W, Stoss H, Weseloh G, von der Mark K (1993) Independent expression of fibril-forming collagens I, II, and III in chondrocytes of human osteoarthritic cartilage. J Clin Invest 91(3):829-837
54. Ronziere MC, Ricard-Blum S, Tiollier J, Hartmann DJ, Garrone R, Herbage D (1990) Comparative analysis of collagens solubilized from human foetal, and normal and osteoarthritic adult articular cartilage, with emphasis on type VI collagen. Biochim Biophys Acta 1038(2):222-230
55. Thonar EJ-MA, Lenz ME, Masuda K, Manicourt D-H (1999) Body fluid markers of cartilage metabolism. In: Seibel MJ, Robins SP, Bilezikian JP (edi) Dynamics of bone and cartilage metabolism. Academic Press, San Diego, p 453-464
56. Lohmander LS (1991) Markers of cartilage metabolism in arthrosis. A review. Acta Orthop Scand 62(6):623-632. Review
57. Ratcliffe A, Beauvais PJ, Saed-Nejad F (1994) Differential levels of synovial fluid aggrecan aggregate components in experimental osteoarthritis and joint disuse. J Orthop Res 12(4):464-473
58. Lohmander LS, Hoerrner LA, Lark MW (1993) Metalloproteinases, tissue inhibitor, and proteoglycan fragments in knee synovial fluid in human osteoarthritis. Arthritis Rheum 36(2):181-189
59. Haapala J, Arokoski JP, Ronkko S, Agren U, Kosma VM, Lohmander LS, Tammi M, Helminen HJ, Kiviranta I (2001) Decline after immobilisation and recovery after remobilisation of synovial fluid IL1, TIMP, and chondroitin sulphate levels in young beagle dogs. Ann Rheum Dis 60(1):55-60
60. Collins DH (1949) The Pathology of Articular and Spinal Diseases. Edward Arnold, London, pp 76-79

61. Muehleman C, Bareither D, Huch K, Cole AA, Kuettner KE (1997) Prevalence of degenerative morphological changes in the joints of the lower extremity. Osteoarthritis Cartilage 5(1):23–37
62. Eger W, Schumacher BL, Mollenhauer J, Kuettner KE, Cole AA (2002) Human knee and ankle cartilage explants: catabolic differences. J Orthop Res 20(3):526–534
63. Xie DL, Hui F, Meyers R, Homandberg GA (1994) Cartilage chondrolysis by fibronectin fragments is associated with release of several proteinases: stromelysin plays a major role in chondrolysis. Arch Biochem Biophys 311(2):205–212
64. Kang Y, Koepp H, Cole AA, Kuettner KE, Homandberg GA (1998) Cultured human ankle and knee cartilage differ in susceptibility to damage mediated by fibronectin fragments. J Orthop Res 16(5):551–556
65. Cole AA, Kuettner KE (2002) Molecular basis for differences between human joints. Cell Mol Life Sci 59(1):19–26. Review
66. Treppo S, Koepp H, Quan EC, Cole AA, Kuettner KE, Grodzinsky AJ (2000) Comparison of biomechanical and biochemical properties of cartilage from human knee and ankle pairs. J Orthop Res 18(5):739–748

2 Gelenkknorpel und mechanischer Druck

B. Kurz

Der Gelenkknorpel ist ein Gewebe, welches aufgrund seiner Lokalisation im Gelenk ständig intermittierenden mechanischen Kompressionen ausgesetzt ist. Durch seine Struktur ist das Gewebe in der Lage, die bei der Artikulation der Knochen auftretenden Drücke abzufangen und einen reibungslosen Ablauf der Gelenkbewegung zu gewährleisten. Wir wissen heute, dass der Gelenkknorpel an das ihn umgebende Milieu angepasst ist und mechanische Stimulation für den Erhalt seiner Extrazellulärmatrix sogar benötigt. Andererseits kann das Gewebe aber auch durch mechanische Fehl- oder Überbeanspruchung atrophieren oder gar verletzt werden. Das vorliegende Kapitel soll einen kurzen Überblick über den Stand des Wissens bezüglich der Struktur und Biomechanik des Gelenkknorpels sowie des Einflusses von mechanischer Stimulation auf den Metabolismus und die Destruktion dieses Gewebes geben.

Aufbau und Biomechanik des Gelenkknorpels

Im adulten Gelenkknorpel nehmen die Zellen einen Volumenanteil von etwa 1–10% ein. Der Rest ist Extrazellulärmatrix (ECM) und interstitielle Flüssigkeit, die zusammen die eigentlichen funktionellen Gewebskomponenten darstellen. Hauptbestandteil der ECM sind Kollagenfibrillen vom Typ II (ein Markermolekül des hyalinen Knorpels) sowie Proteoglykane (z. B. Aggrekan) mit ihren Glykosaminoglykanseitenketten (GAGs). Der Gelenkknorpel besitzt keine Innervation und keine Gefäßversorgung [8]. Er wird allein durch Diffusion und Konvektion über die Gelenkflüssigkeit ernährt, welche u.a. ein Produkt der Gelenkkapselzellen ist [55].

Für die biomechanische Funktion des Gewebes ist von Bedeutung, dass die Kollagen-Typ-II-Fibrillen eine arkadenartige Anordnung haben. Sie ziehen vom subchondralen Knochen ausgehend zunächst senkrecht in Richtung Knorpeloberfläche und durchlaufen dabei die Zone des mineralisierten Knorpels sowie die Radiärzone (Abb. 1). Im weiteren Verlauf machen sie einen Bogen durch die Transitionalzone, bis sie die Oberfläche des Gelenkknorpels (Tangentialzone) erreichen, um dann wieder zum Knochen

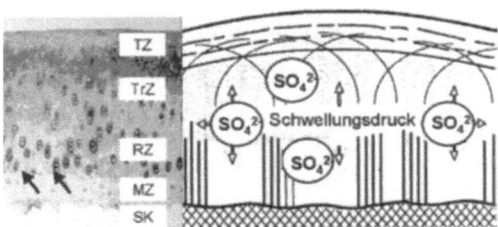

Abb. 1. Der Aufbau des Gelenkknorpels. Die linke Abbildung zeigt eine immunhistologische Darstellung des Kollagen-Typ II am Paraffinschnitt des Rindergelenkknorpels (Pfeile markieren die Tidemark als Übergang zwischen MZ und RZ). Die rechte Abbildung stellt eine schematische Darstellung des Gelenkknorpels dar (modifiziert nach Benninghoff 1925 und Mow et al. 1984). Sie zeigt den arkadenartigen Verlauf der Kollagenfibrillen, der u. a. Grundlage für die Zonierung des Gewebes in TZ (Tangentialzone), TrZ (Transitionalzone), RZU (Radiärzone) und MZ (Zone des mineralisierten Knorpels) ist. SK (subchondraler Knochen). Die negativen Ladungen der SO_4^{2-}-reichen Glykosaminoglykanseitenketten der Proteoglykane stoßen sich gegenseitig ab und ziehen Wasser und freie positive Ionen in das Gewebe, was einen Schwellungsdruck induziert. Die Kollagenarkaden wirken dem Schwellungsdruck entgegen und stehen so unter ständigem Zug

hinabzuziehen. In diese Kollagenschlaufen (Arkaden nach Benninghoff) sind Proteoglykane eingelagert (z. B. Aggrekan), deren GAGs stark sulfatiert sind und damit eine Vielzahl an fixierten negativen Ladungen besitzen, die sich gegenseitig abstoßen [13]. Die negativen Ladungen ziehen Wasser und positive freie Ionen in das Gewebe, wodurch ein Schwellungsdruck entsteht. Ohne das Kollagennetz würden die GAGs durch die genannten Vorgänge auf ein 5faches ihres Volumens anschwellen. Der Gelenkknorpel steht also durch das Zusammenspiel von Kollagen und GAGs unter einer Vorspannung (0,1–0,2 MPa), bei der die Kollagenfibrillen vornehmlich auf Zug beansprucht werden [62].

Die Biomechanik des Gelenkknorpels wird mit Hilfe des biphasischen und des viskoelastischen Modells verständlich [61]. Das biphasische Modell des Gelenkknorpels unterscheidet eine feste Phase (Zellen und ECM) sowie eine bewegliche Phase (die interstitielle Flüssigkeit mit freien Ionen). Wird das Gewebe bei mechanischer Beanspruchung zusammengedrückt, entweicht die bewegliche Phase zu den Seiten, während die ECM zunehmend verdichtet wird, was ihre Permeabilität verringert. Die Permeabilität des Gelenkknorpels ist aufgrund der geringen Porengröße in der Matrix (20–60 Å) ohnehin gering (10^{-14}–10^{-15} m^4/Ns; [61]). Die Flüssigkeit kann durch die so erhöhte Reibung an der ECM zunehmend schwerer abfließen, was die Entstehung und den Anstieg eines hydrostatischen Druckes im Gewebe zur Folge hat (viskose Komponente des viskoelastischen Modells). Das Gewebe bietet dem mechanischen Druck also einen zunehmenden Gegendruck, bis ein Equilibrium zwischen dem sich aufbauenden hydrostatischen Druck und der einwirkenden Last herrscht und die Kompression zum Stillstand kommt. Mit der Verdichtung der ECM werden auch die negativen Ladungen der GAGs einander angenähert, was ebenfalls durch die ansteigende Abstoßungskraft einen Gegendruck aufbaut (Anstieg des elektrostatischen Widerstandes). Bei Entlastung quillt das Gewebe zum Ursprungsvolumen, indem sich die negativen Ladungen durch die Abstoßung (Repulsion) wieder voneinander entfernen [13] und erneut interstitielle Flüssigkeit mit freien Ionen (bewegliche Phase) in das Gewebe ziehen (elastische Komponente des Knorpels), bis das Kollagennetz erneut Einhalt gebietet. Die Biomechanik des Gelenkknorpels ist somit von der Unversehrtheit der Kollagenarkaden sowie von einem optimalen Gehalt an GAGs abhängig.

In letzter Zeit werden vermehrt Daten publiziert, die zeigen, dass Alter oder Reifegrad des Gelenkknorpels einen entscheidenden Einfluss auf die biomechanischen und biochemischen Eigenschaften des Gewebes haben. So zeigt junges Gewebe z.T. noch keine zonale Differenzierung dafür aber eine höhere Permeabilität [11, 91]. In älterem Gewebe ist der Proteoglykangehalt reduziert [15], das Gewebe wird dünner, steifer und weniger verformbar [35, 56], was unter anderem auch daran liegt, dass das Kollagengerüst durch nichtenzymatische Glykosylierung quervernetzt wird [90].

Mechanische Stimulation des Gelenkknorpels

Die mechanische Beanspruchung des Gelenkknorpels und der Gelenkknorpelzellen induziert verschiedene physikochemische Parameter, die alle Bestandteil der Biomechanik des Gelenkknorpels sind und jeder für sich Stimuli für den Metabolismus der Zellen darstellen (Tabelle 1). Überschreitet eine axial einwirkende Kraft den Schwellungsdruck des Gelenkknorpels, kommt es zur Kompression des Gewebes. Die flüssige Gewebsphase wird vorübergehend verdrängt, und Flüssigkeitsströmungen entstehen, die die Konvektion im Gewebe erhöhen und so die Ernährungsbedingungen verbessern [64]. Die intermittierende mechanische Kompression ist für den Erhalt des Knorpelgewebes erforderlich, da sie eine Atrophie des Gewebes verhindert (eines der Argumente für die „Continious passive motion"-Therapie bei langfristiger Ruhigstellung eines Gelenkes [77]). Bei Nichtbeanspruchung wird der Gelenkknorpel durch Reduktion des GAG-Gehalts weicher, obwohl die Veränderungen bei Wiederbeanspruchung teilweise reversibel sind [41, 66]. Die Reversibilität kommt u.a. dadurch zustande, dass neben der verbesserten Konvektion auch die Biosyntheseleistung der Knorpelzellen mechanisch reguliert wird. So werden durch den kompressionsbedingten Flüssigkeitsstrom die in der Flüssigkeit befindlichen freien positiven Ionen vorübergehend von den fixierten negativen Ladungen der GAGs getrennt. Auf diese Weise entsteht ein elektrisches Strömungspotenzial [27], welches z.B. spannungsabhängige Kanäle in der Plasmamembran der Zellen beeinflussen kann. Der Flüssigkeitsstrom schert zudem die Zelloberfläche und beeinflusst so in Monolayerkulturen von Gelenkknorpelzellen die

Tabelle 1. Physikochemische Stimuli, die während einer Kompression des Gelenkknorpelgewebes den Metabolismus der Zellen beeinflussen

Mechanischer Stimulus	Angriffsort	Referenz
■ Flüssigkeitsstrom	Konvektion der Gewebsflüssigkeit, vermutlich Scherung von Zelloberflächenmolekülen	O'Hara et al. 1990, 1995
■ Elektrisches Strömungspotenzial	Vermutlich pH-Verschiebung, vermutlich spannungsabhängige Membrankanäle	Grodzinsky et al. 1978
■ Dehnung der Zellmembran	Dehnungsabhängige Kaliumkanäle; Scherung von Zell/Matrixverbindungen	Martina et al. 1997, 2001
■ Vibration Scherkräfte	?? Stimulation von Zell/Matrixkontakten ohne Flüssigkeitsverschiebung	Liu et al. 2001; Jin et al. 2001
■ Hydrostatischer Druck ■ pH- und Osmolaritätsänderung	Kationentransport Membranionenkanäle	Hall et al. 1991; 1999 Gray et al. 1988; Urban et al. 1993

GAG-Synthese [81]. Kompressionen des Gewebes führen zudem zu einer Verformung von Matrix und Zellen. Durch die Dehnung der Zellmembran können Membrankanäle (z. B. K^+-Kanäle, [52]) gesteuert werden. In Hohe-Dichte-Kulturen von Gelenkknorpelzellen steigert intermittierende Dehnung die PG-Synthese [16]. Auch die Zellform hat einen Einfluss auf den Phänotypus [10] und bei Zellen generell auf das Wachstum [22]. Dies lässt vermuten, dass das Zytoskelett der Zellen eine wichtige Rolle bei der Vermittlung von mechanischen Stimulationen spielt, was sich in verschiedenen Untersuchungen bereits bestätigt hat (s. u.). Hierin liegt wohl auch der Grund, warum sich Gelenkknorpelzellen in Monolayerkulturen anders verhalten als in dreidimensionalen Kulturen. Auch hydrostatischer Druck ist in der Lage, die Biosyntheseleistung von Gelenknorpelzellen zu beeinflussen [31].

Als extern induzierte mechanische Stimuli wurden kürzlich Scherkräfte und Vibrationen beschrieben [40, 49]. Die durch die Verformung des Gewebes auftretenden Scherkräfte werden vermutlich über ein Wechselspiel von Matrix- und Zelloberflächenmolekülen als mechanische Reize in die Zellen weitergeleitet. Frank et al. [23] demonstrierten, dass eine intermittierende Scherung in der apikal-basalen Achse des Gelenkknorpelgewebes zu einer Steigerung der Protein- und Proteoglykansynthese führen kann. Flüssigkeitsverschiebungen spielen hierbei keine Rolle.

Die Verdichtung der negativen Ladungen führt bei Kompression des Gewebes zu pH- und osmotischen Veränderungen, die ebenfalls die Biosyntheseleistung von Knorpelzellen regulieren können [26, 88]. Normalerweise liegt die Osmolarität des Gelenkknorpels bei ~350 mosmol (intra-/extrazellulär). Durch mechanische Kompression kann die Osmolarität auf 380–480 mosmol ansteigen. In-vitro-Studien haben gezeigt, dass Änderungen der Osmolarität im Kulturmedium die GAG-Synthese von Gelenkknorpelzellen beeinflussen und die Biosyntheseleistung bei 350–400 mosmol am höchsten ist.

Pauwels [71] sowie Bassett und Herrmann [5] stellten die Hypothese auf, dass mechanische Reize die Differenzierung mesenchymaler Zellen zu verschiedenen Stützgeweben beeinflussen. Hiernach führen Druck-, Schub- und Zugbeanspruchungen zur Oberflächenvergrößerung (Dehnung) der Zellen, was bei Mesenchymzellen eine Differenzierung zu Fibrozyten induzieren soll. Knorpelzellen entstehen demnach bei hydrostatischer Druckbeanspruchung, die, ohne Veränderungen des Zellvolumens oder der Zelloberfläche hervorzurufen, Einfluss auf den Metabolismus der Zellen nimmt. Ausgehend von diesen Hypothesen ist zu vermuten, dass die physiko-mechanische Stimulation von Gelenkknorpelzellen oder deren Vorläufer- oder Stammzellen im Rahmen des „tissue engineering" nutzbar gemacht werden kann, um die Vermehrung, Matrixproduktion oder die Stabilität des Phänotypus der Zellen zu beeinflussen. Tatsächlich beeinflussen Frequenz und Dauer einer mechanischen Stimulation die Differenzierung und Dedifferenzierung von Gelenkknorpelzellen [20, 32].

Von entscheidender Bedeutung sind bei mechanischen Reizen Frequenz und Intensität der Stimulation. So zeigt sich ein großer Unterschied zwischen statischen und intermittierenden (dynamischen) Belastungen: statische und niedrigfrequente Gewebskompressionen reduzieren die Biosyntheseleistungen von Gelenkknorpelgewebe [75]. Ursache ist z.B. die statische pH-Senkung im Gewebe, die durch die erhöhte Dichte negativer Ladungen zustande kommt [26]. Zudem erschwert die reduzierte Permeabilität der komprimierten Matrix die Nährstoffzufuhr. Auch bei hydrostatischer Druckbeanspruchung senkt statische oder niedrigfrequente Stimulation ($<0,1$ Hz) von Knorpelzellen oder -gewebe die Synthese von Extrazellulärmatrixbestandteilen wie GAGs oder Kollagen sowie von Wachstumsfaktoren [31, 32, 68, 85]. Sehr hohe statische Belastungen (50 MPa) induzieren zudem die Bildung von Stressfasern [68]. Demgegenüber haben intermittierende oder dynamische axiale Kompressionen mit Stempeldruckanlagen meist einen steigernden Effekt auf die Biosyntheseleistung von Gelenkknorpelgewebe [44, 75], wenn die Amplitude der Kompression nicht zu hoch ist. Dies trifft auch für höherfrequente hydrostatische Stimulationen von Zellen oder Geweben zu ($\geq 0,1$ Hz; [32, 43, 68, 82]. Kim et al. [44] demonstrierten, dass im Zentrum von Gelenkknorpelscheiben bei höher-frequenter axialer Kompression mit einem Stempel ($\geq 0,1$ Hz) ein höherer hydrostatischer Druck aufgebaut wird, während peripher ein stärkerer Flüssigkeitsstrom entsteht. In der Folge konnte peripher eine stärkere Biosyntheseleistung nachgewiesen werden als im Zentrum des Gewebes. Dies lässt vermuten, dass die durch den Flüssigkeitsstrom hervorgerufenen physiko-mechanischen Stimuli einen stärkeren Effekt auf die Biosyntheseleistung der

Gelenkknorpelzellen haben, als der hydrostatische Druck. Bei 0,002–0,01 Hz war die Biosyntheseleistung über die gesamte Scheibe gleichmäßig verteilt, da es bei diesen Frequenzen kaum zu einem Anstieg des hydrostatischen Druckes im Gelenkknorpelgewebe und nur zu langsamen Flüssigkeitsverschiebungen kommt. Edlich et al. [18] zeigten, dass der Flüssigkeitsstrom einen stärkeren Effekt auf den zytosolischen Ca^{2+}-Anstieg und damit auf den Zellmetabolismus der Gelenkknorpelzellen hat, wenn er oszilliert und nicht stetig fließt. Neben der Frequenz und der Amplitude der Kompression spielt jedoch auch die Dauer der Stimulation eine entscheidende Rolle, wie am Beispiel des Fibronektinmetabolismus der Knorpelzellen gezeigt wurde [83].

Mechanotransduktion

Viele der Untersuchungen zur mechanischen Stimulation von Gelenkknorpelzellen und -gewebe beschäftigen sich mit der Frage, wie die mechanischen Signale auf molekularer Ebene die Genexpression der Zellen beeinflussen. So sind einige der zellulären Mechanotransduktionswege bereits bekannt. Bei der Dehnung von Knorpelzellmonolayern z. B. wird durch die Interaktion der Extrazellulärmatrix (z. B. Fibronektin) mit Transmembranproteinen der Knorpelzellen (z. B. $\alpha 1\beta 5$-Integrin) die Synthese von mRNA für Aggrekan erhöht und für MMP-3 erniedrigt ([76]; siehe Abb. 2). Über das Integrin wird eine autokrine Stimulation von Il-4-Rezeptoren erzeugt, die wiederum die Genexpression über den Januskinase- oder Phospholipase-C-Weg beeinflusst. Phospholipase C ist dabei für die Freisetzung von Ca^{2+} aus intrazellulären Ca^{2+}-Speichern verantwortlich. Das Ca^{2+} wird intermittierend in Wellen freigesetzt und über die Frequenz der Änderung der Ca^{2+}-Konzentration im Cytosol wird wie mit einem Code die Genexpression gesteuert. Solche Ca^{2+}-Wellen wurden auch nach Stimulation von Gelenkknorpelzellen durch Flüssigkeitsströmung, hydrostatischen Druck, Ultraschall oder osmotische Druckänderung beschrieben. Auch eine uniaxiale Kompression von Gelenkknorpelexplantaten induziert eine Erhöhung des zytosolischen Ca^{2+}-Spiegels über den Phospholipase-C-Weg oder spannungsabhängige dehnungsaktivierte Ca^{2+}-Kanäle in der Plasmamembran [89]. Während der uniaxialen Kompression entsteht der erste Anstieg des Ca^{2+}-Spiegels erst nach etwa 200 s, was vermuten lässt, dass der zytosolische Ca^{2+}-Einstrom nicht den initialen Trigger dieser Mechanotransduktion darstellt [74], sondern dass andere Ereignisse (wie z. B. die autokrine Stimulation mit Il-4; s. o.) die Signaltransduktion eröffnen. Es wird vermutet, dass zytosolisches Ca^{2+} zum einen die cAMP-Produktion der Zellen erhöht und zum anderen eine Hyperpolarisation der Zellmembran über Ca^{2+}-sensitive K^+-Kanäle hervorruft. Eine Hyperpolarisation der Plasmamembran wurde bereits mehrfach nach verschiedenen Formen der mechanischen Stimulation von Gelenkknorpelzellen beschrieben; die Funktion

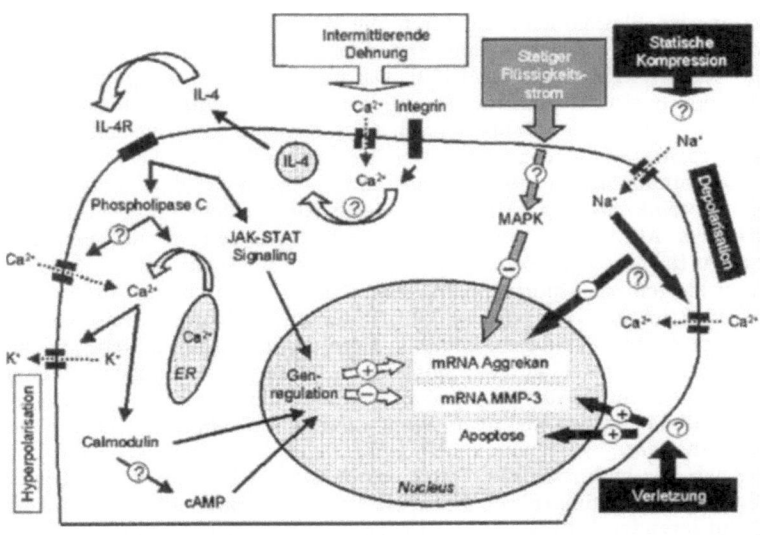

Abb. 2. Modell zur Mechanotransduktion bei intermittierender (hohe Frequenz), statischer (oder niedrige Frequenz) und verletzender mechanischer Stimulation von Gelenkknorpelzellen und -gewebe. ER = endoplasmatisches Retikulum, JAK/STAT = janus kinase/signal transducer and activator of transcription, MAPK = mitogen-activated protein kinase pathway, ? = unklarer oder postulierter Weg. (Modifizierte Abbildung aus einem Review von Aigner et al. 2002 nach Daten von Hung et al. 2000, Loening et al., Mobasheri et al. 2002, Patwari et al. 2001, Salter et al. 2001, Valhmu amnd Raia 2002)

dieser Hyperpolarisation ist aber bislang ungeklärt, da mechanisch-induzierte Veränderungen der Biosyntheseleistung der Zellen auch nach Hemmung der K^+-vermittelten Hyperpolarisation gemessen wurden.

Integrine sind (wie oben bereits erwähnt) Beispiele für Transmembranmoleküle der Knorpelzellmembran, die an der Zellaußenseite z. B. mit Fibronektin verbunden sind und in der Zelle über verschiedene Zwischenproteine mit Aktin interagieren [94]. Durch diese Interaktion stellt das Zytoskelett der Knorpelzellen einen wichtigen Transduktor für mechanische Reize dar [9]. Es leitet in Zellen die mechanischen Stimuli bis zum Zellkern [37], dessen Membran ebenfalls verformt wird [28, 29]. Die Kerngröße wird dabei vermutlich durch die Regulation von Poren/Kanälen in der Kernmembran gesteuert [67]. Die Bedeutung des Zytoskeletts für die Transduktion von mechanischen Stimulationen wurde an Fibroblasten von Wu et al. [95] bestätigt, indem sie zeigten, dass die Zellen mit einem zerstörten Aktingerüst nicht mehr auf mechanische Reize reagieren können.

Durch statische Kompression von Gelenkknorpelgewebe über längere Zeiträume wird die Biosyntheseleistung des Gewebes herunterreguliert. Dieses mag zum einen durch eine verminderte Konvektion der extrazellulären Flüssigkeit bedingt sein, zum anderen wurde aber auch eine Depolarisation der Plasmamembran durch die Aktivierung von Na^+-Kanälen beschrieben [76]. Bislang kennt man spannungsgesteuerte und epitheliale Na^+-Kanäle in Knorpelzellen [59]. Da auch spannungsabhängige Ca^{2+}-Kanäle durch eine Depolarisation aktiviert werden können ist zu vermuten, dass es verschiedene Subtypen von Ca^{2+}-Kanälen gibt, die unterschiedlich auf verschiedene mechanische Stimuli reagieren.

Ca^{2+}-unabhängige Mechanotransduktion involviert den mitogenaktivierten Proteinkinaseweg (MAPK) in Gelenkknorpelzellen [36]. Über diesen wird bei Aktivierung durch stetigen Flüssigkeitsstrom die Synthese von mRNA für das Aggrekankernprotein reduziert. Shakibaei et al. [79] demonstrierten an Knorpelzellen, dass eine Unterbrechung dieses Signaltransduktionsweges Apoptose in den Zellen auslöst. Mechanische Überbeanspruchung des Gelenkknorpels kann Apoptose im Gewebe induzieren [50]. Mobasheri et al. [59] postulieren, dass die mechanisch-induzierte Apoptose eventuell über die Zerstörung der Interaktion von Integrinen und Extrazellulärmatrix ausgelöst wird, obwohl ein direkter Beweis hierfür noch aussteht.

Auch der hydrostatische Druck wurde als ein Parameter zur Regulation der Syntheseleistungen von Knorpelzellen identifiziert [92, 93]. So ruft intermittierender hydrostatischer Druck an Knorpelzellen eine Hyperpolarisation der Zellmembran sowie eine Aktivierung Ca^{2+}-abhängiger K^+-Kanäle und einen Anstieg des intrazellulären cAMP-Spiegels hervor. Zudem wird ein Na^+/H^+-Austauscher durch hydrostatischen Druck moduliert, der einen Einfluss auf den zellulären pH haben kann [12]. Die intrazellulären Spiegel von Kalium und Kalzium sowie der pH beeinflussen die Proteinsynthese und die Glykolyse von Knorpelzellen [60]. Konstanter hydrostatischer Druck führt demgegenüber zu einer Depolarisation der Knorpelzellmembran [92]. K^+-Transportersysteme werden durch statische Belastung innerhalb von Sekunden bis Minuten gehemmt [30].

Die mechanische Überbeanspruchung des Gelenkknorpels

Die mechanische Überbeanspruchung gilt als einer der Hauptparameter bei der Induktion und Progredienz einer Knorpelschädigung [19]. Während der Ausübung seiner Funktion ist der Gelenkknorpel ständig intermittierenden mechanischen Kompressionen ausgesetzt, die unter physiologischen Bedingungen für den Erhalt des Knorpelgewebes sogar erforderlich sind (s. o.). Dennoch scheint das Gewebe nur bedingt mechanisch belastbar zu sein. Bis heute ist es nicht gelungen, eindeutig zu beschreiben, wann die Grenze der mechanischen Belastbarkeit überschritten wird. Druckbeanspruchungen bis zu 20 MPa [34] sowie Kompressionen um bis zu ~6% der Gewebestärke [17] wurden bei normalen Tätigkeiten im Hüft- oder Kniegelenk gemessen und müssen als normale Beanspruchung des Knorpelgewebes gelten. Unklar ist auch die Frage, ob die Gelenkknorpeldestruk-

2 Gelenkknorpel und mechanischer Druck 27

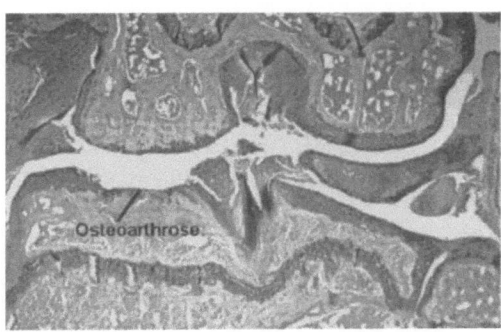

Abb. 3. Frontalschnitt durch das Kniegelenk einer 13,5 Monate alten männlichen STR/1N-Maus (Toluidinblaufärbung; Abb. aus Kurz et al. 2002). Der Balken zeigt auf die Osteoarthrose im medialen Tibiakompartiment, die als Folge einer durch Varusdeformität induzierten mechanischen Überanspruchung entsteht

tion primär durch eine mechanische Überbeanspruchung induziert wird oder ob zunächst andere Parameter das Gewebe vorschädigen müssen, damit nachfolgend der Gelenkknorpel den physiologischen Belastungen nicht mehr standhalten kann. Wahrscheinlich kommen beide Varianten unabhängig voneinander vor.

Um die grundlegenden Mechanismen der mechanisch induzierten Destruktion des Gelenkknorpels besser zu verstehen, sind verschiedene Tiermodelle entwickelt worden (z. B. [48, 57, 63, 86]). Sie basieren meist auf dem Prinzip, eine Instabilität im Gelenk zu schaffen, indem z. B. die Kreuzbänder durchtrennt oder die Menisken entfernt werden oder indem eine verletzende Kraft auf das Gelenk ausgeübt wird. Andere Modelle basieren auf genetischen Defekten der jeweiligen Spezies, wie z. B. bei der STR/1N-Maus. Männliche Tiere des STR/1N-Stammes entwickeln eine Varusdeformität. Durch die daraus resultierende mechanische Überbeanspruchung des medialen Tibiakompartimentes kommt es lokal zu osteoarthrotischen Veränderungen im Gelenkknorpel (siehe Abb. 3) [46, 78]. Mit Hilfe der Tiermodelle konnten einige Mechanismen der mechanischen Überbeanspruchung aufgedeckt werden. So tritt vor der morphologisch/histologisch erkennbaren Destruktion zunächst eine Hypertrophie des Gelenkknorpels auf [54], die nicht mit einer Vermehrung der Zellen, sondern der Extrazellulärmatrix einhergeht [1, 53]. Sie wird als Versuch des Gewebes interpretiert, sich der vermehrten Beanspruchung anzupassen. Während die Menge an Proteoglykanen tatsächlich initial zunimmt, findet keine Anreicherung von Kollagenen statt. Die Ursache liegt wohl darin, dass neben der Steigerung anaboler letztlich auch katabole Prozesse aktiviert werden, wie die Expression matrixabbauender Enzyme im früharthrotischen Knorpel zeigt [72]. Der nächste Schritt der Destruktion des Gelenkknorpels ist die Wasserzunahme des Gewebes, die nun mit einer Abnahme der GAGs einhergeht. Die Ursachen zu diesem Vorgang können in einer Materialermüdung der Kollagenfibrillen liegen. Die Fibrillen erleiden durch die vermehrte Beanspruchung Mikrofrakturen und können somit nicht mehr als Gegenspieler der GAGs das Gewebe zusammenhalten [24]. Zum anderen wird vermutet, dass Enzyme das Kollagennetz zerstören oder die großen Proteoglykankomplexe in kleinere Bausteine zerlegen. Beide Möglichkeiten erlauben ein erleichtertes Abdiffundieren von GAGs. Das Gewebe ist in der Folge nicht mehr in der Lage, den für die Funktion wichtigen hydrostatischen Druck aufzubauen und verliert die Fähigkeit, den subchondralen Knochen, aber auch die eigenen Knorpelzellen vor den mechanischen Belastungen zu schützen. Das Problem wird dadurch verstärkt, dass die Zellen postmitotisch sind und bei Zerstörung in der Regel nicht ersetzt werden können. Sie fallen als Reparateure der ECM aus, so dass letztere nicht mehr erneuert wird und degeneriert. Ist die ECM einmal geschädigt, kann die weiterführende Destruktion des Gelenkknorpels – zumindest bislang – kaum mehr aufgehalten werden. Bereits erste Fissurenbildung ist als „point of no return" beschrieben worden [33].

Da Tiermodelle sehr komplexe Systeme darstellen, deren Interpretation und Durchführung häufig nicht einfach ist, wurden in den letzten Jahren verschiedene In-vitro-Modelle entwickelt, die eine mechanische Überbeanspruchung des Gelenkknorpels simulieren sollen. So werden z. B. Gelenkknorpelscheiben mit computergesteuerten motorbetriebenen Stempeln axialen Kompressionen ausgesetzt [21, 45, 84, 87], wohingegen Jeffrey et al. [38] und Repo and Finley [73] In-vitro-Systeme vorstellten, bei denen Gewichte mit definierter Form und definiertem Gewicht auf Gelenkknorpelproben fallen gelassen werden („drop tower"). Der Vorteil liegt bei letzteren in der hohen Einschlagsdynamik, die durch den freien Fall des Gewichts erreicht werden kann. Nachteilig ist, dass die Verschiebung der Kontaktfläche des Gewichts sowie die Komprimierungsrate und Druckbelastung während des Aufschlags (der Kompression) schwer zu kontrollieren, dokumentieren und interpretieren ist. Ein Problem bei der Interpretation aller publizierten Daten ist, dass die Modelle sehr verschiedene Protokolle zur mechanischen Überbeanspruchung, Gewebe verschiedenster Spezies oder Proben von unterschiedlichen Gelenklokalisationen mit und ohne subchondralen Knochen verwenden. Dennoch lassen sich einige gemeinsame Parameter feststellen.

Gelenkknorpelgewebe kann z.B. zu 50% seiner Stärke komprimiert werden, ohne signifikante Veränderungen in den mechanischen Eigenschaften oder der Biosyntheseleistung zu erleiden [45]. Voraussetzung ist eine entsprechend langsame Komprimierungsrate. Das Gewebe hat also eine große Pufferkapazität im Hinblick auf die Verformbarkeit. Die meisten Kompressionsvorgänge in vivo liegen unter 10% der Gewebestärke und nur bei sehr langen Belastungen im Stundenbereich, die in vivo kaum auftreten, kommen Gewebskompressionen bis zu 30% vor [17].

Einen weiteren Aspekt zum Verständnis der mechanisch induzierten Gelenkknorpeldestruktion liefern Daten zur Abnahme der Biosyntheseaktivität des Gewebes in Abhängigkeit von der Kompressionsstärke und Komprimierungsrate der Kompression [39, 45, 87]. Die reduzierte Biosyntheseleistung des Gewebes kommt z. T. aufgrund eines verletzungsbedingten Absterbens von Zellen zustande (s. u.). Das Gelenkknorpelgewebe wird durch eine mechanische Verletzung (abhängig von der Komprimierungsrate der verletzenden Kompression) jedoch auch so verändert, dass es anschließend schwächer oder nicht mehr auf solche physiologischen mechanischen Stimuli reagieren kann [45], die in anderen Studien eine Steigerung der Biosyntheseaktivität in intaktem Gelenkknorpelgewebe gezeigt hatten [44, 75]. Wenn dieser Mechanismus gestört ist, könnte durch die ausbleibende Stimulation der Biosyntheseaktivität die Degeneration des Gelenkknorpels beschleunigt werden.

Viele Studien beschäftigen sich mit der Frage, welcher Art die Knorpelzellen während oder nach mechanischer Überbeanspruchung absterben. Da der Volumenanteil an Zellen im Gelenkknorpel nur bis zu 10% beträgt und die Zellen darüber hinaus als postmitotisch eingestuft werden, ist die Zellvitalität ein hoch sensibler Parameter für die Überlebensfähigkeit des Gelenkknorpels. Anlass für die Untersuchungen gaben z. B. Befunde, die apoptotische Zellen in degenerativ verändertem Gelenkknorpel des Menschen oder bei Kaninchen nach Durchtrennung des vorderen Kreuzbandes zeigten [51]. Inzwischen gibt es auch In-vitro-Befunde die zeigen, dass eine mechanische Überbeanspruchung für die Induktion der Apoptose mit verantwortlich sein kann [50]. Der Transduktionsweg dieser Apoptoseinduktion ist bislang noch unbekannt und deshalb Gegenstand laufender Untersuchungen. Erste eigene Befunde zeigen, dass reaktive Sauerstoffspezies (ROS) an dem Transduktionsweg beteiligt sind, da die Apoptoserate durch ein Superoxiddismutasemimetikum signifikant reduziert werden kann [47]. Neben dem programmierten Zelltod können Gelenkknorpelzellen aber auch direkt verletzt und nekrotisch werden [14].

Einige aktuelle In-vitro-Untersuchungen demonstrieren die Expression von Matrixmetalloproteinasen (MMP-3) nach mechanischer Überbeanspruchung von Gelenkknorpelgewebe [70] sowie die Expression von Il-1, MMP-2 und -9 nach zyklischer Dehnung von Monolayerkulturen [25]. Dieses mag ein Grund für die erhöhte Freisetzung von GAGs aus dem verletzten Gewebe sein [45]. Die Verletzung induziert vermutlich aber auch eine Auflockerung der gesamten Extrazellulärmatrix durch Rupturen, sodass die Vergrößerung der Poren im Gewebe ein Abdiffundieren von Matrixbestandteilen erleichtert [39]. Die Induktion von MMPs durch mechanische Überbeanspruchung könnte diesen Vorgang durch Fragmentierung der Proteoglykane zusätzlich beschleunigen. Die Abnahme der axialen Steifigkeit und des Schermodulus von Gewebeexplantaten, die nach verletzender Kompression gezeigt wurde [45, 50], ist vermutlich auch ein Ausdruck der Zerstörung des Kollagennetzwerkes, da die Reduktion der axialen Steifigkeit des Gewebes schon kurz nach Verletzung nachweisbar ist. Die Interpretation wird dadurch gestützt, dass der Schermodulus, der ebenfalls abnimmt, als guter Indikator für die Intaktheit des Kollagennetzwerkes gilt

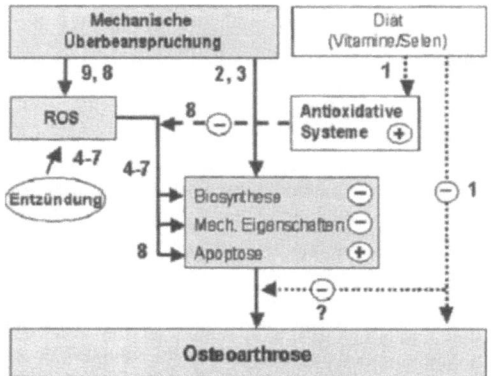

Abb. 4. Hypothetischer Zusammenhang von mechanischer Überbeanspruchung und reaktiven Sauerstoffspezies (ROS) bie der Destruktion des Gelenkknorpels als Bestandteil der Osteoarthrosenentstehung. Nähere Erläuterungen siehe Text. 1=Kurz et al. 2002, 2=Kurz et al. 2001, 3=Loening et al. 2000, 4=Bates et al. 1984, 5=Bates et al. 1985, 6=Baker et al. 1988, 7=Asada et al. 2001, 8=Kurz et al. 2002b, 9=Miyagi et al. 1998

[96]. Eine weitere Ursache für die Abnahme der axialen Steifigkeit des Gewebes kann aber auch der erwähnte GAG-Verlust im Gewebe sein, da die Fähigkeit des Gelenkknorpels, einen Schwellungsdruck aufzubauen, vom GAG-Gehalt abhängig ist [13].

In unserer Arbeitsgruppe rückt die Bedeutung von reaktiven Sauerstoffspezies (ROS, z.B. Superoxidanionen oder Wasserstoffperoxid) zunehmend in den Fokus bei der Untersuchung von mechanisch-induzierter Gelenkknorpeldestruktion (siehe auch Abb. 4). In-vitro-Untersuchungen haben gezeigt, dass der destruktive Einfluss einer mechanischen Überbeanspruchung u.a. über die Reduktion der Biosyntheseleistung, der mechanischen Eigenschaften des Gelenkknorpels sowie der Zellvitalität vermittelt wird [45, 50]. All diese Mechanismen können zur Entstehung einer Osteoarthrose führen und sind unabhängig von einer mechanischen Überbeanspruchung auch als Folge der exogenen Zufuhr von reaktiven Sauerstoffspezies (ROS), wie sie z.B. bei Entzündungen vorkommt, beschrieben worden [3, 4, 6, 7]. Somit ist denkbar, dass die mechanische Überbeanspruchung und ROS z. T. gemeinsame Endstrecken in den destruktiven Mechanismen verwenden oder die mechanische Destruktion sogar über die Wirkung von ROS vermittelt wird. Dieser mögliche Zusammenhang ist als Hypothese in Abbildung 4 dargestellt. Gestützt wird die Vermutung durch die Untersuchung von Miyagi et al. [58], die die Freisetzung von ROS (Superoxidanionen und NO) bei einer statischen Kompression des Gelenkknorpels zeigt. In eigenen Studien hat ein Superoxiddismutase(SOD)-Mimetikum die mechanisch induzierte Apoptose verhindert, womit die Beteiligung von ROS an der mechanischen Destruktion des Gelenkknorpels erstmals nachgewiesen ist [47]. Es ist also denkbar, dass ein optimales antioxidatives Potenzial im Gelenkknorpel auch in vivo die mechanische Induktion der Apoptose verhindern kann. Durch eine mit Vitaminen und Selen angereicherte Diät konnte der antioxidative Status männlicher STR/1N-Mäuse erhöht werden [46]. Ob dieses für die Reduktion der mechanisch-induzierten Gelenkknorpeldestruktion, wie sie in der gleichen Arbeit beschrieben wird, mit verantwortlich ist, muss noch untersucht werden. Da aber bei dem verwandten Mausstamm STR/ORT apoptotische Zellen im Verlauf der mechanisch-induzierten Gelenkknorpelzerstörung gefunden wurden [65], ist gut möglich, dass auch bei STR/1N-Mäusen die Apoptose während der Osteoarthroseentstehung eine Rolle spielt. Der verbesserte antioxidative Schutz könnte so über die Reduktion der Apoptose für die bei Kurz et al. [46] gezeigte Verringerung der Osteoarthroseentstehung verantwortlich sein. Die mit Vitaminen und Selen angereicherte Diät erhöhte die Expression antioxidativer Enzyme in den Zellen des Gelenkes und die Aktivität der Glutathionperoxidase im Blutserum der Tiere. Somit könnte ein Zusammenhang zwischen der mechanischen Destruktion des Gelenkknorpels und der Beteiligung von ROS postuliert werden. Milam et al. (1998) stützen diese Hypothese und vermuten, dass die Destruktion des Gelenkknorpels des Temporomandibulargelenkes bei mechanischem Stress über die Akkumulation von ROS vermittelt wird. Die synergistische Wirkung der Parameter ROS und mechanische Überbeanspruchung wurde von Kaiki et al. [42] bewiesen, als sie bei Ratten durch die Kombination von H_2O_2-Injektion in das Kniegelenk und verstärkter Laufleistung eine massiv erhöhte Osteoarthroseentstehung fanden. Diätetisch verabreichtes Vitamin E konnte die Osteoarthroseentstehung signifikant beeinflussen. Die dargestellten Befunde zeigen, dass ROS den Gelenkknorpel schädigen und zudem an der mechanisch induzierten Destruktion des Gelenkknorpels beteiligt sind oder diese zumindest synergistisch beeinflussen. Durch antioxidative Schutzmechanismen kann die Destruktion des Gelenkknorpels reduziert werden. Somit kommt dem antioxidativen Status des Gewebes vermutlich eine entscheidende Rolle in der Pathogenese degenerativer Gelenkerkrankungen zu. Inwieweit Maßnahmen, die eine fördernde Wirkung auf das antioxidative Potenzial des Gelenkknorpels haben, prophylaktisch oder therapeutisch zur Verhinderung einer mechanisch (oder von anderen Mediatoren) induzierten Gelenkknorpeldestruktion nutzbar gemacht werden können, ist nun Gegenstand weiterer Untersuchungen.

Literatur

1. Adams ME, Matyas JR, Huang D, et al. (1995) Expression of proteoglycans and collagen in the hypertrophic phase of experimental osteoarthritis. J Rheumatol 22:94–97
2. Aigner T, Kurz B, Fukui N, Sandell L (2002) Roles of chondrocytes in the pathogenesis of osteoarthritis. Curr Opin Rheumatol 14:578–584

3. Asada S, Fukuda K, Nishisaka F, Matsukawa M, Hamanisi C (2001) Hydrogen peroxide induces apoptosis of chondrocytes. Inflamm Res 50:19–23
4. Baker MS, Feigan J, Lowther DA (1988) Chondrocyte antioxidant defences: The roles of catalase and glutathione peroxidase in protection against H_2O_2 dependent inhibition of proteoglycan biosynthesis. J Rheumatol 15:670–677
5. Bassett CAL, Herrmann I (1961) Influence of oxygen concentration and mechanical factors on differentiation of connective tissues in vitro. Nature 190:460–461
6. Bates EJ, Lowther DA, Handley CJ (1984) Oxygen free radicals mediate an inhibition of proteoglycan synthesis in cultured articular cartilage. Ann Rheum Dis 43:462–469
7. Bates EJ, Lowther DA, Johnson CC (1985) Hyaluronic acid synthesis in aricular cartilage: an inhibition by hydrogen peroxide. Biochem Biophys Res Comm 132:714–720
8. Benninghoff A (1925) Form und Bau der Gelenkknorpel in ihren Beziehungen zur Funktion. Z Zellforsch 2:783–862
9. Benjamin M, Archer CW, Ralphs JR (1994) Cytoskeleton of cartilage cells. Microsc Res Tech 28:372–377
10. Benya PD (1988) Modulation and reexpression of the chondrocyte phenotype; mediation by cell shape and microfilament modification. Pathol Immunopathol Res 7:51–54
11. Brama PA, TeKoeppele JM, Bank RA, Barneveld A, van Weeren PR (2000) Functional adaptation of equine articular cartilage: the formation of regional biochemical characteristics up to age one year. Equine Vet 32:217–221
12. Browning JA, Walker RE, Hall AC, Wilkins RJ (1999) Modulation of $Na^+ \times H^+$ exchange by hydrostatic pressure in isolated bovine articular chondrocytes. Acta Physiol Scand 166:39–45
13. Buschmann MD, Grodzinsky AJ (1995) A molecular model of proteoglycan-associated electrostatic forces in cartilage. J Biomech Eng 117:179–192
14. Chen CT, Burton-Wurster N, Borden C, et al. (2001) Chondrocyte necrosis and apoptosis in impact damaged articular cartilage. J Orthop Res 19:703–711
15. DeGroot J, Verzijl N, Bank RA, Lafeber FPJG, Bijlsma JWJ, TeKoppele JM (1999) Age-related decrease in proteoglycan synthesis of human articular chondrocytes: the role of non-enzymatic glycation. Arthritis Rheum 42:1003–1009
16. De Witt MT, Handley CJ, Oakes BW, Lowther DA (1984) In vitro response of chondrocytes to mechanical loading. The effect of short term mechanical tension. Connect Tissue Res 12:97–110
17. Eckstein F, Reiser M, Englmeier KH, Putz R (2001) In vivo morphometry and functional analysis of human articular cartilage with quantitative magnetic resonance imaging – from image to data, from data to theory. Anat Embrypol 203:147–173
18. Edlich M, Yellowley CE, Jacobs CR, Donahue HJ (2001) Oscillating fluid flow regulates cytosolic calcium concentration in bovine articular chondrocytes. J Biomech 34:59–65
19. Elahi S, Cahue S, Felson DT, Engelman L, Sharma L (2000) The association between varus-valgus alignment and patellofemoral osteoarthritis. Arthritis Rheum 43:1874–1880
20. Elder SH, Goldstein SA, Kimura JH, Soslowsky LJ, Spengler DM (2001) Chondrocyte differentiation is modulated by frequency and duration of cyclic compressive loading. Ann Biomed Eng 29:476–482
21. Farquhar T, Xia Y, Mann K, Bertram J, Burton-Wurster N, Jelinski L, Lust G (1996) Swelling and fibronectin accumulation in articular cartilage explants after cyclic loading. J Orthop Res 14:417–423

22. Folkman J, Moscona A (1978) Role of cell shape in growth control. Nature 273:345–349
23. Frank EH, Jin M, Loening AM, Levenston ME, Grodzinsky AJ (2000) A versatile shear and compression apparatus for mechanical stimulation of tissue culture explants. J Biomech 33:1523–1527
24. Freeman MAR, Meachim G (1973) Ageing, degeneration and remodelling of articular cartilage. In: Freeman MAR (ed) Adult articular cartilage. Pitman medical, London, pp 287–329
25. Fujisawa T, Hattori T, Takahashi K, Kuboki T, Yamashita A, Takigawa M (1999) Cyclic mechanical stress induces extracellular matrix degradation in cultured chondrocytes via gene expression of matrix metalloproteinases and interleukin-1. J Biochem 125:966–975
26. Gray ML, Pizzanelli AM, Grodzinsky AJ, Lee RC (1988) Mechanical and physiochemical determinants of the chondrocyte biosynthetic response. J Orthop Res 6:777–792
27. Grodzinsky AJ, Lipshitz H, Glimcher MJ (1978) Electromechanical properties of articular cartilage during compression and stress relaxation. Nature 275:448–450
28. Guilak F (1995) Compression-induced changes in the shape and volume of the chondrocyte nucleus. J Biomech 28:1529–1541
29. Guilak F, Ratcliffe A, Mow VC (1995) Chondrocyte deformation and local tissue strain in articular cartilage: a confocal microscopy study. J Orthop Res 13:410–421
30. Hall AC (1999) Differential effects of hydrostatic pressure on cation transport pathways of isolated articular chondrocytes. J Cell Physiol 178:197–204
31. Hall AC, Urban JPG, Gehl KA (1991) The effects of hydrostatic pressure on matrix synthesis in articular cartilage. J Orthop Res 9:1–10
32. Hansen U, Schünke M, Domm C, Ioannidis N, Hassenpflug J, Gehrke T, Kurz B (2001) Combination of reduced oxygen tension and intermittent hydrostatic pressure: a useful tool in articular cartilage tissue engineering. J Biomech 34:941–949
33. Helminen HJ, Kiviranta I, Säämänen AM, Jurvelin JS, Arokoski J, Oettmeier R, Abendroth K, Roth AJ, Tammi MI (1992) Effect of motion and load on articular cartilage in animal models. In: Kuettner KE, Schleyerbach R, Peyron JG, Hascall VC (eds) Articular Cartilage and Osteoarthritis. Raven Press, New York, pp 501–510
34. Hodge WA, Fijan RS, Carlson KL, Burgess RG, Harris WH, Mann RW (1986) Contact pressure in the human hip joint measured in vivo. Proc Nat Acad Sci 83:2879–2883
35. Hudelmaier M, Glaser C, Hohe J, Englmeier KH, Putz R, Eckstein F (2001) Age-related changes in the morphology and deformational behavior of knee joint cartilage. Arthritis Rheum 44:2556–2561
36. Hung CT, Henshaw DR, Wang CC, Mauck RL, Raia F, Palmer G, Chao PH, Mow VC, Ratcliffe A, Valhmu WB (2000) Mitogen-activated protein kinase signaling in bovine articular chondrocytes in response to fluid flow does not require calcium mobilization. J Biomech 33:73–80
37. Ingber D (1991) Integrins as mechanochemical transducers. Curr Opin Cell Biol 3:841–848
38. Jeffrey J, Gregory DW, Aspden RM (1995) Matrix damage and chondrocyte viability following a single impact load on articular cartilage. Arch Biochem Biophys 322:87–96
39. Jeffrey J, Thomson LA, Aspden RM (1997) Matrix loss and synthesis following a singls impact load on articular cartilage in vitro. Biochim Biophys Acta 1334:223–232
40. Jin M, Frank EH, Quinn TM, et al. (2001) Tissue shear deformation stimulates proteoglycan and protein biosynthesis in bovine cartilage explants. Arch Biochem Biophys 395:41–48

41. Jurvelin J, Kiviranta I, Saamanen AM, Tammi M, Helminen HJ (1989) Partial restoration of immobilization-induced softening of canine articular cartilage after remobilization of the knee (stifle) joint. J Orthop Res 7:352–358
42. Kaiki G, Tsuji H, Yonezawa T, Sekido H, Takano T, Yamashita S, Hirano N, Sano A (1990) Osteoarthrosis induced by intra-articular hydrogen peroxide injection and running load. J Orthop Res 8:731–740
43. Kampen GP van, Veldhuijzen JP, Kuijer R, Stadt RJ van de, Schipper CA (1985) Cartilage response to mechanical force in high-density chondrocyte cultures. Arthr Rheum 28:419–424
44. Kim YJ, Sah RL, Grodzinsky AJ, Plaas AH, Sandy JD (1994) Mechanical regulation of cartilage biosynthetic behavior: physical stimuli. Arch Biochem Biophys 311:1–12
45. Kurz B, Jin M, Patwari P, et al. (2001) Biosynthetic response and mechanical properties of articular cartilage after injurious compression. J Orthop Res 19:1140–1146
46. Kurz B, Jost B, Schünke M (2002) Dietary vitamins and selenium diminish the development of mechanically induced osteoarthritis and increase the expression of antioxidative enzymes in the knee joint of STR/1N mice. Osteoarthritis Cartilage 10:119–126
47. Kurz B, Kehn M, Domm C, Frank EH, Grodzinsky AJ, Schünke M (2002) Mechanical induction of apoptosis in articular cartilage is inhibited by a superoxide dismutase mimetic. TransORS 27:409
48. Kurz B, Schünke M (2003) Physiko-mechanische Stimulation von Zellen am Beispiel des Gelenkknorpels. In: Bruns J (Hrsg) Tissue Engineering. Steinkopff, Darmstadt, S 11–20
49. LeRoux MA, Arokoski J, Vail TP, Guilak F, Hyttinen MM, Kiviranta I, Setton LA (2000) Simultaneous changes in the mechanical properties, quantitative collagen organization, and proteoglycan concentration of articular cartilage following canine meniscectomy. J Orthop Res 18:383–392
50. Liu J, Sekiya I, Asai K, et al. (2001) Biosynthetic response of cultured articular chondrocytes to mechanical vibration. Res Exp Med (Berl) 200:183–193
52. Loening AM, James IE, Levenston, et al. (2000) Injurious mechanical compression of bovine articular cartilage induces chondrocyte apoptosis. Arch Biochem Biophys 381:205–212
52. Lotz M, Hashimoto S, Kuhn K (1999) Mechanism of chondrocyte apoptosis. Osteoarth Cartilage 7:389–391
53. Martina M, Mozrzymas JW, Vittur F (1997) Membrane stretch activates a potassium channel in pig articular chondrocytes. Biochim Biophys Acta 1329:205–210
54. Matyas JR, Adams ME, Huang D, et al. (1995) Discoordinate gene expression of aggrecan and type II collagen in experimental osteoarthritis. Arthritis Rheum 38:420–425
55. McDevitt CA, Muir H (1976) Biochemical changes in the cartilage of the knee in experimental and natural osteoarthritis in the dog. J Bone Joint Surg 58B:94–101
56. McKibbin B, Maroudas A (1979) Nutrition and Metabolism. In: Freeman MAR (ed) Adult articular cartilage, 2nd ed., Pitman Medical, London, pp 461–486
57. Meachim G, Bentley G, Baker R (1977) Effect of age on thickness of adult articular cartilage. Ann Rheum Dis 36:563–568
58. Meacock SCR, Bodmer JL, Billingham MEJ (1990) Experimental OA in guinea pigs. J Exp Pathol 71:279–293
59. Miyagi I, Kikuchi H, Hamanishi C, Tanaka S (1998) Auto-destruction of the articular cartilage and free radical mediators. J Lab Clin Med 131:146–150
60. Mobasheri A, Carter SD, Martin-Vasallo P, et al. (2002) Integrins and stretch activated ion channels; putative components of functional cell surface mechanoreceptors in articular chondrocytes. Cell Biol Int 26:1–18

61. Mobasheri A, Mobasheri R, Francis MJ, Trujillo E, Alvarez de la Rosa D, Martin-Vasallo P (1998) Ion transport in chondrocytes: membrane transporters involved in intracellular ion homeostasis and the regulation of cell volume, free [Ca^{2+}] and pH. Histol Histopathol 13:893–910
62. Mow VC, Holmes MH, Lai WM (1984) Fluid transport and mechanical properties of articular cartilage: a review. J Biomech 17:377–394
63. Mow VC, Ratcliffe A, Poole AR (1992) Cartilage and diarthrodial joint as paradigms for hierarchical material and structures. Biomaterials 13:67–97
64. Newberry WN, Garcia JJ, Mackenzie CD, Decamp CE, Haut RC (1998) Analysis of acute mechanical insult in an animal model of post-traumatic osteoarthritis. J Biomechan Eng 120:704–709
65. O'Hara BP, Urban JP, Maroudas A (1990) Influence of cyclic loading on the nutrition of articular cartilage. Ann Rheum Dis 49:536–539
66. Oue Y, et al. (1998) Trans 3rd Combined Meeting of ORS of USA, Canada, Europe and Japan, Sept 28–30, abs.
67. Palmoski MJ, Colyer RA, Brandt KD (1980) Joint motion in the absence of normal loading does not maintain normal articular cartilage. Arthr Rheum 23:325–334
68. Pante N, Aebi U (1993) The nuclear pore complex. J Cell Biol 122:977–984
69. Parkkinen PP, Ikonen J, Lammi MJ, Laakkonen J, Tammi M, Helminen HJ (1993) Effects of cyclic hydrostatic pressure on proteoglycan synthesis in cultured chondrocytes and articular cartilage explants. Arch Biochem Biophys 300:458–465
70. Parkkinen JJ, Lammi MJ, Inkinen R, Jortikka M, Tammi M, Virtanen I, Helminen HJ (1995) Influence of short-term hydrostatic pressure on organization of stress fibers in cultured chondrocytes. J Orthop Res 13:495–502
71. Patwari P, Fay J, Cook MN, et al. (2001) In vitro models for investigation of the effects of acute mechanical injury on cartilage. Clin Orthop 391(Suppl):S61–71
72. Pauwels F (1960) Eine neue Theorie über den Einfluss mechanischer Reize auf die Differenzierung der Stützgewebe. Z Anat Entwicklungsgesch 121:478–515
73. Pelletier JP, Martell-Pelletier J, Altman RD, et al. (1983) Collagenolytic activity and collagen matrix breakdown of the articular cartilage in the Pond-Nuki dog model of osteoarthritis. Arthritis Rheum 26:63–68
74. Repo RU, Finlay JB (1977) Survival of articular cartilage after controlled impact. J Bone Joint Surg 59:1068–1076
75. Roberts SR, Knight MM, Lee DA, et al. (2001) Mechanical compression influences intracellular Ca^{2+} signaling in chondrocytes seeded in agarose constructs. J Appl Physiol 90:1385–1391
76. Sah RL, Kim YJ, Doong JY, Grdzinsky AJ, Plaas AH, Sandy JD (1989) Biosynthetic response of cartilage explants to dynamic compression. J Orthop Res 7:619–636
77. Salter DM, Millward-Sadler SJ, Nuki G, et al. (2001) Integrin-interleukin-4 mechanotransduction pathways in human chondrocytes. Clin Orthop 391(Suppl):S49–60
78. Salter RB, Simmonds DF, Malcolm BW, Rumble EJ, MacMichael D, Clements ND (1980) The biological effect of continuous passive motion on the healing of full-thickness defects in articular cartilage. An experimental investigation in the rabbit. J Bone Joint Surg Am 62:1232–1251
79. Schünke M, Tillmann B, Brück M, Müller-Ruchholtz W (1988) Morphologic characteristics of developing osteoarthritic lesions in the knee cartilage of STR/1N mice. Arthritis Rheum 31:898–905
80. Shakibaei M, Schulze-Tanzil G, De Souza P, et al. (2001) Inhibition of mitogen-activated protein kinase kinase induces apoptosis of human chondrocytes. J Biol Chem 276:13289–13294
81. Schwartz ER, Leveille C, Oh WH (1981) Experimentally induced osteoarthritis in guinea pigs: metabolic responses in articular cartilage to developing pathology. Arthrits Rheum 24:1345–1355

82. Smith RL, Donlon BS, Gupta MK, Mohtai M, Das P, Carter DR, Cooke J, Gibbons G, Hutchinson N, Schurman DJ (1995) Effects of fluid-induced shear on articular chondrocyte morphology and metabolism in vitro. J Orthop Res 13:824–831
83. Smith RL, Rusk SF, Ellison BE, Wessels P, Tsuchiya K and Carter DR (1996) In vitro stimulation of articular chondrocyte mRNA and extracellular matrix synthesis by hydrostatic pressure. J Orthop Res 14:53–60
84. Steinmeyer J, Ackermann B (1999) The effect of continiously applied cyclic loading on the fibronectin metabolism of articular cartilage explants. Res Exp Med 198:247–260
85. Steinmeyer J, Knue S (1997) The proteoglycan metabolism of mature bovine articular cartilage explants superimposed to continously applied cyclic mechanical loading. Biochem Biophys Res Commun 240:216–221
86. Takahashi K, Kubo T, Kobayashi K, Imanishi J, Takigawa M, Arai Y, Hirasawa Y (1997) Hydrostatic pressure influences mRNA expression of transforming growth factor-beta 1 and heat shock protein 70 in chondrocyte-like cell line. J Orthop Res 15:150–158
87. Thompson RC Jr, Oegema TR Jr, Lewis JL, Wallace LJ (1993) Osteoarthrotic changes after acute transarticular load. An animal model. J Bone Joint Surg [Am] 73:990–1001
88. Torzilli PA, Grigiene R, Borelli J, Helfet DL (1999) Effect of impact load on articular cartilage: cell metabolism and vitality, and matrix water content. J Biomech Eng 121:433–441
89. Urban JP, Hall AC, Gehl KA (1993) Regulation of matrix synthesis rates by the ionic and osmotic environment of articular chondrocytes. J Cell Physiol 154:262–270
90. Valhmu WB, Raia FJ (2002) myo-Inositol 1,4,5-trisphosphate and Ca^{2+}/calmodulin-dependent factors mediate transduction of compression-induced signals in bovine articular chondrocytes. Biochem J 361:689–696
91. Verzijl N, DeGroot J, Ben ZC, Brau-Benjamin O, Maroudas A, Bank RA, Mizrahi J, Schalkwijk CG, Thorpe SR, Baynes JW, Bijlsma JW, Lafeber FP, TeKoppele JM (2002) Crosslinking by advanced glycation end products increases the stiffness of the collagen network in human articular cartilage: a possible mechanism through which age is a risk factor for osteoarthritis. Arthritis Rheum 46(1):114–123
92. Williamson AK, Chen AC, Sah RL (2001) Compressive properties and function-composition relationships of developing bovine articular cartilage. J Orthop Res 19:1113–1121
93. Wright MO, Stockwell RA, Nuki G (1992) Response of plasma membrane to applied hydrostatic pressure in chondrocytes and fibroblasts. Connect Tissue Res 28:49–70
94. Wright M, Jobanputra P, Bavington C, Salter DM, Nuki G (1996) Effects of intermittent pressure-induced strain on the electrophysiology of cultured human chondrocytes: evidence for the presence of stretch-activated membrane ion channels. Clin Sci (Colch) 90:61–71
95. Wright MO, Nishida K, Bavington C, Godolphin JL, Dunne E, Walmsley S, Jobanputra P, Nuki G, Salter DM (1997) Hyperpolarisation of cultured human chondrocytes following cyclical pressure-induced strain: evidence of a role for alpha 5 beta 1 integrin as a chondrocyte mechanoreceptor. J Orthop Res 15:742–747
96. Wu Z, Wong K, Glogauer M, Ellen RP, McCulloch CA (1999) Regulation of stretch-activated intracellular calcium transients by actin filaments. Biochem Biophys Res Commun 261:419–425
97. Zhu W, Mow VC, Koob TJ, Eyre DR (1993) Viscoelastic shear properties of articular cartilage and the effects of glucosidase treatments. J Orthop Res 11:771–781

3 Die Matrixrezeptoren des Knorpels

J. A. Mollenhauer

Knorpelzellen sind in einer einzigartigen Lage. Anders als praktisch in allen übrigen Geweben des Körpers haben Knorpelzellen keinen direkten Kontakt zueinander. Sie schwimmen gewissermaßen in einem Matrixmeer, das eine makroskopische statistische Zusammensetzung aus einzelnen Matrixkomponenten ausweist, die aber inhomogen verteilt vorliegen und wahrscheinlich auch nur zum Teil direkt mit der Einzelzelle in Kontakt kommen. Daher wird die Information zum Stoffwechselgleichgewicht (Homöostase) und zur adaptiven Veränderung der Matrixstruktur einigen Schlüsselfaktoren zukommen, für die die Knorpelzelle Kennungsstrukturen, d. h. Rezeptoren besitzt. In diesem Fall kann die Information prinzipiell in drei Formen verfügbar sein:
- Erkennung spezifischer Komponenten, wie zum Beispiel Kollagen-Typ II oder Aggrekan oder Hyaluronsäure;
- Erkennung von Mengen spezifischer Komponenten über die Zahl verfügbarer Rezeptoren oder die Bindungskonstanten;
- Erkennung von Druck- oder Zugkräften durch Molekülkomplexe wie fokale Kontaktstellen und Verbiegung des Zytoskeletts oder Deformation von Ionenkanälen.

Wahrscheinlich besitzt eine Knorpelzelle mehrere, wenn nicht alle dieser Möglichkeiten gleichzeitig. Im folgenden Beitrag soll dies an den Fallbeispielen CD 44, Integrine und Annexin V illustriert werden. Diese Liste ist weder vollständig noch repräsentativ, aber sie beleuchtet die Funktion dieser Rezeptoren als Kontrollinstanzen des Knorpelstoffwechsels recht deutlich.

Der Hyaluronanrezeptor CD 44

Hyaluronsäure oder besser Hyaluronan ist ein Reizwort der Orthopädie, da es in Deutschland ein Synonym für fragwürdige Pharmakologie, optimistischen Pragmatismus und schnelles Geld ist. In der Biochemie der Knorpels ist es jedoch mit einem sehr fortgeschrittenen Wissen zur Biologie des Gewebes verknüpft. Das liegt unter anderem daran, dass es im Grunde genommen das einzige Molekül des Knorpels ist, für das eine sehr exakte Beschreibung der Rezeptorstruktur und -funktion, des CD 44, existiert [7].

Die Bezeichnung CD 44 leitet sich von der immunologischen Klassifizierung als Oberflächenantigen von lymphozytären Zellen ab [25]. Dies impliziert auch schon, dass CD 44 kein knorpelspezifisches Protein ist. Es übernimmt aber durch die schiere Dominanz von Hyaluronan im Knorpel als eine dessen Hauptkomponenten eine Schlüsselfunktion [8]. Allerdings liegt CD 44 in einer Isoform vor, die knorpeltypisch ist und durch alternatives Splicing der mRNA entsteht [5, 23]. Das Splicing findet ausschließlich in der extrazellulären Domäne statt, die zwischen der Bindungsstelle für Hyaluronan und der Plasmamembran liegt, sodass es unterschiedlich lange extrazelluläre Extensionen von CD 44 gibt. Intrazellulär besitzt CD 44 eine indirekt über aktinassoziierte Proteine aktinbindende Domäne, die an der Signalgebung an den Zellkern durch das Zytoskelet beteiligt ist [10, 20]. Die Signalgebung integriert verschiedene Proteinphosphorylierungsreaktionen. Durch „site-directed mutagenensis" konnte gezeigt werden, dass es nicht nur eine Signalgebung von außen nach innen, sondern auch von innen nach außen gibt [17]. Das heißt, wenn die Bindung an das Zytoskelett irreversibel gestört ist, so wird dieses CD-44-Molekül auch nicht mehr oder nur sehr eingeschränkt Hyaluronan binden können. Die kleinste Grundeinheit, die CD 44 braucht, um Hyaluronan zu binden, besteht auch sechs Untereinheiten des Uronsäurepolymers, sodass anzunehmen ist, dass ein Hyaluronatmolekül mehrere CD 44 besetzen kann. Auf diese Weise kann Hyaluronat Zellen miteinander verbinden, was offensichtlich eine der strukturellen Grundlagen für die Kondensation von Mesenchym bei der frühembryonalen Knorpeldifferenzierung darstellt [13]. Andererseits kann eine Mischung aus Hyaluronanfragmenten die Bindung von hochpolymerem Hyaluronan an die Zelle unterbinden [6]. Das führt zu einem Verlust von perizellulärer Hyaluronan und damit zur nachhaltigen Zerstörung der perizellulären Matrix. Schlussendlich mündet dieser Vorgang in eine katabole Aktivierung der Knorpelzelle [9].

Integrine und fokale Kontaktstellen: Biomechanik und Signalgebung

Integrine stellen eine große und strukturell weitverzweigte Familie von Zelloberflächenproteinen dar, deren Funktion sowohl Zell-Zell als auch Zell-Matrix Interaktionen beinhalten. Die mittlerweile weithin bekannte Grundstruktur wird durch eine Alpha- und eine Beta-Einheit gebildet. Da es ungefähr ein Dutzend Alphakettenvarianten und ein halbes Dutzend Betakettentypen gibt, die sehr weitgehend miteinander zu Zweierpaaren kombiniert vorkommen, besteht eine Vielfalt von Strukturmöglichkeiten, die offensichtlich auch in eine entsprechende Vielfalt von Rezeptorspezifitäten an der Zelloberfläche umgesetzt werden [3]. Knorpel hat davon bekanntermaßen mindestens sechs Alpha- (α1, 2, 3, 6, 10, V) und drei Betakettenkombinationen (β1, 2, 3) zur Verfügung. Als Bindungspartner in der extrazellulären Matrix gelten unter anderen Kollagen-Typ II und VI, COMP, Fibronektin, CMP, und zwar zum Teil als intaktes oder auch als denaturiertes Protein [24]. Auffällig ist die Clusterung von Integrinen in den fokalen Kontaktstellen, die auch von Knorpelzellen ausgebildet werden. Die fokalen Kontaktstellen sind durch eine extrazelluläre Bündelung von Matrixkomponenten und eine intrazelluläre Bündelung von Zytoskelettelementen an Integrinen charakterisiert. Die Wichtigkeit dieser Komplexe lässt sich daran ablesen, dass sehr viele genetische Defekte in K.o.-Mäusen zu einem nicht lebensfähigen Phänotyp führen [22]. Während die solchermaßen vermittelte Interaktion zwischen extra- und intrazellulärer Matrix eine biomechanische Verankerungsfunktion suggeriert, deuten Experimente mit fragmentierten Matrixproteinen wie Fibronektinfragmenten oder Kollagenfragmenten darauf hin, dass, ähnlich wie bei der Besetzung von CD 44 mit Hyaluronanfragmenten, eine Störung dieser Interaktionen eine katabole Aktivierung von Knorpelzellen auslöst [27].

Darüber hinaus kann man in vitro auch beobachten, wie sich bei der Isolierung der Knorpelzellen aus dem Matrixverbund innerhalb von Stunden das Expressionsmuster und die Expressionsmengen von Integrinen deutlich verschieben [18]. Es scheint, als ob die Zellen die fehlende Matrix durch die Bereitstellung zusätzlicher Integrinelemente zu kompensieren versuchen. Auch dies lässt auf einen direkten Regelkreis zwischen Rezeptorbesetzung und Rezeptorantwort schließen.

Annexin V

Die ersten beiden Typen von Rezeptoren waren dadurch charakterisiert, dass sie Transmembranproteine mit extra- und intrazellulären Bindungsstellen besitzen und ihre Signale durch Konformationsänderungen von außen nach innen und umgekehrt bewerkstelligen. Annexin V ist jedoch kein klassisches Transmembranprotein, sondern funktioniert als niedrigselektiver Kalziumkanal [19]. Annexin V kommt auf Knorpelzellen in sehr großer Menge vor, sodass auch der relativ ineffiziente Kanal kumulativ recht große Ionenflüsse zulässt [18]. Dieser Kanal ist durch Kollagen, vor allem Kollagen-Typ II, aktivierbar. So könnte es während des Besatzes von Annexin V zu einem verstärkten Kalziumeinfluss in die Zelle kommen. Dieser Einstrom wird wahrscheinlich elektrochemisch durch einen auswärts gerichteten sog. Kaliumrektifier kompensiert, dessen Aktivität an Knorpelzellen sehr gut zu messen ist [26]. Die beobachtbare Konsequenz des erhöhten Kalziumeinstroms ist eine Reduktion der Kollagenneusynthese. Umgekehrt lässt sich die Kollagensynthese wieder reaktivieren, wenn die Annexin-V-Pore mit einem Benzodiazepinanalog (BDA 452 oder K201) verstopft wird [14], sodass dieser Regelkreis inzwischen recht gut belegt ist, auch wenn bisher keine molekularbiologischen Daten mit Annexin-V-Mutanten oder K.o.-Mäusen dazu vorliegen. Die Bindungstelle im Kollagenmolekül liegt sehr wahrscheinlich auf der aminoterminalen Endsequenz, die eine charakteristische Haarnadelform hat und über β-Faltblattkonformationen stabilisiert ist, also absolut nicht die ansonsten für den Hauptteil des Kollagens typische Tripelhelixstruktur aufweist. Setzt man diese Sequenz in vitro ein, um die Bindung von intaktem Kollagen an das Annexin zu stören, so kommt es in ähnlicher Weise wie bei Integrinen und CD 44 zu einer katabolen Stimulation der Knorpelzellen [4].

Matrixfragmente als Initiatoren oder Stimulatoren der Osteoarthrose?

Die inzwischen mehrfach erwähnte Eigenschaft ansonsten biochemisch völlig verschiedener Fragmente von Matrixkomponenten, Knorpelzellen katabol zu aktivieren, hat zu der Hypothese geführt, das Matrixfragmente an der Entstehung der Arthrose maßgeblich beteiligt sind. Dass es so sein könnte, dafür gibt es mehrere Indizien. Arthrotischer Knorpel ist voll von solchen Fragmenten. So sind zum Beispiel bis zu 20% des Kollagens gespalten, das bedeutet Konzentrationen von bis zu 40 mg pro Gramm Nassgewicht [1]. Fibronektin und COMP liegen ebenfalls fragmentiert vor, und zwar in Fragmenten, die die Bindungsstellen an Integrine von denen an die Matrix voneinander isolieren [2, 11, 12, 15, 16, 21]. Hyaluronan ist bekanntermaßen ebenfalls im Molekulargewicht signifikant reduziert. Diese Fragmente entstehen durch eine konzertierte Aktion einer ganzen Reihe von katabolen Enzymen, allen voran Metalloproteasen. Bei Hyaluronan kommen neben Hyaluronidase auch noch Radikalbildner in Frage, die die Polyuronsäure durch oxidative Spaltung verkleinern.

Jedes dieser Fragmente scheint eigenartigerweise dieselben Zellfunktionen zu blockieren bzw. zu initiieren: Neusynthese von Matrix bzw. Aktivierung kataboler Enzyme. Als letzteres wurde bisher die Metalloprotease MMP-3 (Stromelysin) beschrieben [27], aber es scheinen auch andere Proteasen (MMP-2, MMP-9) aktiviert zu werden, wobei die Aktivierung alle Stufen umfasst, von der Induktion der Transkription und Translation bis zur Aktivierung von Proenzym im Extrazellularraum durch andere Proteasen [9; eigene Befunde]. Weshalb die Fragmente bei Besatz der Rezeptoren wirkungsvollere Signalgeber als die intakten Matrixproteine sind, ist bisher unklar, aber unterschiedliche Bindungskonstanten an den Rezeptoren könnten genauso eine Ursache sein wie die durch die fehlende Molekülgröße ausgelöste Dissoziation der fokalen Kontaktstellen oder die mechanische Entkopplung der Rezeptoren vom intakten Matrixnetzwerk.

Der Teufelskreis von Matrixfragmentproduktion und Induktion neuer Proteasen kann in vitro die Totalerosion von Knorpel bewirken, und es steht zu erwarten, dass dasselbe in vivo geschehen kann. Diese Einsicht erfordert ein teilweises Umdenken bezüglich der Prävention und Progressionshemmung der Arthrose. Entzündungen mögen als Episoden heftigster kataboler Aktivität in einem Gelenk dramatische Höhepunkte der Arthroseentwicklung sein, aber die schleichende dauerhafte Wirkung der Fragmente als Antimetaboliten könnte für die Progression der Krankheit viel bestimmender sein.

Der Ausgangspunkt der Fragmentakkumulation kann vielfältig sein. Zunächst einmal ist davon auszugehen, dass in Zuge des normalen Grundumsatzes und der Gewebserneuerung eine gewisse Fragmentmenge pro Zeiteinheit immer entsteht, aber durch Diffusion abtransportiert wird. Eine Hemmung des Abtransportes, etwa durch längere Phasen von fehlender Belastung (Krankheit mit Bettlägerigkeit) und damit fehlendem Pumpen des Gelenkes mag bereits kritische Mengen an Fragmenten ansammeln lassen. Geringfügige Traumen mit nachfolgender Störung des Bewegungsablaufes stellen eine weitere Quelle dar, ebenso wie Stoffwechselprobleme (Diabetes). Somit gibt es eine sicherlich verlängerbare Liste von Zuständen, bei denen ohne besondere Aktivierung der klassischen Entzündungskaskaden solche Antimetaboliten akkumuliert werden könnten.

Akzeptiert man einmal diese Vorstellungen als mögliches Szenario der Arthroseentstehung und -progression, so wird schlagartig klar, dass die pharmazeutische Forschung hier ein weites Feld bisher unbeackert gelassen hat. Ergebnisse wie die der Pilotexperimente mit den Benzodiazepinanalogen machen das Potenzial solcher Forschungsrichtungen aber eindeutig klar.

Literatur

1. Billinghurst RC, Dahlberg L, Ionescu M, Reiner A, Bourne R, Rorabeck C, Mitchell P, Hambor J, Diekmann O, Tschesche H, Chen J, van Wart H, Poole AR (1997) Enhanced cleavage of type II collagen by collagenases in osteoarthritic articular cartilage. J Clin Invest 99:1534–1545
2. Homandberg GA, Hui F (1994) High concentrations of fibronectin fragments cause short-term catabolic effects in cartilage tissue while lower concentrations cause continuous anabolic effects. Arch. Biochem. Biophys 311:213–218
3. Ivaska J, Heino J (2000) Adhesion receptors and cell invasion: mechanisms of integrin-guided degradation of extracellular matrix. Cell Mol Life Sci 57:16–24
4. Jennings LA, Cole AA, Kuettner KE, Mollenhauer JM (2003) In vitro activation of matrix metalloproteinase-3 (MMP-3) by defined collagen frgaments in human articular cartilage. Orthop Res Trans, p 28
5. Jiang H, Peterson RS, Wank W, Bartnik E, Knudson CB, Knudson W (2002) A requirement for the CD44 cytoplasmic domains for hyaluronan binding, pericellular matrix assembly, and receptor-mediated endocytosis in COS-7 cells. J Biol Chem 277:10531–10538
6. Knudson CB (1993) Hyaluronan receptor-directed assembly of chondrocyte pericellular matrix. J Cell Biol 120:825–834
7. Knudson W, Loeser R (2002) CD44 and integrin matrix receptors participate in cartilage homeostasis. Cell Mol Life Sci 59:36–44
8. Knudson W, Aguiar DJ, Hua Q, Knudson CB (1996) CD44-anchored hyaluronan-rich pericellular matrices: An ultrastructural and biochemical analysis. Exp Cell Res 228:216–228

9. Knudson W, Casey B, Nishida Y, Eger W, Kuettner KE, Knudson CB (2000) Hyaluronan oligosaccharides perturb cartilage matrix homeostasis and induce chondrogenic chondrolysis. Arthritis Rheum 43:1165–1174
10. Lokeshwar VB, Fregien N, Bourguignon LYW (1994) Ankyrin-binding domain of CD44(GP85) is required for the expression of hyaluronic acid-mediated adhesion function. J Cell Biol 126:1099–1109
11. Lopez-Armada MJ, Gonzalez E, Gomez-Guerrero C, Egido J (1997) The 80-kD fibronectin fragment increases the production of fibronectin and tumour necrosis factor-alpha (TNF-alpha) in cultured mesangial cells. Clin Exp Immunol 107:398–403
12. Mackay AR, Gomez DE, Nason AM, Thorgeirsson UP (1994) Studies on the effects of laminin, E-8 fragment of laminin and synthetic laminin peptides PA22-2 and YIGSR on matrix metalloproteinases and tissue inhibitor of metalloproteinase expression. Lab Invest 70:800–806
13. Maleski MP, Knudson CB (1996) Matrix accumulation and retention in embryonic cartilage and in vitro chondrogenesis. Connect Tis Res 34:75–86
14. Mollenhauer J, Madsen L, Hutchins JT, Pfohl JL, Worley III JA, Thompson SA (2001) The benzodiazepine BDA 452 regulates protein synthesis and matrix degradation in chondrocytes challenged with IL-1 or collagen fragments. Orthop Res Trans 26:154
15. Paniccia R, Riccioni T, Zani BM, Zigrino P, Scotlandi K, Teti A (1995) Calcitonin down-regulates immediate cell signals induced in human osteoclast-like cells by the bone sialoprotein-IIA fragment through a postintegrin receptor mechanism. Endocrinology 136:1177–1186
16. Penc SF, Blumenstock FA, Kaplan JE (1998) A 70-kDa amino-terminal fibronectin fragment supports gelatin binding to macrophages and decreases gelatinase activity. J Leukoc Biol 64:351–357
17. Pure E, Camp RL, Peritt D, Panettieri RA, Lazaar AL, Nayak S (1995) Defective phosporylation and hyaluronate binding of CD44 with point mutations in the cytoplasmic domain. J Exp Med 181:55–62
18. Reid DL, Aydelotte MB, Mollenhauer J (2000) Integrins compared with anchorin CII: Distribution, repopulation and functional analysis in cultured bovine chondrocytes from superficial and deep layers of articular cartilage. J Orthop Res 18:364–373
19. Rojas E, Pollard HP, Haigler HT, Parra C, Burns AL (1990) Calcium-activated endonexin II forms calcium channels across acidic phospholipid bilayer membranes. J Biol Chem 265:21207–21215
20. Rudzki Z, Jothy S (1997) CD44 and the adhesion of neoplastic cells. Mol Pathol 50:57–71
21. Schönherr E, Broszat M, Brandan E, Bruckner P, Kresse H (1998) Decorin core protein fragment Leu155-Val260 interacts with TGF-beta but does not compete for decorin binding to type I collagen. Arch Biochem Biophys 355:241–248
22. Shepard D (2000) In vivo function of integrins: lessons from null mutations in mice. Matrix Biol 19:203–209
23. Sneath RJ, Manham DC (1998) The normal structure and function of CD44 and its role in neoplasia. Mol Pathol 51:191–200
24. Tavella S, Bellese G, Castagnola P, Martin I, Piccini D, Doliana R, Colombatti A, Cancedda R, Tacchetti C (1997) Regulated expression of fibronectin, laminin and related integrin receptors during the early chondrocyte differentiation. J Cell Sci 110:2261–2270
25. Underhill CB (1992) CD44: The hyaluronan receptor. J Cell Sci 103:293–298
26. Walsh KB, Cannon SD, Wuthier RE (1992) Characterization of a delayed rectifier potassium current in chicken growth plate cartilage. Am J Physiol 262:C1335–1340
27. Xie DL, Hui F, Meyers R, Homandberg GA (1994) Cartilage chondrolysis by fibronectin fragments is associated with release of several proteinases: stromelysin plays a major role in chondrolysis. Arch Biochem Biophys 311:205–212

4 Microarrays zur Untersuchung der Genexpression

Array-Analysen in der Arthroseforschung

F. FINGER, T. AIGNER

Das Humane Genomprojekt hat Sequenzen für über 30 000 Gene geliefert. Neben dem Abschluss der Sequenzierung und Identifizierung der einzelnen Gene des menschlichen Erbgutes steht jetzt das Aufdecken der Regulation und Funktion der einzelnen Gene im Vordergrund. Micoarrays erlauben hierbei eine gleichzeitige Analyse der Messenger-RNA-Expression von derzeit bis zu 40 000 Gen-Sequenzen.

Das Verhalten von Zellen und Geweben nach Stimulation oder in Krankheitsprozessen ist bis heute oft nur ansatzweise verstanden, weil die beteiligten Gene bis jetzt noch nicht identifiziert und charakterisiert sind. Hier liegt eine Stärke des Einsatzes der Array-Technologie.

Hauptsächlich wurde bisher die Microarray-Technologie zur Analyse von Zellinien und Tumorproben eingesetzt, da es sich hier um homogene Zellpopulationen handelt. Eines der großen Probleme, das sich beim Vergleich von erkranktem und gesundem Körpergewebe mittels Verwendung der Arraytechnology ergibt, ist die Tatsache, dass man es meist mit dem Auftreten einer Mischung aus verschiedenen Zellpopulationen wie zum Beispiel Entzündungs-, Stroma- oder Gefäßzellen zu tun hat. Da es sich hier um heterogene Zellpopulationen handelt, ist eine klare Zuordnung der gemessenen Expressionssignale zu dem Zelltyp, der im Mittelpunkt des Interesses steht, nicht oder nur begrenzt möglich.

Im Vergleich hierzu haben bestimmte Gewebe wie z. B. der menschliche Gelenkknorpel den großen Vorteil, dass hier nur eine einzige Zellpopulation vorliegt, nämlich die Knorpelzelle. Dies gilt sowohl für den normalen als auch für den arthrotisch veränderten Knorpel. Die hier mittels der Array-Technologie gemessenen Expressionswerte der einzelnen Gene können also ausschließlich auf die interessierenden Chondrozyten zurückgeführt werden und werden nicht durch Expressionssignale, die von anderen Zellen stammen, verfälscht. Damit bietet die Microarray-Technologie für die Analyse der Expressionsmuster von Genen in krankem und gesundem Knorpel eine exzellente Möglichkeit der Identifizierung von Genen oder Gengruppen, die im Krankheitsprozess reguliert werden und somit in der Pathogenese der Osteoarthrose eine wichtige Rolle spielen können.

Methoden der Bestimmung der mRNA-Expressionsintensitäten von Genen

Klassische Methoden der Bestimmung der Menge an transkribierter mRNA sind zum einen die „Reverse Transkriptions PCR" (RT-PCR), der „Ribonuclease Protection Assay", der „Northern Blot" und zum anderen die In-situ-Hybridisierung.

Bei der RT-PCR wird nach reverser Transkription (RT) der aus dem Gewebe oder Zellen isolierten RNA die entstehende cDNA mittels der Polymerasekettenreaktion (PCR) amplifiziert und durch Auftrennnug der DNA-Amplifikate in der Gelelektrophorese sichtbar gemacht. Der große Vorteil der PCR-Technologie besteht in der nur geringen Menge der Ausgangs-RNA, die für die Analyse benötigt wird (hohe Sensitivität). Verschiedene Methoden der quantifizierenden PCR lassen zudem eine sehr genaue Bestimmung der Expressionsstärke eines Gens zu.

Eine andere bekannte Methode der RNA-Expressions-Analyse ist der Northern-Blot. Dabei wird unter Verwendung eines denaturierenden Agarose-Gels die isolierte RNA nach der Größe der RNA-Moleküle (Länge der RNA) aufgetrennt, auf eine Nylonmembran transferiert und dort durch z.B. radioaktiv markierte Sonden sichtbar gemacht. Durch die parallele Analyse der Expression eines „Haushalts"-Gens wie z.B. GAPDH kann durch einen Vergleich der Bandenintensitäten eine semiquantitative Aussage über die Expression von bestimmten Genen erbracht werden. Der Nachteil des Northern-Blots liegt u.a. in dem relativ hohen Bedarf an Ausgangs-RNA.

Eine sensitive, jedoch methodisch anspruchsvolle Technologie stellt der „Ribonuclease Protection Assay" dar, der ebenfalls eine quantitative Abschätzung der Genexpression erlaubt.

Bei der „in situ Hybridisierung" wird an Gewebsschnitten durch Verwendung von z.B. radioaktiv markierten Sonden eine örtliche Zuordnung der mRNA-Expression zu bestimmten Zellpopulationen im Gewebsverband (Schnittpräparat) möglich. Die In-situ-Hybridisierung ist von allen vorgestellten Methoden die mit Abstand am wenigsten sensitive Methode und als qualititativ und nur sehr eingeschränkt als quantitativ zu betrachten.

Alle bisher diskutierten methodischen Ansätze teilen trotz ihren weiter bestehenden jeweiligen Vorteilen (Sensitivität, örtliche Zuordnung, Quantifizierbarkeit) alle gemeinsam den gravierenden Nachteil, dass mit ihnen gleichzeitig nur einzelne oder wenige Gene analysiert werden können. Vor allem diese technische Grenze überwunden zu haben, ist das entscheidende Verdienst und der große Vorteil der Microarray-Technologie, die es erlaubt, hunderte, tausende und seit kurzem zehntausende von Genen gleichzeitig und vergleichend zu analysieren.

Microarray-Technologie

Mit Hilfe der Microarray-Technologie können grundsätzlich verschiedene Arten von informationstragenden Molekülgruppen nachgewiesen werden: RNA, DNA sowie seit neuesten auch Proteine. In erster Linie hat sich jedoch die Bestimmung der mRNA-Expression mittels Microarrays durchgesetzt.

Microarrays oder so genannte DNA-„Chips" erlauben die gleichzeitige Messung einer relativen Anzahl von mRNA-Kopien im Hochdurchsatz. Technisch stellen die Arrays Oberflächen dar (meist Glas, Plastik oder Nylonmembranen), auf denen Oligonukleotide oder cDNA-Fragmente, welche bekannte Sequenzen der interessierenden Gene repräsentieren, an bekannten Stellen (sog. „Spots") fixiert sind. Häufig wurden als Sonden cDNA-Fragmente verwendet, die für die jeweiligen Gene gerade verfügbar waren. Als Nachteil muss hier die Variabilität der Hybridisierungseigenschaften der Sonden, sowie eine häufig gegebene Gefahr der Kreuzhybridisierung genannt werden. Dies galt und gilt insbesondere für cDNA-Arrays, deren „gespottete" cDNA-Fragmente unspezifisch aus z.B. Image-Klonen übernommen wurden. Deutlich spezifischere Ergebnisse sind von längenadaptierten und auf mögliche Kreuzhybridisierung überprüften, eigens synthetisierten cDNA-Sonden zu erwarten. Dies gilt insbesondere, wenn zusätzlich genspezifische Primer für die „Reverse Transkription" und damit für die Markierung der Proben eingesetzt werden. Vielversprechend sind auch auf Oligonukleotiden basierende Arrays, da Oligonukleotide sehr flexibel und damit adaptiert ausgewählt werden können. Ein wichtiges Problem der Oligo-Arrays stellt jedoch die Sensitivität dar, in der sie den konventionellen cDNA-Arrays im Moment noch unterlegen sind. Hier wird die Verwendung längerer Oligonukleotide (50–80 bp) bzw. die Verwendung multipler Oligonukleotide pro Gen möglicherweise Abhilfe schaffen. Letztere Option wird insbesondere in der Affimetrix-Array-Technologie verwendet: Hier wird mittels multipler Oligonukleotide ein erheblicher Teil der genspezifischen mRNA-Sequenz abgebildet. Zur Spezifitätskontrolle werden sog. „Mismatch Oligonucleotide" eingesetzt, welche sich nur minimal von den eigentlichen Sequenzen unterscheiden und damit sensitiv Kreuzhybridisierungen anzeigen können.

Unabhängig von der eingesetzten Array-Art werden die zu untersuchenden RNA-Proben vor dem eigentlichen Hybridisierungsexperiment durch radioaktive Markierung oder eine Fluoreszenzmarkierung aufbereitet, so dass sie im Hybridisierungsfall nachweisbar werden. Dann wird die markierte Probe auf die Oberfläche des Arrays gebracht und inkubiert. Nach dem Waschen kann die Anzahl der hybridisierten Moleküle am Spot gemessen werden. Dies geschieht entweder mit Hilfe einer Autoradiographie oder besser mittels eines Phosphor- oder Fluoreszenzimagers, der ein Abbild der vom Arrays (bzw. der hybridisierten Probe) emitierten Strahlung erstellt (Abb. 1). Durch die Verwendung von speziell auf den Array abgestimmter Software ist eine quantitative Bestimmung der für die einzelnen Gene spezifischen Spotintensitäten möglich.

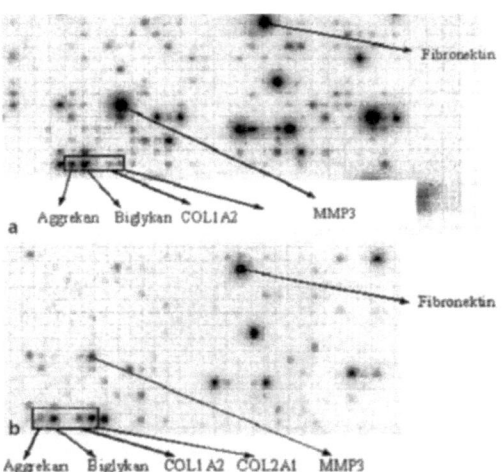

Abb. 1. Microarray-Analyse der mRNA-Expression in normalem und arthrotischem Knorpelgewebe und RNA wurde aus normalem- (**a**) und spätarthrotisch verändertem (**b**) humanen Kniegelenkknorpel isoliert und auf „Atlas Human Cancer 1.2 cDNA-Arrays" von Clontech hybridisiert (einige der auffallenden Spots sind markiert und beschriftet)

Einsatz bioinformatischer Methoden

Die Genauigkeit einer Messung kann durch zwei Größen ausgedrückt werden: Die Präzision und die Genauigkeit. Wie bei allen anderen Technologien, die zur Analyse der mRNA-Expression dienen, ist die Präzision und die Genauigkeit die Hauptherausforderung bei auf der Microarray-Technologie aufbauenden Messungen.

Die Präzision der Messung kann durch eine Vielzahl von Möglichkeiten verbessert werden. Zunächst ist die Verwendung qualitativ hochwertiger Arrays von entscheidender Bedeutung. Wichtig ist eine präzise Bildanalyse im Sinne von Identifizierung und Quantifizierung der jeweiligen Spots sowie die Bestimmung und Einbeziehung von Hintergrundsignalen. Hierbei ist festzuhalten, dass je geringer die Signalintensitäten für ein bestimmtes Gen sind, desto höher sind die jeweiligen technischen Varianzen (Abb. 2). Unabhängige Mehrfachmessungen sind sowohl zur Erhöhung als auch zur Bestimmung der anzunehmenden Zuverlässlichkeit (Reliabilität) einer Messung unerlässlich.

Genauigkeit und Aussagekraft und letztendlich die Frage der biologischen Relevanz sind im Falle der mRNA-Expressionsmessung immer eng mit der Frage der Interpretation der Daten verbunden: Wie kann die Signalintensität, die bei Arrays oder von Northern-Blot-Experimenten oder auch quantitativer PCR gewonnen werden mit der Stärke der mRNA-Ex-

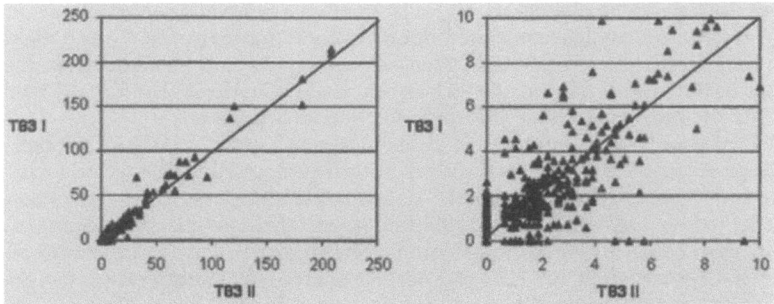

Abb. 2. Scatter-Blot-Darstellung eines Validierungsexperiments, bei dem RNA aus einer Gewebeprobe getrennt isoliert und mittels Microarrays analysiert wurde: Die Werte sind im Vergleich zueinander aufgetragen. Es zeigt sich eine große technische Varianz der Expressionswerte, die kleiner als 10 sind (maximaler Wert auf dem Array – nicht dargestellt – 1500)

pression der Zelle in Verbindung gebracht werden? Diese grundlegende Problematik stellt sich für alle Technologien, die mRNA-Expression messen wollen. Das Verhältnis von gemessener Intensität zum Spiegel der mRNA in der Zelle ist potenziell von vielen systematischen und zufälligen Fehlern abhängig. Unvermeidbare Fehlerquellen sind z. B. die variierende Effizienz der RNA-Isolation sowie der „Reversen Transkription". Einige von diesen Fehlern betreffen einzelnen Gene, während andere zu einer verschiedenen Skalierung der einzelnen Arrays führen. Ein typischer Fehler der ersten Art sind mehr oder wenig effizient hybridisierende Gen-Sonden resultierend in mehr oder weniger starken Signalen bei gleicher mRNA als Ausgangsmenge. Fehler zweiter Art sind v.a. Unterschiede in der Probenmarkierung sowie in der Effizienz der RNA-Isolation.

Es ist offensichtlich, dass es sehr wichtig ist, diese Arten von Fehlern zu kontrollieren, da man sonst falsche Schlussfolgerungen über die Regulation von Genen in verschiedenen zellulären Bedingungen ziehen würde. Viele der diskutierten Variablen könnten möglicherweise durch das Verwenden von internen Standards kontrollierbar werden [1]. Diese stehen zur Zeit jedoch noch nicht in geeigneter Weise im Labor zur Verfügung und eine gleichzeitige Kontrolle aller Fehlervariablen wird auch auf Dauer letztendlich nicht zu verwirklichen sein.

Normalisierung von Genexpressionsdaten

Unter Normalisierung von mRNA-Experimenten wird die Standardisierung der Nennwerte in Bezug auf (als konstant in Zellen vermutete) Vergleichsgrößen verstanden. Die Normalisierung soll die Vergleichbarkeit der Genexpressionswerte sowie deren biologische Aussagekraft gewährleisten. In der Tat sind Normalisierungsmethoden, die auf biologischen Grundlagen beruhen, die für die erhobenen Daten relevant sind, eine Standardprozedur in der mRNA-Bestimmung. Es existieren praktisch drei Ansätze, die zur Zeit für die Normalisierung allgemein verwendet werden:

Der „Gesamt-RNA-Ansatz", der „Haushaltsgen-Ansatz" und der „Globalisierungs-Ansatz". Jeder Ansatz basiert auf einer Annahme über eine anzunehmende biologische Situation in den analysierten Zellen. Im einzelnen wird in jedem Fall von einer Population von RNA-Molekülen ausgegangen, die in den Zellen in einem konstanten Spiegel vorhanden ist. Deshalb soll diese RNA-Population als ein interner Standard zur Kalibrierung der gemessenen Signale verwendet werden.

Der „Gesamt-RNA-Ansatz" basiert auf der Annahme, dass zu jedem Zeitpunkt eine Zelle die selbe Menge an Gesamt-RNA in sich trägt. Dies bezieht sich im Prinzip auf die „Ribosomale RNA" (rRNA), da mehr als 90% der Gesamt-RNA als 18S und 28S vorliegen, von der angenommen wird, dass sie in konstanter Menge exprimiert wird selbst wenn die Menge an mRNA Schwankungen unterworfen ist. Es ist jedoch fehlerhaft anzunehmen, dass der RNA-Spiegel in den Zellen konstant ist. Aus Isolationen von RNA von verschiedenen Geweben und Zellen, die unter verschiedenen Bedingungen kultiviert wurden, können unterschiedliche Mengen an Gesamt-RNA isoliert werden [2]. Bei einer Anzahl von 109 Zellen kann man mit Mengen an Gesamt-RNA zwischen weniger als 2 mg RNA bis zu 100 mg rechnen.

Der zumeist verwendete „Haushaltsgen-Ansatz" nimmt an, dass Haushaltsgene wie z.B. GAPDH oder β-Actin (und andere kürzlich vorgeschlagene Gene) nicht oder nur irrelevant schwach in den Zellen reguliert sind. Es wird jedoch immer mehr klar, dass diese Annahme so nicht haltbar ist, wenngleich die Regulation von Haushaltsgenen im Vergleich zu anderen Genen als relativ schwach anzusehen ist [2–4]. Für definierte Zellen, die nur geringen Alterationen ihres zellulären Phenotyps unterliegen, scheint dies dennoch eine brauchbare Methode zu sein (vor allem für Techniken, die keine simultane Bestimmung des Expressionslevels für eine große Anzahl von verschiedenen Genen erlauben: qPCR, Northern-Blotting, „Ribonuclease Protection Assay"). Allgemein, jedoch insbesondere, wenn man an geringen Veränderungen der Genexpression interessiert ist (kleiner als das 10Fache) oder mit ziemlich heterogenen Probenkollektiven arbeitet, wie es bei vielen Anwendungen im medizinischen Bereich der Fall ist, erscheint der Haushaltsgenansatz per se nicht mehr adäquat.

Die „Globalisierungsmethode" ist die am meisten verwendete Normalisierung, die bei parallelen Messungen einer großen Anzahl von Genexpressionswerten in der Biotechnologie zur Anwendung kommt: Für jeden Array werden alle Messwerte durch ihre Summe oder durch ihren Durchschnitt dividiert. Die Globalisierungsmethode beruht vorwiegend auf der Annahme, dass die Gesamtmenge an mRNA in der Zelle konstant ist und wird insbesondere dann als adequat angenommen, wenn eine repräsentative Anzahl aller exprimierten Gene parallel erfasst wird. Diese Annahme ist theoretischer Weise aus einigen Gründen in Frage zu stellen [2-4]. Zuerst ist das Addieren von Intensitäten verschiedener Gene per se nicht sinnvoll (wie das Addieren von Yards und Metern), da sie auf verschiedenen Skalen beruhen die genspezifische multiplikative Fehler beinhalten. Zweitens, und dies ist von höherer praktischer Relevanz, ist die Summe aller Expressionssignale dominiert von den jeweils stärksten Signalen [3]. Stark exprimierte Gene jedoch sind meistens reguliert, da sie die Hauptexpressionsprodukte von spezialisierten Zellen, wie z. B. Kollagen I und II für Osteoblasten und Chondroblasten, Immunoglobuline für Plasmazellen, oder Hämoglobin für Erythroblasten, darstellen. Diese Gene scheinen zu allerletzt für eine Stanardisierung geeignet zu sein. Nicht zuletzt ist auch bei dem heutigen Stand des Wissens über das menschliche Genom die Frage der Repräsentativität der analysierten Gene fraglich, zumal wenn Arrays zur Anwendung kommen, die nur einen Bruchteil des Genoms abbilden.

Aufgrund der soeben genannten Schwächen wurde kürzlich von einer kooperierenden, bioinformatischen Arbeitsgruppe (Prof. Dr. R Zimmer, Dr. A. Zien) ein neuartiges Normalisierungsverfahren vorgeschlagen. Die sog. „Zentralisierung" beruht auf der mathematisch schwachen Annahme, dass der Großteil der Gene im Wesentlichen nicht reguliert ist. Umgekehrt gesprochen wird davon ausgegangen, dass höchstens 40% der Gene (willkürlich gesetzter Grenzwert) als reguliert anzusehen sind, während 60% keine (unidirektionale) Regulation zeigen. Das auch diese biostatistisch „schwache" Annahme in Spezialsituationen kritisch hinterfragt werden muss, kann nicht bezweifelt werden [5]. Nichtsdestotrotz erlaubt diese Methode auch bei Verwendung kleinerer Arrays (weniger als tausend Gene) sinnvolle Analysen, während hier mittels Globalisierung deutliche Verzehrungen auftreten können [5] (Abb. 3).

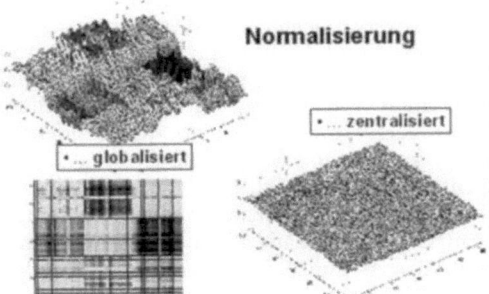

Abb. 3. Die „Zentralisation" erbringt verlässlichere Ergebnisse im Vergleich zu konventionellen Methoden der Normalisierung. Dies wird beim Vergleich der Zentralisierung mit der Globalisierung deutlich, die bedeutende Veränderungen der Expression von Genen in den zu untersuchenden Proben fälschlicherweise vortäuscht (X/Y-Achse: untersuchte Proben; Z-Achse: Veränderungen des Expressionslevels in Graustufen dargestellt). Die Zentralisierung hingegen erlaubt das Aufdecken von biologisch bedeutenden Veränderungen, selbst wenn sehr heterogene Probenkollektive wie In-vivo- und In-vitro-Proben sowie Zelllinien (wie hier dargestellt) untersucht werden

Genexpressionsanalyse nach biostatistischer Signifikanz – „p-Value-approach"

Nach Abschluss der eigentlichen Genexpressionsmessungen einschließlich der Normalisierung der erhaltenen Nennwerte zeigt sich eine weitere und eigentlich die entscheidende Herausforderung der Expressionsanalyse: Wie können für das Verstehen des biologisch relevanten Zusammenhanges (z. B. Krankheit) biologisch relevante Gene identifiziert werden? Hier bietet sich eine zunächst einfache Analyse entsprechend der als signifikant ermittelten Genexpressionswerte an: Der „p-Value-approach", also eine Bestimmung der differenziellen Expression entsprechend der berechneten statistischen Wahrscheinlichkeit. Da zutreffende Expressionsverteilungen bis jetzt nicht verlässlich bekannt sind, haben parametrische Tests wie der T-Test eine fragliche Aussagekraft [6]. Neben den klassischen, nicht auf der Normalverteilung basierenden Tests wie zum Beispiel die Rangsummen Tests sind viele parametrische Tests für die Anwendung auf Expressionsdaten entwickelt worden [7, 8]. Insgesamt ist es wichtig zu berücksichtigen, dass auf Grund der großen Anzahl von untersuchten Genen konventionelle p-Werte nicht sehr aussagekräftig sind und somit andere Ansätze wie das Bestimmen der „false discovery rate" [9] sinnvoller erscheinen, die die Anzahl der analysierten (Parameter) Gene bei der Berechnung mitberücksichtigen.

Bioinformatische Analysen: „Clustering" und „Neighborhood-Analyse"

Neben Methoden einzelne Gene zu analysieren und zu identifizieren, existieren viele Algorithmen (mathematische Berechnungsverfahren) um Gene und Gewebsproben einander zuzuordnen („Clustern") oder um eine „Neighborhood-Analyse" im vorhandenen Datensatz durchzuführen. Letztere erlaubt Gene zu identifizieren, die ausgehend von bekannten, interessanten Genen (z. B. Kollagen II in Knorpelzellen) auf ähnliche Weise reguliert (oder auch umgekehrt) sind. Je nachdem wie stringente Kriterien man stellt, kann man verschieden große „Cluster" oder „Neighborhoods" von Genen berechnen [10]. Clustern und Neighborhood-Analyse per se sind jedoch nur von begrenztem Wert, solange es an Grundwissen über die betroffenen Gene mangelt. Hier wären bioinformatische Ansätze gefordert, die vorwissenunabhängig relevante Regulationszusamenhänge aufdecken können [11, 12]. An solchen Methoden wird intensiv gearbeitet, sie stehen aber zur Zeit nicht adäquat zur Verfügung.

Insgesamt ist für die Interpretation von mRNA-Array-Daten ein Grundwissen um die Biologie des interessierenden Systems essentiell. Am Beispiel der Arthrose soll kurz dargestellt werden, wie die Analyse der differenziellen Expression bekannter Gene bereits ohne erheblichen, bioinformatischen Aufwand sinnvolle und interessante Ergebnisse liefern kann.

Genexpressionsanalyse „Osteoarthrose"

Osteoarthrotisches Knorpelgewebe zeigt ein Ungleichgewicht des Marixumbaus. Dabei spielen die Zellen des Knorpelgewebes, die Chondrozyten, die Hauptrolle, indem sie zum einen die Proteine der Matrix, wie z. B. Kollagen II und Aggrekan, und zum anderen die matrixabbauenden Enzyme, die Metalloproteinasen, synthetisieren (Abb. 4). Da der Chondrozyt, wie bereits dargestellt, den einzigen Zelltyp des Knorpels darstellt, ist die Analyse der Genexpression mittels Arrayanalyse naheliegend [13]. Insbesondere die Analyse bekannter Gengruppen (Abb. 5) lies bisher sinnvolle Einblicke in die pathobiologischen Prozesse der Erkrankung zu.

Während keine Expression der knorpeltypischen Kollagentypen II, IX und XI im normalen Gelenkknorpel nachweisbar war, wurden diese im arthrotischen Knorpel stark hochreguliert, was eine verstärkte Matrixsynthese und damit eine prinzipielle Aktivierung der Gelenkknorpelzellen während der Knorpeldegeneration verdeutlicht.

Andere Matrixkomponenten, wie die Proteoglykane Aggrekan und Dekorin sowie Biglykan waren exprimiert, zeigten jedoch keine Hochregulation im osteoarthrotischen Gewebe.

Für Fibronektin konnte interessanterweise eine Hochregulation bereits in frühdegenerativ veränderten Knorpelpräparaten nachgewiesen werden. Dies ist insbesondere interessant, als Fibronektinfragmente die katabole Aktivität von Knorpelzellen induzieren sollen. Dies könnte bedeuten, dass Fibronektin einen der zentralen Mediatoren der Matrixdegradation im frühen arthrotischen Prozess darstellt [14]. Ein anderes, im spätarthrotischen Gelenkknorpel hochreguliertes Gen stellt Osteonektin dar. Osteonektin wird normalerweise von Knochenzellen exprimiert, ist aber auch in späthypertrophen Chondrozyten der fetalen Wachstumsfuge nachweisbar. Die Expression von Osteonektin durch osteoarthrotische Knorpelzellen stellt neben der Expression von Typ-X-Kollagen [15] einen weiteren Hinweis dar, dass zumindest in

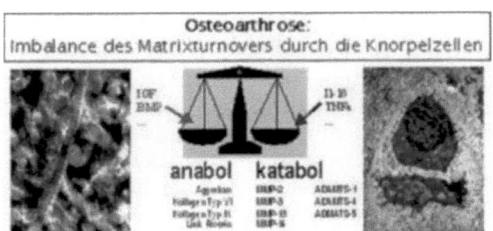

Abb. 4. Osteoarthrotisches Knorpelgewebe zeigt ein Ungleichgewicht des Marixumbaus. Dabei spielen die Chondrozyten eine Hauptrolle, indem sie zum einen die Proteine der Knorpelmatrix, wie z. B. Kollagen II und Aggrekan, und zum anderen die matrixabbauenden Enzyme, die Metalloproteinasen, synthetisieren. Viele der anabolen (z. B. BMPs, IGF) und katabolen (z. B. IL-1, TNF) Stimulationsfaktoren, die bis heute zum Teil noch nicht bekannt sind, werden von den Chondrozyten selbst produziert und stimulieren die Chondrozyten in para- und autokriner Weise

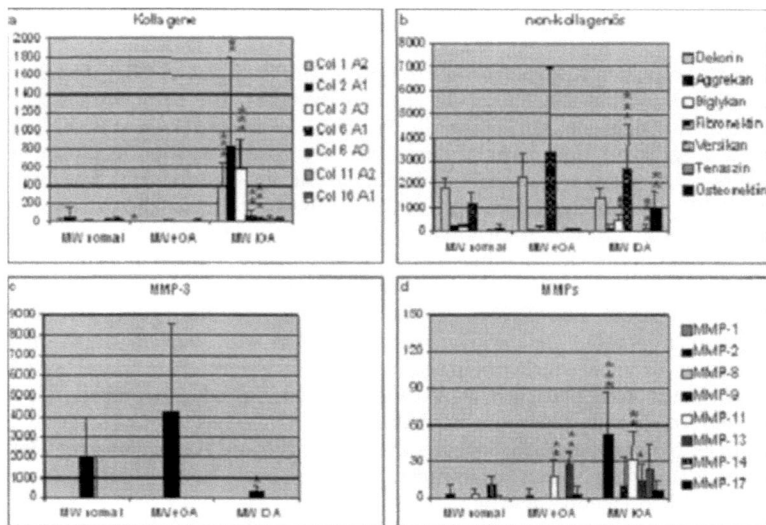

Abb. 5. cDNA-Array-Analyse der mRNA-Expression in Chondrozyten in normalen (n=9), frühdegenerativen (n=6) und spätosteoarthrotischen (n=6) Gelenkknorpeln für Matrixbestandteile (**a** Kollagene; **b** Proteoglykane und weitere Matrixproteine) sowie Matrixmetalloproteinasen (**c, d**). (* p<0,05; ** p<0,01; *** p<0,001)

einem Teil der arthrotischen Knorpelzellen einer Art hypertrophe Differenzierung analog zum fötalen Wachstumsknorpel kommt. Allerdings erscheinen diese Prozesse v. a. auf die tieferen Knorpelschichten begrenzt [16].

Die hauptsächlich exprimierte Matrixmetalloproteinase im adulten Gelenkknorpel ist Stromelysin 1 (MMP-3), welches als ein Hauptenzym des Knorpelmatrix-Turnovers gut bekannt ist. Interessanterweise ist MMP-3 v. a. im normalen adulten Gelenkknorpel exprimiert, während es im spätarthrotischen Knorpel hochsignifikant runterreguliert wird. Dies deutet darauf hin, dass zumindest in späteren Arthrosestadien andere matrixdegradierende Enzyme wie z. B. MMP-2 (Gelatinase A) und MMP-11 (Stromelysin 3), welche beide in der Osteoarthrose hochreguliert exprimiert wurden, die entscheidende Rolle spielen.

Auffallend war das Fehlen detektierbarer Expression zweier zumindest für den arthrotischen Knorpel beschriebener Proteasen: MMP-1 (Kollagenase 1) und MMP-8 (Kollagenase 2). Statt dessen zeigte sich zumindest in spätarthrotischen Präparaten eine signifikante Expression von MMP-13 (Kollagenase 3). Dies macht MMP-13 zum Top-Kandidaten für die terminale enzymatische Degradation des kollagenen Fasergerüstes im arthrotischen Knorpel. Im normalen Gelenkknorpel war hingegen MMP-13 nicht exprimiert, was den geringen basalen Kollagen-Turnover im normalen Gelenkknorpel widerspiegelt.

Funktionale Genomanalyse

Unter der „Funktionalen Genomik" wird ein Bündel auf biologischen Modellen beruhender Analyseansätze von Genexpressionsdaten verstanden, die helfen sollen, die komplexen und damit kaum einordenbaren Primärdaten in einen aussagekräftigen Kontext zu setzen. Der Ausgangspunkt der „Funktionalen Genomik" stellt häufig die Genexpressionsanalyse mit Hilfe von Microarrays dar, die eine große Anzahl von primären Daten liefert, die erst, wie oben beschrieben, einer Normalisierung bedürfen, um eine Vergleichbarkeit der Daten zu ermöglichen. Biostatistische Auswertungen liefern die Signifikanzniveaus von interessanten Genen. Dabei kommen Gene in den Mittelpunkt des Interesses, die durch eine starke Regulation bei hohem Signifikanzniveau auffallen. Weitere Kandidaten-Gene ergeben sich durch ein Auftreten in Clustern oder fallen im Rahmen der Neighborhood-Analyse auf. Neue bioinformatische Programme sollen eine spezifische Suche nach neuen, biologisch relevanten molekularen Netzwerken ermöglichen. Insgesamt ergeben die vorher genannten, auf Expressionsdaten basierenden Analysen eine meist größere Anzahl von Genen, die mit mehr oder weniger großer Wahrscheinlichkeit eine Relevanz für die zu analysierenden Zellen oder den interessierenden Krankheitsprozess haben. Die Herausforderung der „Funktionalen Genomik" besteht darin, diese Relevanz über die differenzielle Genexpression hinaus experimentell zu verifizieren. Konkret würde dies z.B. im Bereich der Knorpelforschung bedeuten, dass alle identifizierten Gene dahingehend validiert werden müssen, ob sie im Krankheitsprozess der Osteoarthrose überhaupt eine Rolle spielen. Dies trifft insbesondere für völlig neue Gene mit unbekannter Funktion und deren molekulare Kontexte zu. Dem weiteren Verstehen der biologischen Funktion können insbesondere 3 Ansätze dienen:

■ Evo-devo-approach. Das Identifizieren von Konditionen, Mechanismen und Prozessen, die während der Evolution („Evolution") und Entwicklung („Development") der Spezies ablaufen, erlaubt die Reaktionsmuster der Zellen und Gewebe im erwachsenen Organismus zu verstehen. Während für den Knorpel bis jetzt kein gutes evolutives Modell besteht, ist die fötale Wachstumsfuge seit Jahrzehnten ein Modell, um das Verhalten von Chondrozyten während der Individualentwicklung zu studieren. Hier finden Prozesse wie Ana- und Katabolismus sowie speziell Zelldifferenzierungen statt, die auch bei der Osteoarthrose eine besondere Rolle spielen. Es bleibt aber die Herausforderung, herauszuarbeiten, welche Muster in welcher räumlich-zeitlichen Sequenz im Krankheitsgewebe wirklich gefunden werden und daher für das verstehen der Erkrankung relevant sind. Detaillierte Vergleiche der erhobenen Expressionsdaten mit den Expressionsmustern während der Knorpelbildung werden die Bedeutung und Grenzen des „Devo"-Modells „fötaler Wachstumsknorpel" für die Arthroseforschung aufzeigen.

■ **In-vivo- und In-vitro-Modelle.** Natürlich sind In-vivo-Modelle (Tiermodelle) von außerordentlicher Bedeutung, um speziell pathologische Prozesse in Krankheiten studieren zu können. Leider existieren trotz zahlreicher „spontaner" oder „induzierter" Modelle [17] zur Zeit keine wirklich validierten Tiermodelle der Osteoarthrose. In-vitro-Modelle (Zell- und Gewebekultur) sind prinzipiell einfacher zu handhaben und können ana- und katabole Systeme widerspiegeln. Sie können jedoch kaum die komplexe In-vivo-Situation abbilden. Dennoch sind sie für grundlegende Analysen auch im Rahmen der „Funktionalen Genomik" unverzichtbar und aussagekräftig.

Ausblick

Abgesehen von bekannten Nachteilen der arraybasierten Genexpressionsanalysen wie die geringe Sensitivität, die relativ hohe notwendige Menge an RNA-Ausgangsmaterial, das Unvermögen alternative Splice-Varianten von Genen zu erkennen sowie das Fehlen der Berücksichtigung posttranslationaler Regulation und Modifikation stellt die Microarray-Technologie ein effektives Mittel dar, einen Überblick über das Genexpressionsverhalten von Zellen und Geweben zu bekommen. Dies trifft für bekannte Gene, als auch für die Identifizierung neuer, relevanter Gene zu.

Damit eröffnet diese Technologie einen effektiven methodischen Ansatz, eine (beliebig) hohe Anzahl von verschiedenen Genen gleichzeitig auf ihre Expressionsmuster hin zu überprüfen und einen Ein- und Überblick über Genexpressionsmuster zu gewinnen, wie es mit Einzelgenuntersuchungen mittels konventioneller Technologien zuvor nicht möglich war. Dies erlaubt, molekulare Bilder zellulärer Reaktionen zu erfassen und nicht nur einzelne Aspekte komplexer Prozesse, wie sie z.B. im Rahmen der osteoarthrotischen Gelenkknorpeldestruktion ablaufen. Diese molekularen „Portraits" werden sowohl das Etablieren und Testen neuer diagnostischer Marker erlauben, insbesondere aber die Identifikation neuer Pathomechanismen als Ansatzpunkte völlig neuartiger Therapien.

Literatur

1. Ke LD, Chen Z, Yung WK (2000) A reliability test of standard-based quantitative PCR: exogenous vs endogenous standards. Mol Cell Probes 14(2):127–135
2. Suzuki T, Higgins PJ, Crawford DR (2000) Control selection for RNA quantitation. BioTechniques 29(2):332–337
3. Velculescu VE, Madden SL, Zhang L, Lash AE, Yu J, Rago C, et al. (1999) Analysis of human transcriptomes. Nat Genet 23(4):387–388
4. Goldsworthy SM, Goldsworthy TL, Sprankle CS, Butterworth BE (1993) Variation in expression of genes used for normalization of Northern blots after induction of cell proliferation. Cell Proliferation 26:511–518

5. Zien A, Aigner T, Zimmer R, Lengauer T (2001) Centralization: a new paradigm for the normalization of gene expression data. Bioinformatics 17:S323–S331
6. Rocke DM, Durbin B (2001) A model for measurement error for gene expression arrays. J Comput Biol 8(6):557–569
7. Ben Dor A, Bruhn L, Friedman N, Nachman I, Schummer M, Yakhini Z (2000) Tissue classification with gene expression profiles. J Comput Biol 7(3–4):559–583
8. Manduchi E, Grant GR, McKenzie SE, Overton GC, Surrey S, Stoeckert CJ Jr (2000) Generation of patterns from gene expression data by assigning confidence to differentially expressed genes. Bioinformatics 16(8):685–698
9. Benjamini Y, Drai D, Elmer G, Kafkafi N, Golani I (2001) Controlling the false discovery rate in behavior genetics research. Behav Brain Res 125(1–2):279–284
10. Erickson GR, Gimble JM, Franklin DM, Rice HE, Awad H, Guilak F (2002) Chondrogenic potential of adipose tissue-derived stromal cells in vitro and in vivo. Biochem Biophys Res Commun 290(2):763–769
11. Li L, Weinberg CR, Darden TA, Pedersen LG (2001) Gene selection for sample classification based on gene expression data: study of sensitivity to choice of parameters of the GA/KNN method. Bioinformatics 17(12):1131–1142
12. Xiong M, Fang X, Zhao J (2001) Biomarker identification by feature wrappers. Genome Res 11(11):1878–1887
13. Aigner T, Zien A, Gehrsitz A, Gebhard PM, McKenna LA (2001) Anabolic and catabolic gene expression pattern analysis in normal versus osteoarthritic cartilage using complementary DNA-array technology. Arthritis Rheum 44:2777–2789
14. Homandberg GA (1999) Potential regulation of cartilage metabolism in osteoarthritis by fibronectin fragments. Front Biosci 4:D713–D730
15. Girkontaité I, Frischholz S, Lammi P, Wagner K, Swoboda B, Aigner T, et al. (1996) Immunolocalization of type X collagen in normal fetal and adult osteoarthritic cartilage with monoclonal antibodies. Matrix Biol 15:231–238
16. Aigner T, Vornehm SI, Zeiler G, Dudhia J, von der Mark K, Bayliss MT (1997) Suppression of cartilage matrix gene expression in upper zone chondrocytes of osteoarthritic cartilage. Arthritis Rheum 40:562–569
17. Lozada CJ, Altman RD (1999) Animal models of cartilge breakdown. Dynamics of bone and cartilage metabolism, pp 339–352

5 „Tissue engineering" und Gelenkhomöostase

T. HÄUPL, C. KAPS, J. RINGE, M. SITTINGER

Gelenkknorpel

Gelenkknorpel ist ein bradytrophes, avaskuläres Gewebe. Es setzt sich zum überwiegenden Teil aus extrazellulärer Matrix zusammen mit einer komplexen molekularen Architektur. Hauptbestandteile sind Proteoglykane und verschiedene Kollagene, zu nennen insbesondere Kollagen II, IX und XI [1]. Wie neuere elektronenmikroskopische Untersuchungen zur Morphologie gezeigt haben, bilden die Kollagene dabei ein Röhrensystem, das mit Proteoglykanen gefüllt ist [2]. Die Ausrichtung der Röhren entspricht der bekannten Arkadenstruktur. Sie steigen senkrecht aus der osteochondralen Grenzschicht auf und gehen zur Knorpeloberfläche hin in einen dazu tangentialen Verlauf über. Durch seine besondere Struktur erfüllt der hyaline Gelenkknorpel wichtige mechanische Aufgaben wie Stoßdämpfung und reibungsarmes Gleiten der Knochenenden bei Bewegung. Diese Funktionen werden unterstützt durch die Synovialflüssigkeit, die als hochviskoses Gleitmittel durch ihre besondere Zusammensetzung auch für die Ernährung des Knorpels sorgt.

Synovialgewebe

Dem Synovialgewebe als Produzenten der Synovialflüssigkeit kommt somit ebenfalls eine besondere Bedeutung für das Gelenk zu. Es muss davon ausgegangen werden, dass wichtige homöostatisch wirkende Faktoren zur Aufrechterhaltung der Knorpelintegrität vom Synovialgewebe bereitgestellt werden. Dies beinhaltet nicht nur eine entsprechende Bereitstellung von Nährstoffen sondern auch von Regulationssignalen, die z. B. nach vorübergehenden physiologischen Belastungen zur Regeneration von belastungsinduzierten Veränderungen beitragen.

Entzündliche Veränderungen des Synovialgewebes nehmen unmittelbaren Einfluss auf die Synovialflüssigkeit. Hierzu gehört die Abnahme der Viskosität und die Freisetzung von Entzündungsfaktoren wie z. B. Interleu-

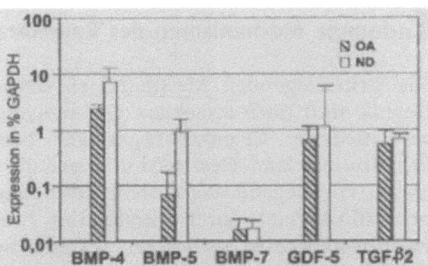

Abb. 1. Expression von Morphogenen im gesunden Synovialgewebe (ND) und bei Osteoarthrose (OA): PCR Quantifizierung in Bezug auf GAPDH

kin 1. Das Fehlen einer Basalmembran an der Grenzfläche der Synovialmembran trägt dazu bei, dass nicht nur Entzündungssignale sondern auch Infiltrate von Entzündungszellen relativ ungehindert in die Gelenkhöhle übertreten können. Auch das Synovialgewebe selbst kann, wie z. B. bei der rheumatoiden Arthritis, aktiv an der Zerstörung des Gelenkknorpels beteiligt sein.

Knorpelentwicklung

Knorpel geht aus mesenchymalem Gewebe hervor. Chondrozyten werden als ein uniformer Zelltyp charakterisiert, sie entstehen während der Entwicklung jedoch aus verschiedenen Vorläufergeweben. Abhängig von der späteren Lokalisation und Zusammensetzung des Gewebes als fibröser, elastischer oder hyaliner Knorpel sind sie mit unterschiedlichen Aufgaben und Belastungen konfrontiert. Bei der chondrogenen Differenzierung sind verschiedene Wachstums- und Differenzierungsfaktoren sowie Morphogene von Bedeutung. Hierzu zählen „fibroblast growth factor" (FGF), Mitglieder der „transforming growth factor" (TGF) Protein-Familie wie „bone morphogenetic proteins" (BMP) und „parathyroid hormon related peptide" (PTH-RP). Sowohl Proliferation, Differenzierung als auch Apoptose sind dabei örtlich und zeitlich exakt regulierte Vorgänge, die zur Ausbildung der typischen Gewebe aber auch Abgrenzung zu anderen Geweben oder der Bildung von Übergangsstrukturen wie Gelenkspalten entscheidend sind. Neben löslichen extrazellulären Faktoren spielen auch Rezeptoren, Interaktionen mit anderen Zellen und extrazellulären Matrixstrukturen eine wichtige Rolle. Das Gewebe wird zudem beeinflusst von mechanischen Faktoren wie Druck- und Scherkräften, die vermutlich im Knorpel ähnlich wie im Knochen eine polarisierte Gewebeausrichtung beeinflussen [3].

Endogene Mechanismen der Regeneration und Gelenkhomöostase

Die grundlegenden Mechanismen der Regeneration und Homöostase im Gelenk sind noch ungeklärt. Die meisten Erkenntnisse aus der Erforschung verschiedener Gelenkerkrankungen beziehen sich auf Mechanismen der Entzündung und Destruktion. Deshalb bestehen heutige Behandlungsstrategien vorwiegend aus antientzündlichen Maßnahmen. Der Ansatz, die Synovialflüssigkeit durch Applikation physiologischer Substanzen wie der Hyaluronsäure zu verbessern, kommt noch am ehesten dem Prinzip nahe, die Regeneration zu verbessern.

Spezifische Faktoren für die Induktion der Regeneration sind nicht bekannt. Solche Fähigkeiten könnten von den Signalstoffen ausgehen, die in der Knorpelentwicklung von Bedeutung sind. Dies sind Wachstums- und Differenzierungsfaktoren (GDFs) oder Knochen-Morphogene (BMPs) aus der TGF-Familie. Ein Potenzial dieser Faktoren liegt auch deshalb nahe, weil Chondrozyten bei Gelenkerkrankungen mitunter Dedifferenzierungsverhalten zeigen, ähnlich wie es in vitro bei der Vermehrung von Knorpelzellen zu finden ist. Ferner wurden einige Mitglieder dieser Proteinfamilie aus dem Knorpel isoliert und dem entsprechend CDMPs (cartilage derived morphogenetic proteins) benannt.

In eigenen Untersuchungen konnte gezeigt werden, dass gesundes Synovialgewebe verschiedene Morphogene produziert [4]. Es konnte die mRNA von BMP-2, -4, -5, -6, -7 und GDF-5 und TGF-1 und 2 quantitativ mittels PCR und zum Teil auch histologisch nachgewiesen werden. Immunhistologische Untersuchungen anhand von BMP-4, -5 und GDF-5 bestätigten diese Befunde auf der Ebene der Proteine. Interessanterweise konnte bei Arthrose (siehe Abb. 2) und auch rheumatoider Arthritis eine quantitative Abnahme der mRNA von BMP-4 und BMP-5 in Synovialgeweben gefunden werden. BMP-7 hingegen als das von den untersuchten BMPs am niedrigsten exprimierte Morphogen, zeigte bei RA eine geringe Zunahme der Expression. Neben diesen Morphogenen wurden auch die mRNAs der zugehörigen Rezeptoren sowie die BMP aktivierende Protease BMP-1 im Synovialgewebe exprimiert gefunden. Die Lokalisation der BMP-Expression an der Oberfläche des gesunden Synovialgewebes legt nahe, dass diese Faktoren in die Synovialflüssigkeit übertreten und Wirkung auch auf entfernte Strukturen wie den Knorpel nehmen könnten.

„Tissue engineering"

„Tissue engineering" verfolgt das Ziel, künstlich biologisches Gewebe aufzubauen und zu vermehren um damit Gewebedefekte zu heilen [5]. Knorpel kann sich nach Verletzungen nur bedingt regenerieren. Unterschieden werden Gewebedefekte unter Erhalt oder mit Zerstörung der osteochondralen Grenzschicht. Auf den Knorpel beschränkte traumatische Defekte werden zwar zunächst mit einem Versuch der Regeneration über vermehrte Produktion von Proteoglykanen beantwortet. Auf lange Sicht aber dominieren degradative Vorgänge und ein progredienter Verlust an Knorpelmatrix, der schließlich auch mit dem Untergang von Chondrozyten verbunden ist. Verletzungen mit Durchbrechung der osteochondralen Grenzschicht führen zur Einblutung in den Knorpel und zum Übertritt von Zellen aus dem Knochenmark. Dort befinden sich neben hämatopoetischen Zellen auch mesenchymale Vorläuferzellen, die zu einer Regeneration des Defektes beitragen können. Dieser endogene Reparaturversuch führt jedoch nicht zu Bildung von vollwertigem hyalinem Knorpel sondern im besten Fall zu fibrotischem Knorpel mit verminderter Belastbarkeit und vorzeitiger Degeneration. Für „tissue engineering" von Gelenkknorpel ist zunächst erforderlich, autologe Zellen zu vermehren, die das Potenzial zur Bildung von Knorpel besitzen. Durch die Kultur in Plastikschalen können die Knorpelzellen zur Proliferation gebracht werden, verlieren aber leider zunehmend mit der Kultivierung knorpelspezifische Differenzierungsmerkmale wie die präferentielle Synthese von Kollagen-Typ II.

Autologe Chondrozyten-Transplantation

Für das Tissue-engineering-Konzept der ersten Generation werden operativ Zellen aus dem gesunden, unbelasteten Knorpel des betroffenen Gelenks isoliert und in Kultur 10-20fach vermehrt. In einer zweiten Operation wird der Knorpeldefekt gereinigt und mit einem Periostlappen übernäht. Die vermehrten Knorpelzellen werden als konzentrierte Zellsuspension unter den Periostlappen in den Knorpeldefekt eingespritzt [6]. Der Periostlappen soll dabei sowohl das Austreten der Zellsuspension verhindern als auch einen vorübergehenden mechanischen Schutz liefern. Außerdem wird diskutiert, dass Periostzellen durch Einwanderung in den Defekt oder Produktion von Differenzierungsfaktoren förderlich für die Gewebebildung durch die implantierten Knorpelzellen sein könnten. Risiken dieser Methode sind die vorzeitige Ablösung des Periostlappens und das Auslaufen der Zellsuspension. Qualitativ entwickelt sich ein Knorpelregenerat [7]. Die bisherigen Studien zeigen klinische Verbesserung, welche in Langzeitbeobachtungen weiter geprüft werden.

In-vitro-tissue-engineering

In der Weiterentwicklung im Sinne einer zweiten Generation von Tissue-engineering-Produkten werden die in Kultur vermehrten autologen Chondrozyten in eine dreidimensionale resorbierbare Trägermatrix überführt [8]. Hierzu dienen derzeit Vliese aus Polyglaktin/Polydioxanon (PGLA). Dadurch entsteht eine räumlich homogene Verteilung der Zellen. Unter Verwendung von Fibrin wird dieses Konstrukt soweit verklebt und eingepackt, dass die Zellen ihre Verteilung beibehalten und Makromoleküle, wie sie bei der Synthese der extrazellulären Matrix entstehen, im Konstrukt verbleiben und nicht wegdiffundieren. Dieses Konstrukt wird für eine Woche *in vitro* kultiviert. Das so gezüchtete Gewebe wird operativ in den Knorpeldefekt eingesetzt und mittels transossären Verankerungsnähten fixiert [9]. Mit dieser Methode werden die Risiken eines Implantatverlustes oder einer mechanischen Schädigung verringert. Die Zellen werden unter kontrollierten und reproduzierbaren Bedingungen in eine homogene dreidimensionale Anordnung gebracht. Durch Vorkultivierung entsteht bereits erste Redifferenzierung der Chondrozyten, welche beispielsweise durch die Induktion von knorpelspezifischem Kollagen-Typ II gekennzeichnet ist. Dadurch werden bessere Ausgangsbedingungen für die Bildung eines möglichst vollwertigen Ersatzknorpels geschaffen.

„Tissue engineering" der dritten Generation

Eine dritte Generation von Tissue-engineering-Produkten könnten zellfreie Implantate darstellen, die eine endogenen Gewebebildung und damit „tissue-engineering" in vivo induzieren. Hierfür sind verschiedene verbesserte Entwicklungen erforderlich.

Chemotaxis und Differenzierung.
Derzeit zielt die weitere Entwicklung darauf ab, chemotaktische und Differenzierungsfaktoren zu nutzen, um körpereigene Vorläuferzellen in vivo zu rekrutieren und zur Knorpelbildung anzuregen. Zunächst ist hierfür erforderlich, die für den Aufbau der Ersatzmatrix geeigneten Faktoren zu identifizieren. Aussichtsreiche Kandidaten sind hier die Morphogene und Differenzierungsfaktoren, die auch während der embryonalen Entwicklung Knorpeldifferenzierung und Gelenkbildung beeinflussen. Protein- und Genexpressionsuntersuchungen an Chondrozyten in vitro zeigen, dass die Kollagene I und II typische Marker für De- bzw. Redifferenzierung des chondrogenen Phänotyps sind. In Transfektionsstudien mit verschiedenen BMP-Genen in primäre Chondrozyten wurde festgestellt, dass BMP-7 eine bevorzugte Stellung einnimmt [10]. Bei dreidimensionalen Alginatkonstrukten konnte die Expression von Kollagen-Typ II stabilisiert werden. Die Expression des für den fibrösen Knorpel typischen Kollagen-Typ I wurde im Verlauf der in vitro Kultivierung herunterreguliert. Die subkutane Implantation von solchen transgenen Geweben in Nacktmäuse zeigte, dass BMP-7 zur Stabilisierung der weiteren Gewebedifferenzierung beiträgt und die bei nichttransfizierten Kontrollgeweben typische Implantatinfiltration durch Mauszellen und die damit verbundene Destruktion verhindert (Abb. 2 a, b). Um diese Erkenntnisse in die klinische Anwendung zu überführen, sind alternativ zum Gentransfer Methoden der Proteinapplikation mit geeigneten Releasesystemen vorstellbar.

Mesenchymale Stammzellen.
Die klinisch verfügbare Technologie des Knorpel-tissue-engineerings ist heute darauf ausgelegt, die Zellen für eine Vermehrung aus gesundem Knorpel zu gewinnen. Nachteilig zeigt sich hierfür

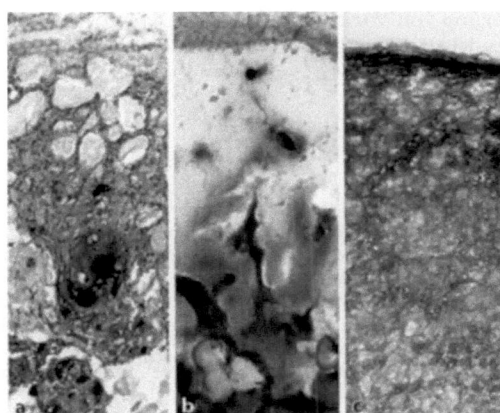

Abb. 2. Alcian-Färbungen: **a, b** In-vivo-Differenzierung von Tissue-engineering-Konstrukten aus primären Knorpelzellen. BMP-7 Transfektion verhindert die Invasion des Implantats und verbessert die Matrixbildung. **c** In-vitro-Differenzierung von mesenchymalen Stammzellen zu Knorpelgewebe unter Einfluss von TGF-β

die oft begrenzte Verfügbarkeit dieser Zellen. Mit zunehmenden Kenntnissen über embryonale Gewebedifferenzierung aus Vorläuferzellen und der Etablierung von Technologien, Vorläuferzellen beim Erwachsenen zu gewinnen, öffnet sich die Perspektive, aus mesenchymalen Stammzellen Gelenkknorpel zu züchten [11]. Tierversuche hierzu haben die prinzipielle Durchführbarkeit bestätigt. In eigenen Studien wurden mesenchymale Stammzellen aus Knochenmark isoliert und vermehrt. Durch geeignete Kulturbedingungen ließen sich diese Zellen in Fett-, Knochen- und Knorpelzellen differenzieren. In dreidimensionaler Anordnung unter Verwendung von Morphogenen wie BMP-2 oder TGF-β konnte die Synthese knorpeltypischer Matrixkomponenten angeregt werden (Abb. 2c).

Perspektiven

„Tissue engineering" bietet heute bei definierten Knorpeldefekten eine klinisch etablierte Alternative zu rein operativen Rekonstruktionen. Endoprothetische Maßnahmen werden dadurch ggf. hinausgezögert oder sogar teilweise ersetzt. Sehr aktuelle Tissue-engineering-Ansätze beschäftigen sich mit der Entwicklung zellfreier Transplantate. Resorbierbare Biomaterialien können mit Faktoren (Chemoattraktanten, Wachstums- und Differenzierungsfaktoren) kombiniert und implantiert werden. Diese sollen die Rekrutierung von Vorläuferzellen zum Defektort und deren dortige Differenzierung bewirken. Auch hier bietet das Biomaterial initial eine mechanische Stabilität und den rekrutierten Zellen die Möglichkeit zur räumlichen Entwicklung.

Literatur

1. Eyre DR, Wu JJ, Fernandes RJ, Pietka TA, Weis MA (2001) Recent developments in cartilage research: matrix biology of the collagen II/IX/XI heterofibril network. Biochem Soc Trans 30:893–899
2. ap Gwynn I, Wade S, Kaab MJ, Owen GR, Richards RG (2000) Freeze-substitution of rabbit tibial articular cartilage reveals that radial zone collagen fibres are tubules. J Microsc 197:159–172
3. Shum L, Nuckolls G (2002) The life cycle of chondrocytes in the developing skeleton. Arthritis Res 4:94–106
4. Häupl T, Kaps C, Bramlage C, Ungethüm U, Gross G, Sittinger M, Burmester GR (2000) Bone Morphogenetic Proteins: Regeneratoren und Protektoren für Gelenkknorpel? Z Rheumatol 59:414–415
5. Hunziker EB (2002) Articular cartilage repair: basic science and clinical progress. A review of the current status and prospects. Osteoarthritis Cartilage 10:432–463
6. Brittberg M, Lindahl A, Nilsson A, Ohlsson C, Isaksson O, Peterson L (1994) Treatment of deep cartilage defects in the knee with autologous chondrocyte transplantation. N Engl J Med 331:889–895
7. Peterson L, Brittberg M, Kiviranta I, Akerlund EL, Lindahl A (2002) Autologous chondrocyte transplantation. Biomechanics and long-term durability. Am J Sports Med 30:2–12
8. Sittinger M, Bujia J, Minuth WW, Hammer C, Burmester GR (1994) Engineering of cartilage tissue using bioresorbable polymer carriers in perfusion culture. Biomaterials 15:451–456
9. Erggelet C, Sittinger M, Lahm A (2003) The arthroscopic implantation of autologous chondrocytes for the treatment of full-thickness cartilage defects of the knee joint. Arthroscopy 19:108–110
10. Kaps C, Bramlage C, Smolian H, Haisch A, Ungethum U, Burmester GR, Sittinger M, Gross G, Häupl T (2002) Bone morphogenetic proteins promote cartilage differentiation and protect engineered artificial cartilage from fibroblast invasion and destruction. Arthritis Rheum 46:149–162
11. Ringe J, Kaps C, Burmester GR, Sittinger M (2002) Stem cells for regenerative medicine: advances in the engineering of tissues and organs. Naturwissenschaften 89:338–351

6 Reaktive Sauerstoffprodukte bei der Knorpeldegradation*

Einführung

Die fortschreitende Verschlechterung und der Verlust von Knorpel, die zur Beinträchtigung der Gelenke führen, sind üblicherweise der letzte pathogenetische Schritt der Arthrose. Knorpeldegradation wird durch lösliche Faktoren, die von Chondrozyten und von Zellen der entzündeten Synovia sezerniert werden, induziert. Es ist eindeutig bekannt, dass Zytokine, hauptsächlich IL-1α und TNF-α, Chondrozyten und Synoviozyten zur Produktion von reaktiven Sauerstoffprodukten (ROS), für die Knorpeldegradation verantwortliche Faktoren [10], stimulieren können. Indirekte Beweise für die Beteiligung von ROS an der Knorpeldegradation bestehen durch die Beteiligung von Fettstoffwechselprodukten [28], Nitriten [29], Nitrotyrosinen, modifiziertes LDL und oxidiertes IgG [36] in den Körperflüssigkeiten der Patienten mit Arthrose.

Neue Studien haben gezeigt, dass Chondrozyten NADPH-Oxidase und NO-Synthetase [17, 23] besitzen und damit fähig sind, NO und Superoxideanionen (O_2^-) als Antwort auf die Zytokine (z.B. IL-1α, TNFα oder IFNα), die Endotoxine (z.B. LPS), der anaeroben Atmungskette, des IgG oder opsonierender Bakterien zu bilden [8, 13, 15, 34]. Diese ROS sind der Beginn einer Kettenreaktion von freien Radikalen, die verantwortlich für die Generierung von Wasserstoffperoxid (H_2O_2), Hydroxyl-Radikalen (OH), Lipidperoxylen (RO_2), Alkoxyl-Radikalen (RO) oder Peroxynitrite (ONOO-) sind.

Die zellulären Antworten auf die Generierung von Oxidantien hängen vom Redoxstatus der Zelle ab. Wenn der Oxidierungslevel die Reduzierungskapazität der Zellen nicht überschreitet, dann sind die ROS streng in die Kontrolle der zellulären Funktionen einschließlich der Phosphorylation und Signaltransduktion einbezogen. Im Kontrast hierzu kann in bestimmten pathologischen Situationen, wenn die zelluläre antioxidative Kapazität insuffizient ist, ROS zu entgiften, oxidativer Stress zur Degradation von zellulären Makromolekülen wie Lipiden, Proteinen und RNA sowie Komponenten der extrazellulären Makromoleküle führen. Des weiteren können

---

* Übersetzt aus dem Englischen von G. Wendt

Proteine durch Oxidation, Nitrolysierung oder Chlorierung von spezifischen Aminosäuren zu veränderten biologischen Aktivität modifiziert werden und es können Veränderungen in der Proteinstruktur und Akkumulation von zerstörten Proteinen im Gewebe entstehen. Oxidativer Stress kann also zur Nekrose der Zellen und zum Auslösen aus dem Zellverband in die extrazelluläre Umgebung führen. Zusammen können Produkte der Gewebedegradation und des zellulären Verbandes (einschließlich der oxidierten Moleküle) die Exazerbation der synovialen Entzündung auslösen und den Teufelskreislauf zur Steigerung des oxidativen Stress anstoßen.

Nachweis der Rolle der ROS in der Knorpeldegradation

In-vitro-Studien haben größtenteils eine Rolle der ROS für die Knorpeldegradation vermuten lassen, da sie deren Effekte auf Matrixkomponenten und das Verhalten von Chondrozyten untersuchten. Es existieren nur limitierte Informationen über die potenzielle Rolle der ROS zu Beginn und während der Progression der Knorpelumbauvorgänge. Hohe Konzentrationen von Nitriten/Nitraten wurden in der Synovialflüssigkeit, im Serum und im Urin der Patienten mit rheumatoider Arthritis und Arthrose gefunden, was den Zusammenhang mit NO in der Pathophysiologie dieser Erkrankungen vermuten lässt. Die Rolle von NO in der Knorpeldegradation war durch Pelletier und Mitarbeitern entdeckt worden, als sie demonstrierten, dass N-Lysine (L-NIL), ein spezifischer Inhibitor von induzierbarer NO-Synthetase, der Knorpeldegradation in einem Hundearthrosemodel (ausgelöst durch die Resektion der vorderen Kreuzbandes) vorbeugt [26]. Zuletzt wurden vermeintliche strukturelle Effekte der Antioxidantien in Tierversuchen festgestellt. In dem transgenen KRN/NOD-Mause-Modell der rheumatoiden Arthritis (RA) konnte durch Gabe von α-Tocopherol die Gelenkzerstörung aufgehalten werden (Knochen- und Knorpelverlust), ohne die klinischen Aspekte der Entzündung zu verändern (Gelenkindex, Pannusproliferation [6]) und den Einfluss der ROS auf das Gelenkremodeling gezeigt werden.

Effekte der ROS auf die Chondrozytenapoptose

Das Absterben von Chondrozyten wird für die quantitative Reduktion der extrazellulären Matrix bei Gelenkerkrankungen als ein sehr wichtiger Faktor diskutiert. Der Verlust an Zellen scheint von multifaktoriellem Ursprung zu sein, der von Nekrose und Apoptose abhängig ist. Der Verlust an Chondrozyten reduziert die Fähigkeit des Knorpels, sich selbst zu reparieren und vermag die Progression der Läsion zu beschleunigen [3, 11, 18]. Die Apoptose ist ein komplexer intrazellulärer Ablauf, der vom Gleichgewicht der apoptotischen und nichtapoptotischen Faktoren abhängt. NO wurde bisher als der primäre Induktor der Chondrozytenapoptose vermutet

[2, 26]. Nun ist es sicher, dass NO für sich die Apoptose nicht auslösen kann, sodass das Vorhandensein anderer ROS notwendig ist [7]. Einige Studien berichten über die simultane Anwesenheit von NO und O_2 zur Induzierung der Chondrozytenapoptose, indem sie ONOO- als Signalstoff postulieren. Es ist ebenfalls nicht ausgeschlossen, dass Peroxynitrit-ROS, wie z. B. ein Nitrosyl-Radikal, beteiligt ist. Andere neue Studien haben für das NO eine antiapoptotische Wirkung nachgewiesen, wenn primär eine niedrige Konzentration von Antioxidantien vorliegt [7]. Dieser Mechanismus lässt eine protektive Wirkung gegen andere ROS und die Inhibition von Fas-induzierten Kaspase-3-Aktivierung vermuten [22].

Effekte der ROS auf die Matrixsynthese

Werden Chondrozyten H_2O_2 ausgesetzt, dann wird die Proteoglykan- und DNA-Synthese in diesen Zellen verhindert und es erschöpft sich der intrazelluläre Gehalt an ATP als ein Resultat der simultanen Inaktivierung der Glycerinaldehyd-3-phosphatdehydrogenase [1, 39]. NO zeigte in der Kultur eine IL-1-Inhibition der Aggrekansynthese von Kaninchenknorpel. Die Behandlung von Knorpelfragmenten mit dem NO-Synthese-Inhibitor L-NMMA, reduziert das Ansprechen auf IL-1 und sorgt für eine erneute Proteoglykansynthese. Exogenes NO hat ähnliche suppressive Effekte auf die Proteoglykanproduktion [31, 33]. Ein NO-Donator inhibiert die Proteoglykanbiosynthese nicht so sehr, wie das IL-1, wobei NO nur einer der Mechanismen ist, welcher gemeinsam mit IL-1 eine Inhibition auf die Knorpelmatrixsynthese ausübt [12]. Des Weiteren wurde berichtet, dass IL-1 eine Inhibition der Sulfatation von Proteoglykanen in menschlichen Gelenkknorpelzellen ausübt, was zu bevorzugten Bildung von des 6-sulfatierten Isomers des Chondroitinsulfat führt. Dieser Effekt wird durch einen Inhibitor der NO-Produktion, des L-NIO (N-Iminoethyl-L-ornithin) umgekehrt. So vermittelt IL-1-induziertes NO die Inhibition der Sulfatation und verändert das Sulfatationsmuster von neusynthetisierten Glycosaminoglykanketten [16]. Ähnliche Beobachtungen wurden mit Chondrozyten gemacht, welche mit dem iNOS (NOS-2-Gen) transduziert wurden. Diese Chondrozyten verstärkten die Fähigkeit von endogen produziertem NO, die Matrixsynthese zu inhibieren. Ferner können SNAP (S-Nitroso-N-Acetyl-DL-Penicillamin; ein Donator für NO) und SIN-1 (3-Morpholinosydnimin) reversibel den Effekt der IL-1α-Inhibition auf die Glycosaminoglykansynthese imitieren [25, 33]. Die Superoxiddismutase kehrt die SIN-1 inhibierte GAG-Synthese in primären Rinderchondrozyten in Monolayerkulturen um, was zeigt, dass die simultane Generierung von Superoxid essentiell ist, um die Proteoglykansynthese zu inhibieren. Die konkurrierende Generierung von O_2 und NO ist für die Inhibition der Proteoglykansynthese durch IL-1 unerlässlich [25]. Wir haben gezeigt, dass Chondrozyten, welche mit SIN-1 oder ONOO, aber nicht SNAP, mit vorbehandelt wurden, die Aggrekan-

Genexpression herunter reguliert, in Anbetracht der Vermutung, dass ONOO die Inhibition der Aggrekansynthese verursacht [21].

IL-1 kann zudem die Produktion von Kollagen-Typ II in kultivierten Kaninchenchondrozyten inhibieren, wird aber partiell durch L-NMMA [5] vermindert. Die Inhibition der Prolylhydroxylase durch NO könnte für die Reduktion der Kollagenproduktion durch IL-1 verantwortlich sein.

Eine weitere Erklärung für die Effekte der ROS auf die Synthese von Matrixkomponenten ist deren Verminderung der Chondrozytensensitivität auf Wachstumsfaktoren. Eine Studie mit induzierbarer Nitroxidsynthetase (iNOS) „knock-out"-Mäusen lässt vermuten, dass NO für ein Teil der Minderung der Sensitivität von Knorpelzellen auf IGF-1 verantwortlich ist, indem es die IGF-1-Rezeptorautophosphorylation inhibiert [32]. Dieser Mechanismus könnte das verminderte Ansprechen der Chondrozyten im entzündeten Knorpel auf Insulin-like-growth-factor (IGF-1) erklären und dadurch den Versuch der Knorpelreparation außer Kraft setzen. In diesem Zusammenhang könnten ROS ebenfalls zum Fehlschlagen des Reparaturversuchs beitragen, indem sie die Kapazität der Migration der chondrogenen Prekursorzellen vermindert und die Proliferation in die verletzte Region reduziert. Für NO wurde die Inhibition der Chondrozytenmigration und die Anbindung an Fibronektin über den Effekt auf das Aktinzytoskelett nachgewiesen [9].

Der Effekt der ROS auf Knorpelmatrixkollaps

Reaktive Sauerstoffprodukte vermögen Schäden in allen Matrixkomponenten zu induzieren. Viele In-vitro-Studien haben die Degradation von Knorpelgewebsschichten durch aktive Sauerstoffprodukte, welche durch das Xanthinoxidasesystem generiert wurden, untersucht. Die Schäden wurden als direkte Attacke der freien Radikale auf das Proteoglykan und Kollagen verstanden. ROS können ebenfalls zur Knorpeldegradation durch Vermittlung der Aktivierung der latenten Kollagenase und durch Hochregulierung der Expression von Genen der Matrixmetalloproteinasen beitragen. In vitro konnte gezeigt werden, dass N^G-Monomethyl-L-Arginin die IL-1α-induzierte MMP-9-Genexpression inhibiert wird [27]. L-NMMA inhibiert die Stromelysin- und Kollagenaseaktivitt, welche durch bovine und menschliche Explantate sowie die NO-Donator-S-Nitro-N-Penicillamin (SNAP) induzierte Metalloproteinaseaktivität abgegeben werden, in einer dosisabhängigen Beziehung. Diese Daten belegen, dass NO eine regulatorische Rolle in der Aktivierung von metallabhängigen Proteasen in Gelenkknorpelzellen spielt [24]. ROS können des Weiteren Effektoren der Zerstörung von Knorpelmatrix durch direkte Aktivierung von Proenzymen inklusive der pro-MMP-8 sein [4]. Man könnte sogar spekulieren, dass das oxidative Potenzial der ROS mit der inhibitorischen Aktivität der Propeptide interferiert, durch direkte Einflussnahme auf das Cystein-switch-Aktivierungssystem. Ferner vermögen ROS die Balance des proteolytischen Potenzials zu verschieben, indem die Produktion und/oder die Aktivität von Gewebsinhibitoren der Metalloproteinasen (TIMPs) und anderer Proteinaseinhibitoren, wie z. B. α2-Makroglobulin oder α1-Antiproteinase, vermindert werden. Unlängst wurde den Lipoperoxidasen eine Schlüsselrolle in der strukturellen Destabilisation der Knorpelmatrix zugeschrieben. Die Einflussnahme auf Kalziumionenkanäle von primären Kaninchenchondrozyten zeigte einen signifikanten Anstieg des Ausstoßes von Knorpelmatrix in einer Dosis-Wirkungs-Beziehung. In einer Arbeitshypothese könnte man fordern, dass Lipoperoxidasen Interaktionen der Zellmatrix auslösen, indem sie Integrine modifizieren, MT-MMPs aktivieren oder durch Generierung anderer reaktiver Sauerstoffprodukte und weiterer Metabolite in der perizellulären Umgebung.

ROS regulieren die Produktion proinflammatorischer biochemischer Marker

Die synoviale Entzündung ist bei der rheumatoiden Arthritis hauptsächlich für Symptomentstehung und Gewebsdegradation verantwortlich. Obwohl die Arthrose als eine degenerative Erkrankung des Knorpels beschrieben wird, werden relativ häufig Zeichen der synovialen Entzündung beobachtet, was zur Ausdehnung der Gewebsdegradation führt. Die Entzündungsreaktion wird durch einige lösliche biochemische Faktoren, einschließlich Prostanoiden, Zytokinen und durch Synoviozyten und Chondrozyten gebildete ROS, ausgelöst. Einige dieser Faktoren wirken proinflammatorisch und andere eher antiinflammatorisch, so dass die Balance zwischen diesen beiden Gruppen die Charakteristik und die Dauer der entzündlichen Erkrankung determinieren. Die ROS, hier meistens NO, spielen eine entscheidende Rolle in der Pathologie des Prozesses, indem sie das Gewebe, welche von der Entzündung betroffen ist, angreifen. Auf der anderen Seite wird die Rolle der ROS, insbesondere NO, auf die Gelenkschwellung, in Bezug auf die zelluläre Infiltration und den Schmerz kontrovers diskutiert. Für die ROS wurden antiinflammatorische Eigenschaften unter besonderen Umständen herausgefunden. Daten von drei Tierversuchen tendierten zur Unterstützung dieses Konzepts. Wenn sich die ersten klinischen Symptome des Entzündungsprozesses zeigen, dann findet man die induzierbare NO-Synthetase abgeschwächt. Diese aufflackernde Entzündung war erstens verbunden mit einem Aufkommen von Leukozyteninfiltration in das perivaskuläre Gewebe und einer Überexpression von Adhäsionsmolekülen (P-Selectin und VCAM-1) im Synovialgewebe von diesen Tieren [37, 38]. Zweitens konnte bei Ratten bei adjuvanter Arthritis der verzögerte Einsatz von NG-Monomethyl-L-Arginin (L-NMMA), ein NO-Synthetase Inhibitor, während der Entwicklung der Arthritis, eine komplette Blockade der NO-Synthese nicht erreicht werden und es erhöhte sich daher die klinischen Manifestationen der Arthritis [31]. Drittens konnte durch Verabreichung von L-NIL, ein spezifischerer NO-Synthetase-Inhibitor, der wesentlich am Ansatzpunkt der Isoformen (eNOS und cNOS) angreift, die klinischen und histologischen Manifestationen der Streptokokkenzellwand induzierten Arthritis hervorgerufen werden, in der Überlegung, dass die Isoformen der NO-Synthetase ebenfalls die Entwicklung einer akuten und chronischen Entzündung auslösen können. Trotzdem scheint der Effekt von NO auf die Entzündung abhängig von der Verabreichungszeitpunkt zu sein. Wenn L-NMMA prophylaktisch verabreicht wurde, bevor Symptome erschienen, unterdrückt eine Blockade der NO-Synthetase die Entwicklung der adjuvanten Arthritis bei Ratten, wohingegen die NO-Inhibitoren nur eine begrenzte therapeutische Wirkung oder ungünstige Wirkung bei bereit vorhandener Erkrankung zeigten. Es scheint also, dass der Haupteffekt des NO eine Immunmodulation der Gelenkkomponenten darstellt und weniger eine verzögerte zerstörende Wirkung im Entzündungsprozess [31, 39].

In vitro erscheinen die ROS-Effekte variierend und komplex, je nach Zelltyp, je nach Art und abhängig vom benutzten Medikament zur ROS-Induktion. Auf jeden Fall sind die Synthese von PGE2 und proinflammatorischen Zytokinen mit der ROS-Synthese verbunden, aber über beide inhibitorischen und stimulatorischen Effekte der ROS auf diese Mediatoren wurden berichtet. Wir und andere Autoren haben in primären Menschenchondrozytenkulturen nachgewiesen, dass L-NMMA die IL-1-α-stimulierte PGE2-Produktion verstärkt, aber keine Wirkung auf COX-2-mRNA hat [15, 20]. Ferner verringert die Chondrozytenexposition zu ONOO oder ihr in situ generiertes SIN-1 Komposition beide Bestandteile: das IL-1-α-induzierte COX-2-Gen und die PGE2-Synthese, während die SNAP, ein NO-Donator, keinen Effekt besitzt, vorausgesetzt, dass ONOO- relevant für die COX-2-Inhibition ist [21]. Im Gegensatz zu anderen Ergebnissen konnten wir zeigen, dass ONOO, aber nicht NO oder O_2, die Cyclooxygenase in Makrophagenzelllinien und in Chondrozyten induzieren konnte [19, 35].

Einige Zytokine sind wichtige Faktoren für die Knorpeldegradation und synoviale Entzündung bei der Arthritis. Das Auftreten von IL-1β, Oncostatin M und IL-6 scheint für die Induktion der Knorpeldegradation sehr wichtig zu sein. In vorausgegangenen Studien haben wir demonstriert, dass Chondrozyten NO in Abhängigkeit von IL-1β und LPS produzieren können und dass die Inhibierung von NO Produktion durch L-NMMA eine Zunahme an IL-6 und IL-8 hervorruft [14]. Wir haben ebenfalls berichtet, dass das Antioxidanz N-Acetyl-Cystein(NAC)-Molekül die LPS-induzierte IL-1α und iNOS-Gen-Expression in menschlichen Chondrozytenkulturen beschleunigt, vorausgesetzt, dass die ROS, anders als NO, in die Regulation der inflammatorischen Genexpression eingreifen können [20]. Des Weiteren inhibiert die Behandlung primärer Chondrozyten mit subletalen Konzentrationen an ONOO und SIN-1, aber nicht SNAP, die IL-1α-induzierte IL-1α-, IL-6-, IL-8-, COX-2- und iNOS-Genexpression. Umgekehrt inhibiert die SNAP die LPS- induzierte Genexpression, während H_2O_2 beide, LPS und IL-1α-Induktion, blockiert. Diese Ergebnisse unterstützen die Hypothese, dass die ROS einen antiinflammatorischen Effekt durch Inhibierung der Synthese von proinflammatorischen Mediatoren haben. Sie lassen vermuten, dass diese antiinflammatorischen Effekte von der Natur der getesteten ROS sowie von dem jeweils aktivierten Signalweg abhängig sind. NO ist ein Regulator der LPS-aktivierten Signalgebung, wobei die IL-1β-aktivierten Transduktionsfaktoren sensitiver sind als die ONOO.

Schlussfolgerung

Die exakte Rolle reaktiver Sauerstoffradikale in der Pathogenese von Gelenkerkrankungen ist noch nicht sicher identifiziert. Der Grund hierfür sind die fehlenden Untersuchungsmethoden für die ROS-Produktion in vivo. In-vitro-Studien zeigen, dass ROS Einfluss auf die Degradation von Matrixkomponenten und auf die Deregulation der Gewebshomöostase und damit auf die Knorpeldegradation haben.

Literatur

1. Baker MS, Feigan J, Lowther DA (1989) The mechanism of chondrocyte hydrogen peroxide damage. Depletion of intracellular ATP due to suppression of glycosis caused by oxidation of glyceraldehyde-3-phosphate deshydrogenase. J Rheumatol 16:7–14
2. Blanco FJ, Ochs RL, Schwarz RL, Lotz M (1995) Chondrocyte apoptosis induced by nitric oxide. Am J Pathol 146:75–85
3. Blanco FJ, Guitan R, Vasquez-Martul E, de Torro FJ, Galdo F (1998) Osteoarthritis chondrocyte die by apoptosis: a possible pathway for osteoarthritis pathology. Arthritis Rheum 41:284–289
4. Burkhardt H, Swingel M, Menninger H, Macartney HW, Tschesche H (1986) Oxygen radicals as effectors of cartilage destruction. Direct degradative effect on matrix components and indirect action via activation of latent collagenase from polymorphonuclear leukocytes. Arthritis Rheum 29:379–387
5. Cao M, Westerhausen-Larson A, Niyibizi C, et al. (1997) Nitric oxide inhibits the synthesis of type II collagen without altering Col2A1 mRNA abundance: prolyl hydroxylase as a possible target. Biochem J 324:305–310
6. De Bandt M, Grossin M, Weber AJ, et al. (2000) Suppression of arthritis and protection from bone destruction by treatment with TNP-470/AGM-1470 in a transgenic mouse model of rheumatoid arthritis. Arthritis Rheum 43(9):2056–2063
7. Del Carlo M, Loeser RF (2002) Nitric oxide-mediated chondrocyte cell death requires the generation of additional reactive oxygen species. Arthritis Rheum 46:394–403
8. Fermor B, Weinberg JB, Pisetsky DS, Misukonis MA, Banes AJ, Guilak F (2001) The effects of static and intermittent compression on nitric oxide production in articular cartilage explants. J Orthop Res 19:729–737
9. Frenkel SR, Clancy RM, Ricci JL, Di Cesare PE, Rediske JJ, Abramson SB (1996) Effects of nitric oxide on chondrocyte migration, adhesion, and cytoskeletal assembly. Arthritis Rheum 39:1905–1012

10. Greenwald RA (1991) Oxygen radicals, inflammation and arthritis: pathophysiological considerations and implications for treatment. Semin Arthritis Rheum 20:219–240
11. Hashimoto S, Takahashi K, Amiel D, Coutts RGD, Lotz M (1998) Chondrocyte apoptosis and nitric oxide production during experimental induced osteoarthritis. Arthritis Rheum 41:1266–1274
12. Hauselmann HJ, Oppliger L, Michel BA, et al. (1994) Nitric oxide and proteoglycan biosynthesis by human articular chondrocytes in alginate culture. FEBS Lett 352:361–364
13. Hayashi T, Abe E, Yamate T, Taguchi Y, Jasin HE (1997) Nitric oxide production by superficial and deep articular chondrocytes. Arthritis Rheum 40:261–269
14. Henrotin YE, Zheng SX, Deby GP, Labasse AH, Crielaard JM, Reginster JY (1998) Nitric oxide downregulates interleukin 1 (IL-1) stimulated IL-6, IL-8 and prostaglandin E2 production by human chondrocytes. J Rheumatol 25:1595–1601
15. Henrotin Y, Deby-Dupont G, Deby C, De Bruyn M, Lamy M, Franchimont P (1993) Production of active oxygen species by isolated human chondrocytes. Br J Pharmacol 32:562–567
16. Hickery MS, Bayliss MT (1998) Interleukin-1 induced nitric oxide inhibits sulphation of glycosaminoglycan chains in human articular chondrocytes. Biochim Biophys Acta 1425:282–290
17. Hiran TS, Moulton PJ, Hancock JT (1997) Detection of superoxide and NADPH oxidase in porcine articular chondrocytes. Free Radio Biol Med 23:736–743
18. Horton WE Jr, Feng L, Adam C (1998) Chondrocyte apoptosis in development, ageing and disease. Matrix Biol 17:107–115
19. Landino LM, Crews BC, Timmons MD, Morrow JD, Marnett LJ (1996) Peroxynitrite, the coupling product of nitric oxide and superoxide, activates prostaglandin biosynthesis. Proc Natl Acad Sci USA 93:15069–15074
20. Mathy-Hartert M, Deby-Dupont G, Reginster J-Y, et al. (2002) Regulation by reactive oxygen species of interleukin-1, nitric oxide and prostaglandin E2 production by human chondrocytes. Osteoarthritis Cart 10:547–555
21. Mathy-Hartert M, Martin G, Deby-Dupont G, Pujol JP, Reginster JY, Henrotin Y (2003) Reactive oxygen species down-regulate pro-inflammatory gene expression by human chondrocytes. Inflammation Res (accepted – in press).
22. Migita K, Yamasaki S, Kita M, et al. (2001) Nitric oxide protects cultured rheumatoid cells from fas-induced apoptosis by inhibiting caspase-3. Immunology 103:362–367
23. Moulton PJ, Hiran TS, Goldring MB, Hancock JT (1997) Detection of protein and mRNA of various components of the NADPH oxidase complex in an immortalized human chondrocyte line. Br J Rheumatol 36:522–529
24. Murrell GA, Jang D, Williams RJ (1995) Nitric oxide activates metalloprotease enzymes in articular cartilage. Biochem Biophys Res Commun 206:15–21
25. Oh M, Fukuda K, Asada S, Yasuda Y, Tamaka S (1998) Concurrent generation of nitric oxide and superoxide inhibits proteoglycan synthesis in bovine articular chondrocytes : involvement of peroxynitrite. J Rheumatol 25:2169–2174
26. Pelletier JP, Jovanovic D, Lascau-Coman V, Fernandes J, Manning PT, Connor JR, Currie MG, Martel-Pelletier J (2000) Selective inhibition of inducible nitric oxide synthase reduces progression of experimental osteoarthritis in vivo. Arthritis Rheum 43:1290–1299
27. Sasaki K, Hattori T, Fujisawa T, Takahashi K, Inoue H, Takigawa M (1998) Nitric oxide mediates interleukin-1-induced gene expression of matrix metalloproteinases and basic fibroblast growth factor in cultured rabbit articular chondrocytes. J Biochem 123:431–439

28. Situnayake RD, Thurnham DI, Kootathep S, et al. (1992) Chain breaking antioxidant status rheumatoid arthritis: clinical and laboratory correlates. Ann Rheum Dis 50:81–86
29. Spreng D, Sigrist N, Schweighauser A, Busato A, Schawalder P (2001) Endogenous nitric oxide in canine osteoarthritis: detection in urine, serum, and synovial fluid specimens. Vet Surg 30:191–199
30. Stefanovic-Racic M, Meyers K, Meschter C, Coffey JW, Hoffman RA, Evans CH (1994) N-monomethyl arginine, an inhibitor of nitric oxide synthase, suppresses the development of adjuvant arthritis in rats. Arthritis Rheum 37:1062–1069
31. Stefanovic-Racic M, Meyers K, Meschter C, Coffey JW, Hoffman RA, Evans C (1995) Comparison of the nitric oxide synthase inhibitors methylarginine aminoguanidine as prophylactic and therapeutic agents in rat adjuvant arthritis. J Rheumatol 22:1922–1928
32. Studer RK, Levicoff E, Georgescu H, Miller L, Jaffurs D, Ecans CH (2000) Nitric oxide inhibits chondrocyte response to IGF-I: inhibition of IGF-1Rbeta tyrosine phosphorylation. Am J Physiol Cell Physiol 279:C961–C969
33. Taskiran D, Stefanovic-Racic M, Georgescu H, Evans C (1994) Nitric oxide mediates suppression of cartilage proteoglycan synthesis by interleukin-1. Biochem Biophys Res Commun 200:142–148
34. Tiku ML, Liesch JB, Roberston FM (1990) Production of hydrogen peroxide by rabbit articular chondrocytes. J Immunol 145:690–696
35. Tsai AL, Wei C, Kulmacz RJ (1994) Interaction between nitric oxide and prostaglandin H synthase. Arch Biochem Biophys 313:367–372
36. Uesugi M, Yoshida K, Jasin HE (2000) Inflammatory properties of IgG modified by oxygen radicals and peroxynitrite. J Immunol 165:6532–6537
37. Van de Loo FA, Arntz OJ, van Enckevort FH, et al. (1998) Reduced cartilage proteoglycan loss during zymosan-induced gonarthrosis in NOS2-deficient mice and anti-interleukin-1-treated wild-type mice with unabated joint inflammation. Arthritis Rheum 41:634–646
38. Veihelmann A, Landes J, Hofbauer A, Dorger M, Refior HJ, Messmer K, Krombach F (2001) Exacerbation of antigen-induced arthritis in inducible nitric oxide synthase-deficient mice. Arthritis Rheum 44:1420–1427
39. Vincent F, Brun H, Clain E, Ronot X, Adolphe M (1989) Effects of oxygen free radicals on proliferation kinetics of cultured rabbit articular chondrocytes. J Cell Physiol 141:262–266

7 Wachstumsfaktoren

U. Schneider

Wachstumsfaktoren sind Polypetide, welche die Stoffwechsel- und Proliferationseigenschaften von Chondrozyten entscheidend beeinflussen können. Man unterscheidet prinzipiell zwischen anabol und katabol wirksamen Peptiden. Die Wirkungsweise der Wachstumsfaktoren auf Chondrozyten ist äußerst vielfältig. Durch Bindung an spezifische Membranrezeptoren an der Zelloberfläche können sie die zellspezifischen Aktivitäten wie zum Beispiel den Glukosetransport, die Ionenströme, die DNA-, RNA- und Proteinsynthese oder auch die Zellteilung wirksam verändern.

Bisher ist die Wirkungsweise der unterschiedlichen Wachstumsfaktoren auf den Knorpelstoffwechsel und insbesondere die Wechselwirkung der einzelnen Wachstumsfaktoren untereinander nur unzureichend untersucht und verstanden. Da die Wachstumsfaktoren aber eine dominierende regulative Rolle spielen, sind sie interessante Substanzen, zur Behandlung von Gelenkknorpeldefekten.

Es gibt eine Reihe von unterschiedlichen Wachstumsfaktoren, deren Wirkung auf Chondrozyten bzw. Knorpelgewebe näher untersucht worden ist (Tabelle 1).

Der älteste auf Knorpelgewebe wirkende Wachstumsfaktor ist der „epidermal growth factor" (EGF). EGF ist ein Peptid, welches 53 Aminosäuren enthält. Sein Molekulargewicht beträgt 6000 Dalton. Er kommt sowohl in der Synovialflüssigkeit, als auch in anderen Körperflüssigkeiten wie Speichel, Urin und Tränenflüssigkeit vor. Das entsprechende Gen liegt auf dem

Tabelle 1. Liste der knopelzellwirksamen Wachstumsfaktoren

- „Epidermal growth factor" (EGF)
- „Transforming growth factor" (TGF)
- „Bone morphogenetic protein" (BMP)
- „Cartilage-derived morphogenetic protein" (CDMP)
- „Insulin-like growth factor" (IGF)
- „Platelet-derived growth factor" (PDGF)
- „Fibroblast growth factor" (FGF)
- „Interleukine" (IL)

Chromosom Nr. 4. EGF bindet an den EGF-Rezeptor. Dieser Rezeptor ist auf allen Körperzellen vorhanden. EGF fördert in vivo die epidermale Wundheilung [2, 23]. Für die Entdeckung von EGF und NGF (nerve growth factor) wurden Stanley Cohen und Rita Levi-Montalcini 1986 mit dem Nobelpreis ausgezeichnet. Im Rahmen der Chondrogenese spielt EFG eine wichtige regulative Rolle [4, 13, 30].

Auf Grund der Substanzhomologie des EGF-Rezeptors mit dem v-erb-B-Onkogen erscheint eine therapeutische Anwendung von EGF problematisch, weil eine systemische Applikation in hohen Dosen mit einem erhöhten Karzinomentartungsrisiko einhergehen kann [1].

Forschungsarbeiten an EGF führten 1976 zur Entdeckung eines weiteren konkurrierenden Wachstumsfaktors an dem EGF-Rezeptor [25]. Dieser Faktor schien eine Rolle bei der Transformation von Zellen zu spielen und wurde deshalb als „transforming growth factor" (TGF) bezeichnet. Man unterscheidet 2 unterschiedlich wirksame Formen TGF-α und -β. TGF-α besteht aus 50 Aminosäuren und hat ein Molekulargewicht von 5600 Dalton. Sein entsprechendes Gen liegt auf dem Chromosom Nr. 2. Da es keinen TGF-α-spezifischen Rezeptor gibt, interagiert dieses Peptid mit dem EGF-Rezeptor. NMR-spektroskopische Untersuchungen haben gezeigt, dass die Struktur von TGF-α flexibler ist als die von EGF [3], welche funktionellen Konsequenzen sich daraus ergeben ist bisher nicht bekannt. In vivo zeigt TGF-α eine ähnliche Funktion wie der EGF. Es fördert die Bildung von Epithelzellen und wirkt angiogen.

Die Struktur und Funktion von TGF-β wurde von Sporn et al. erstmalig im Jahr 1986 erforscht. TGF-β besteht aus 112 Aminosäuren und hat ein Molekulargewicht von 25000 Dalton. Das Gen für TGF-β ist auf dem Chromosom 19 lokalisiert. Im Gegensatz zu TGF-α hat TGF-β eigene spezifische Rezeptoren. TGF-β findet sich in jeder Zelle, allerdings zeigen sich hohe TGF-β-Spiegel vor allem in Zentren aktiver Gewebsdifferenzierung wie z.B. im Knochen und im Knorpel in der Wachstumsphase. TGF-β besitzt multifunktionelle Eigenschaften, es kann sowohl wachstumsfördernd als auch wachstumshemmend wirken. Es blockiert die Hämatopoese und die Myogenese und fördert die Chondrogenese. Außerdem unterstützt TGF-β die Bildung von extrazellulären Matrixproteinen (Kollagene, Proteoglykane) und Adhäsionsmolekülen (z.B. Fibronektin). Es trägt zur Stabilisierung der extrazellulären Matrix bei, in dem es die Produktion von spezifischen Proteaseinhibitoren fördert und gleichzeitig die Bildung von Proteasen hemmt. Die intraartikuläre Gabe von TGF-β in höheren Dosen führt allerdings zur Ausbildung von arthrotischen Veränderungen [7, 26].

Aus der TGF-β-Familie wurden in den letzten Jahren eine Vielzahl von unterschiedlichen Wachstumsfaktoren differenziert, welche alle eine einheitliche Wirkungsweise aufweisen: sie können eine Knochenneubildung induzieren. Diese Funktion führte zur Namensgebung: „Bone morphogenetic protein" (BMP). Es gibt bis heute eine Vielzahl von unterschiedlichen BMPs (1–14). Unterhalb der unterschiedlichen BMPs spielen BMP-2, -4, und -7 eine bedeutende Rolle in der Chondro- und Osteogenese. In Übersichtsartikeln von Wozney [28, 29] wurde auf die Bedeutung diverser BMPs bei der Induktion der endochondralen Ossifikation hingewiesen. Insbesondere von BMP-2 war zum damaligen Zeitpunkt klar gezeigt worden, dass dieses eine ektope Ossifikation in Nagern nach Applikation unter die Haut bewirkt. Der Prozess der ektopen Ossifikation verläuft zunächst über die Ausbildung von Knorpel, der dann letztendlich in Knochen umgewandelt wird. Reddi [19] beschrieb in seiner Publikation die Wirkungsweise der BMPs, v.a. von BMP-2 und -4, über die Vermittlung von Chemotaxis, Mitose und Differenzierung. BMP-4 hat in vitro eindeutig einen positiven Effekt auf die Proteoglykan- und Kollagen-Typ-II-Transkription sowie deren Synthese, d. h. auf das chondrogene Potenzial von Chondrozyten [14]. BMP-7 hat in vivo ähnliche Effekte wie BMP-2 und -4, darüber hinaus fördert BMP-7 deutlich stärker die Chondrogenese: in Organkulturen unterstützt BMP-7 über die Differenzierung von perichondralen Zellen das Knorpelwachstum, ohne eine Hypertrophie, die Vorstufe der Ossifikation, zu induzieren. BMP-7 gilt heute als das potenteste chondrogen wirksame BMP. Allerdings geht diese Annahme überwiegend auf In-vitro-Ergebnisse zurück [8, 11].

Auch die knorpelspezifischen MPs (cartilage derived morphogenetic proteins = CDMP) gelten als potente chondrogene Wachstumsfaktoren. Allerdings ist deren chondrogene Wirkung nicht in-vivo bis heute nicht nachgewiesen worden [6].

Zu den „insulin growth factors" zählen Wachstumsfaktoren, welche – wie der Name schon sagt – eine hohe Strukturhomologie zum Proinsulin aufweisen. Sie sind schon seit langem unter den unterschiedlichsten Aspekten untersucht und je nach dem untersuchten zellbiologischen System unterschiedlich bezeichnet worden (Somatomedin, multiplication stimulating aktivity, sulfation factor). Man unterscheidet zwei Subtypen: IGF-I und IGF-II.

Das IGF-I ist ein basisches Polypeptid, welches aus 70 Aminosäuren aufgebaut ist und ein Molekulargewicht von 7649 Dalton aufweist. Das Gen für IGF-I befindet sich auf dem Chromosom Nr. 12. IGF-I bindet spezifisch an den Typ-I-IGF-Rezeptor. IGF-II ist dagegen ein saures Polypeptid, das aus 67 Aminosäuren besteht. Sein Molekulargewicht beträgt 7471 Dalton und sein Gen ist auf dem Chromosom Nr. 11 kodiert. IGF-II kann sowohl an den entsprechenden Typ-II-Rezeptor, aber auch wenn auch etwas schwächer an den Typ-I-Rezeptor binden. Die normale Serumkonzentration beim Menschen beträgt für IGF-I 170–350 ng/ml und für IGF-II 570-650 ng/ml. Dabei besteht vor allem für das IGF-I eine starke Altersabhängigkeit. Die IGF-I-Spiegel nehmen bis zur Pubertät stetig zu und danach mit zunehmendem Alter wieder ab. Die Spiegel von IGF-II zeigen nach Abschluss des ersten Lebensjahres kaum altersabhängige Schwankungen. IGFs kommen in der Zirkulation und im Gewebe nur in sehr geringen Konzentrationen in freier Form vor, sie sind überwiegend an so genannte IGF-Bindungsproteine (IGFBP) gekoppelt. Damit unterscheiden sich die IGFs von vielen anderen Proteohormonen, die im Blut und Gewebe meist in freier Form vorliegen. Bei bestimmten Krankheitsbildern wie der Akromegalie, des Loron-Zwergwuchs, des Hypopituitarismus, dem Hypothyreoidismus, dem Diabetes mellitus, der Mangelernährung und dem Alterungsprozess zeigen sich charakteristische IGF-Spiegel. Des Weiteren sezernieren verschiedene Tumoren IGFs und werden deshalb auch als Tumormarker eingesetzt. In arthrotischem Knorpel finden sich sehr hohe Konzentrationen von IGFBP, welche die normale Reaktionsweise von IGF an seinen Rezeptoren verhindert [5].

Im Jahr 1974 wurde ein weiterer Faktor aus kultivierten Thrombozyten isoliert, welcher das Wachstum von Kulturfibroblasten stimulierte. Dieser Faktor wurde als „platelet-derived growth factor" (PDGF) bezeichnet. Er besteht aus 2 Polypetidkette (A und B) und hat ein Molekulargewicht von 30 000 Dalton. Das Gen für die A-Kette ist auf dem langen Arm des Chromosoms Nr. 7, das Gen für die B-Kette auf dem Chromosom Nr. 22 lokalisiert. Es existieren mehrere Isoformen dieser Wachstumsfaktoren, welche z.T. auch Strukturhomologie mit Onkogenen aufweisen. Auch für PDGF existieren spezifische Rezeptoren, welche das Protein mit hoher Affinität binden. PDGF finden sich bei Fibro-, Osteo- und Chondroblasten sowie in glatten Muskelzellen der Arterien und in Gliazellen. PDGF hat die unterschiedlichsten biologischen Funktionen, welche sich von der konzentrationsabhängigen Vasokonstriktion, über die Ausbildung der Arteriosklerose, der Ausbildung von malignen menschlichen Glioblastomzellen bis zur Embryogenese und Skelettentwicklung erstreckt. Bei entzündlichen und degenerativen Gelenkerkrankungen finden sich vermehrt PDGF-Rezeptoren in der Synovia bzw. erhöhte PDGF-Konzentrationen in der Synovialflüssigkeit [20].

Anfang der siebziger Jahre fanden unterschiedliche Forschergruppen in Präparaten von Hypophysenhormonen und Gehirnextrakten ein Mitogen, das auf Fibrozyten und Chondroblasten wirkt und als „fibroblast growth factor" (FGF) bezeichnet wurde. Auf Grund ihrer Eigenschaft an Heparin zu binden, werden die FGFs auch als „heparin binding growth factor" bezeichnet. Auch für FGF existieren zwei unterschiedliche Formen: das saure FGF (acid FGF) und das basische FGF (basic FGF). Die unterschiedlichen Benennungen geben Auskunft über das Vorkommen und die Funktion von FGF. Beide FGFs haben ein Molekulargewicht von 14 000–18 000 Dalton. Das Gen für „acid" FGF liegt auf dem Chromosom Nr. 5, das Gen für „basic" FGF auf dem Chromosom 4. Es gibt mindestens 4 unterschiedliche FGF-Rezeptoren. Die Bioverfügbarkeit von FGF im Extrazellularraum wird u. a. durch das Heparin reguliert. Die Bindung von FGF an Heparin führt dabei zu einer Steigerung ihrer mitogenen Aktivität und zu einer Erhöhung seiner Stabilität. FGFs wirken mitogen für mesodermale Zelltypen wie z. B. Chondrozyten, fördern die Angiogenese, stimulieren das Neuritenwachstum und fördern die Wundheilung.

Interleukine (IL) zählen zu den katabolen Wachstumsfaktoren. Sie ermöglichen die Kommunikation zwischen den einzelnen Zelltypen des Immunsystems. IL werden von einer Primärzelle (z. B. Synovialzelle oder Chondrozyt) produziert und abgegeben. Sie wirken über einen Rezeptor auf die Zielzelle und haben selbst keine Entzündungsaktivität. Die Entzündungsaktivität wird von den unterschiedlichen Zielzellen (Lymphozyten,

Makrophagen) erst gestartet. Es gibt eine Vielzahl von unterschiedlichen IL (1 bis 28) sowie den „tumor necrosis factor" (TNF) welche die katabolen Prozesse in unterschiedlichem Ausmaß beeinflussen. IL-1 ist ein Monokin mit einen Molekulargewicht von 17000 Dalton. Das Gen für IL-1 ist auf dem Chromosom Nr. 2 lokalisiert. Es gibt 2 miteinander strukturell verwandte IL-1-Subtypen: IL-1-α und IL-1-β. IL-1 wird von fast allen Zellen produziert. Die Produktion wird durch Antigen, Toxine, Verletzungen oder Entzündungsprozesse induziert. IL-1 wirkt als Cofaktor für die Lymphozytenaktivierung. Es fördert die Synthese anderer Lymphokine und aktiviert ruhende T-Zellen. Zusammen mit anderen Interleukinen wie IL-6 und TNF übernimmt es eine Schlüsselfunktion im Entzündungsprozess. Es existieren mehrere verschiedene IL-1-Rezeptoren, welche unterschiedlich hohe Affinitäten besitzen. Die Homöostase von IL-1 und dessen Rezeptoren ist u. a. ausschlaggebend für die Aktivität entzündlich rheumatischer Erkrankungen in einem Gelenk. Die einzelnen Wirkungsmechanismen sind bereits vielfach beschrieben worden. Die Inhibition verschiedener IL durch Verwendung von Rezeptorantagonisten oder Antikörper scheint sich im Klinischen Alltag z. B. bei entzündlich-rheumatischen Erkrankungen eine immer größere Rolle zu spielen [17]. Allerdings ist der Einsatz dieser Substanzen bei den degenerativen Gelenkerkrankungen noch fraglich [18]. Da die Interleukine vielfältige Wechselwirkungen zu anderen Wachstumsfaktoren zeigen, sind sie ein wichtiges Steuerungsglied und Gegenspieler zu den anabol wirksamen Wachstumsfaktoren.

In den letzten Jahren wurde eine Vielzahl von Untersuchungen durchgeführt, um die Wirkungsweise von Wachstumsfaktoren am Knorpel zu untersuchen. Es hat sich dabei bewährt, die einzelnen Wachstumsfaktoren hinsichtlich ihres Wirkungspotentials zunächst in vitro zu untersuchen. Man konnte in den unterschiedlichen In-vitro-Ansätzen (2-D, 3-D-Kultur, Gewebekultur) eindrucksvoll zeigen, dass die Wirkungsweise der einzelnen Faktoren in vielen Fällen konzentrationsabhängig ist. Allerdings ist im In-vitro-System das komplexe Reaktionsverhalten des Gesamtorganismus nicht berücksichtigt. Aus diesem Grund ist es sinnvoll die Wirkungsweise der potentesten Wachstumsfaktoren in In-vivo-Systemen zu untersuchen. Es gibt eine Reihe unterschiedlichster In-vivo-Ansätze, welche in tierexperimentellen Modellen bisher untersucht worden sind. Hierbei kamen die unterschiedlichsten Tierspezies und Defektmodelle (full-thickness/partial-thickness, Defektgröße, Lokalisation, Erzeugung) zur Anwendung. Ein einheitliches und allgemein anerkanntes Knorpeldefektmodell gibt es allerdings bis heute nicht.

Hunziker et al. [12] etablierten vor kurzem ein Modell, bei dem möglichst viele andere Einflussfaktoren, außer dem zu untersuchenden Wachstumsfaktor, reduziert wird.

Es handelt sich dabei um einen Knorpeldefekt, welcher nicht die subchondrale Knochenplatte erreicht („partial-thickness defect") und mit einer Fibrinmatrix aufgefüllt ist, welche frei chemotaktisch und mitogen wirksame Substanzen sowie liposomenumhüllte Wachstumsfaktoren enthält. Als

Tierspezies werden adulte Minipig verwendet. Die Defektgröße beträgt in diesem Modell 0,5×0,5×5–6 mm (Tiefe/Breite/Länge)

In diesem Knorpeldefektmodell wurden folgende Wachstumsfaktoren getestet: TGF-α, TGF-β1–3, BMP-2 und 13, IGF-1 und EGF [12]. Dabei konnte die charakteristische Reaktionsweise der intrinsischen Knorpelreparation mit und ohne Einwirkung von Wachstumsfaktoren gezeigt werden. Die Auswertung erfolgte 6 Wochen nach dem Eingriff unter Verwendung semiquantitativer histologischer Methoden (Zellmorphologie, interzellulärer Matrixfärbung).

Die Ergebnisse zeigen, dass die intrinsische Chondrogenität in diesem Modell bei allen getesteten Mitgliedern der TGF-β zunimmt. Die stärkste Chondrogenität fand sich in den BMP-Gruppen, wobei sich trotz relativ hoher Dosierung in der 2. BMP-13-Gruppe (6 µg/ml) keine unerwünschten Nebenwirkungen einstellte. Gravierende unerwünschte Nebenwirkungen fanden sich nur in den TGF-β-behandelten Defekten über einer Dosis von 900 ng/ml. Dies führte zu Ausbildung von arthrosetypischen Zeichen wie Synovialitis, Pannusbildung, Knorpelerosionen und Ergussbildung. Diese Veränderungen wurden bereits bei anderen In-vivo-Untersuchungen mit intraartikulärer TGF-β-Applikation beobachtet [7, 26].

Interessanterweise konnte in diesem Modell keine chondrogene Differenzierung mit IFG-1 erreicht werden. Andere potente chondrogene Wachstumsfaktoren wie BMP-7 und CDMP wurden in diesem System nicht getestet. Des Weiteren ist in diesem System nicht zu überprüfen, in wie weit ein vorbestehendes arthrotisches Milieu Einfluss auf die ablaufenden Reparationsvorgänge hat. Dies scheint allerdings von großer Bedeutung zu sein, wenn man die Ergebnisse einer anderen Arbeitsgruppe berücksichtigt, welche unterschiedliche Wachstumsfaktoren in arthrotischen und arthritischem Gelenkmilieu untersucht haben.

Schalkwijk et al. 1989 konnte zeigen, dass Chondrozyten aus arthritischem und arthrotischem Milieu nicht auf exogen appliziertes IGF-1 ansprechen. Diese Reaktionsweise macht deutlich wie wichtig es ist, das entsprechende Gelenkmilieu zu berücksichtigen, wenn man experimentelle Ansätze zur Etablierung therapeutische Maßnahmen plant.

Interessanterweise reagiert TGF-β deutlich anders. In normalem Knorpelmilieu führt die Zugabe von TGF-β zu keiner Steigerung der Proteoglykansynthese. Ist der Knorpel allerdings arthrotisch verändert, führt die TFG-β-Applikation über die Sensibilisierung der Chondrozyten zu einer Steigerung der Proteoglykansynthese sowohl in vitro als auch in vivo [27]. BMP-2 zeigt ähnliche Effekte auf die Proteoglykansynthese von Chondrozyten in arthrotischem Milieu, dies wird allerdings schon mit einer einzigen i.a. Injektion erreicht.

Interessant ist in diesem Zusammenhang die Interaktion mit katabolen Zytokinen wie dem IL-1. Van den Berg u. Bresnihan [27] konnten in ihrem Mausmodell zeigen, dass die Proteoglykansuppression durch IL-1-Gabe nur durch eine mehrfache i.a. Injektion von TFG-β ausgeglichen werden kann. Dies belegt einerseits, dass BMP-2 auch bei nicht arthrotischen Zellen die

Proteoglykansynthese anregt, andererseits aber die Sensibilisierungsfähigkeit gegenüber TFG-β bei primär nicht stimulierbaren Chondrozyten im sekundär arthritisch/arthrotischen Milieu hervorruft.

Im Laufe der letzten Jahre wurden weitere Wachstumsfaktoren isoliert, welche in vitro eine deutliche chondrogene Wirkung entwickeln konnten. Dies ist vor allem das BMP-7, aber auch das CDMP-1. Für das BMP-7 konnte die Chondrogenität auch in vivo bestätigt werden, dies steht für das CDMP-1 noch aus.

In eigenen Untersuchungen konnten wir zeigen, dass BMP-7 in vivo zu einer erheblichen Steigerung der Chondrogenität führen kann. Im Rahmen einer tierexperimentellen Studie an einem Knorpeldefektmodell des Göttinger Minipigs wurde mit Hilfe eines liposomengestützten Gentransfers ein BMP-7-Plasmid in autolog transplantierte Chondrozyten geschleust und diese in einem Kollagengel in den Defekt eingebracht. Die Nachuntersuchungen erfolgten nach 6 und 12 Wochen. Die Aufarbeitung der Präparate beinhaltete die Einschätzung des makroskopischen Erscheinungsbildes, eine mechanische Testung der Regeneratzone und des umgebenden Knorpels und eine verblindete histologische und immunhistologische Analyse der Präparate.

Die Ergebnisse zeigten nach einem Untersuchungsintervall von 3 Monaten in den Gruppen mit gentechnisch prozessierten Zellen die beste Reparation. Alle Defekte waren mit einem hochwertigen Knorpelreparationsgewebe ausgefüllt. In allen Randzonen des Defektes fand sich eine komplette Integration des Regenerats. Es zeigte sich ein hoher Kollagen-Typ-II-Gehalt vor allem im mittleren und basalen Anteil des Reparationsgewebes. Die Stabilität des neugebildeten Knorpels war vergleichbar mit den Werten des umgebenden gesunden Knorpelgewebes. Erstaunlich war dabei, dass die Transfektionseffizienz zum Zeitpunkt der Transplantation im Mittel nur bei 15% lag und bereits nach 6 Wochen über 80% der Zellen in der ehemaligen Defektzone BMP-7 exprimierten. Auch in den angrenzenden Zonen (umgebenden Knorpel und im subchondralen Knochen) fanden sich BMP-7-positive Zellen. Diese Beobachtung weist darauf hin, dass exogen zugefügtes BMP-7 zu einer Induktion der intrinsischen BMP-7-Produktion führen kann.

Die Ergebnisse der bisher durchgeführten Untersuchen zeigen deutlich, dass wir noch weit davon entfernt sind, die Wirkungsweise der bisher bekannten Wachstumsfaktoren im Gesamtzusammenspiel und insbesondere beim Vorliegen pathologischer Prozesse zu verstehen. Die Kenntnis über Struktur, Funktion, Konzentration und Wirkungsweise von Wachstumsfaktoren ist allerdings wichtig, wenn man über den therapeutischen Einsatz dieser Substanzen nachdenkt. Man sollte sich darüber im Klaren sein, dass die Applikation von Wachstumsfaktoren in systemischer oder lokaler Form zu einem gravierenden Eingriff in die Homöostase dieses biologischen Systems führen kann. Wir haben zurzeit nur eine unzureichende Kenntnis über die ablaufenden Interaktionen und Regelkreise der genannten Wachstumsfaktoren. Des Weiteren lassen sich die bisher bekannten Wirkungsweisen nicht ohne weiteres auf pathologische Prozesse, wie sie bei degenerativen oder entzündlichen Prozessen ablaufen, übertragen. Deshalb sollte der therapeutische Einsatz von Wachstumsfaktoren zunächst ausschließlich in lokaler Form erfolgen, um Nebeneffekte, welche sich außerhalb eines Gelenkes einstellen könnten, zu minimieren. In weiterführenden Untersuchungen muss geklärt werden, welche Wachstumsfaktoren oder Faktorkombinationen und welche Transfer- bzw. Induktionsmechanismen sinnvoll sind, um Knorpelschäden wirkungsvoll behandeln zu können.

Literatur

1. Borg A, Linell F, Idvall I, et al. (1989) HER2/neu amplification and comedo type breat carcinoma. Lancet I:1268–1269
2. Brown GL, Linell F, Idvall I, et al. (1989) Enhancement of wound healing by topical treatment with epidermal growth factor. N Engl J Med 321:76
3. Carpenter G, Wahl MI (1990) The EGF-family. In: Sporn MB, Roberts AB (eds) Peptide Growth Factors and their Receptors. I. Handb Exp Pharm 95/I. Springer, Heidelberg New York, pp 69–172
4. Coffin Collins PA, Hall BK (1989) Chondrogenesis of mandibular mesenchyme from the embryonic chick is inhibited by mandibular epithelium and by epidermal growth factor. Int J Dev Biol 33:297–311
5. Dore S, Pelletier JP, DiBattista JA, et al. (1994) Human osteoarthritic chondrocytes possess an increased number of IGF-1 binding proteins but are unresponsive to its stimulation. Arthritis Rheum 37:253–263
6. Edwards CJ, Francis-West PH (2001) Bone morphogenetic proteins in the development and healing of synovial joints. Semin Arthritis Rheum 31(1):33–42
7. Elford PR, Graeber M, Ohtsu H, et al. (1992) Induction of swelling, synovial hyperplasia and cartilage proteoglycan loss upon intra-articular injection of transforming growth factor-beta-2 in the rabbit. Cytokine 4:232–238
8. Flechtenmacher J, Huch K, Thonar EJMA, et al. (1996) Recombinant human osteogenic protein 1 ia a potent stimulator of the synthesis of cartilage proteoglycans and collagens by human articular chondrocytes. Arthritis & Rheumatism 39:1896–1904
9. Geduspan JS, Solursh M (1993) Effects of the mesonephros and insulin-like growth factor-I on chondrogenesis of limb explants. Dev Biol 156:500–508
10. Glansbeek HL, van Beuningen HM, Vitters EL, et al. (1998) Stimulation of articular cartilage repair in established arthritis by local administration of TGF-β into murine knee joints. Lab Invest 78:133–142
11. Huch K, Wibrink B, Flechtenmacher J, et al. (1997) Effects of recombinant human osteogenic protein 1 on the production of proteoglycan, prostaglandin E2, and IL-1ra by human articular chondrocytes cultured in the presence of IL-1β. Arthritis Rheum 40:2157–2161
12. Hunziker EB, Driesang IMK, Morris EA (2001) Chondrogenesis in Cartilage Repair is Induced by Members of the Transforming Growth Factor-Beta Superfamily. Clin Orthop 391:171–181
13. Kawamura M, Urist MR (1988) Growth factors, mitogens, cytokines, and bone morphogenetic protein in induced chondrogenesis in tissue culture. Dev Biol 130:435–442

14. Luyten FP, Chen P, Paralkar V, Reddi AH (1994) Recombinant bone morphogenetic protein-4, transforming growth factor-β1, and activin A enhance the cartilage phenotype of articular chondrocytes in vitro. Exp Cell Res 210:224–229
15. Maor G, Hochberg Z, Silbermann M (1993) Insulin-like growth factor-I accelerates proliferation and differentiation of cartilage progenitor cells in cultures of neonatal mandibular condyles. Acta Endocrinol 128:56–64
16. Martel-Pelletier J, Welsch DJ, Pelletier JP (2001) Metalloproteases and inhibitors in arthritic diseases. Best Pract Res Clin Rheumatol 15(5):805–829
17. Nixon AJ, Fortier LA, Williams J, et al. (1999) Enhanced repair of extensive articular defects by insulin-like growth factor-I-laden brin composites. J Orthop Res 17:475–487
18. Pelletier JP, Martel-Pelletier J, Abramson SB (2001) Osteoarthritis, an inflammatory disease: potential implication for the selection of new therapeutic targets. Arthritis Rheum 44(6):1237–1247
19. Reddi AH (1998) Cartilage-derived morphogenetic proteins and cartilage morphogenesis. Microsc Res Tech 43:131–136
20. Ross R (1989) Plated-derived growth factor. Lancet, pp 1179–1182
21. Schalkwijk J, Joosten LAB, van den Berg WB, et al. (1989) Chondrocyte nonresponsiveness to insulin-like growth factor 1 in experimental arthritis. Arthritis Rheum 32:894–900
22. Schalkwijk J, Joosten LAB, van den Berg WB, et al. (1989) Insulin-like growth factor stimulation of chondrocyte proteoglycan synthesis by human synovial fluid. Arthritis Rheum 32:66–71
23. Schultz GS, White M, Mitchell R, et al. (1987) Epithelial wound healing enhanced by transforming growth factor a and vaccinia growth factor. Science 235: 350–352
24. Sporn MB, Roberts AB, Wakefield LM, et al. (1986) Transforming growth factor beta: biological function and chemical structure. Science 223:532–534
25. Todaro GJ, Larco JE, Cohen S (1976) Transformation by murine and feline sarcoma viruses specifically blocks binding of epidermal growth factor to cells. Nature 264: 26–31
26. van Beuningen HM, Glansbeek HL, van der Kraan PM, et al. (2000) Osteoarthritis-like changes in the murine knee joint resulting from intra-articular transforming growth factor-beta injections. Osteoarthritis Cartilage 8:25–33
27. Van den Berg WB, van der Kraan PM, van Beuningen HM (1999) Role of Growth Factors and Cartilage Repair. In: Reginster JY, Pelletier JP, Martel-Pelletier J, Henrotin Y (eds) Osteoarthritis. Clinical and Experimental Aspects. Springer, Berlin, pp 188–209
28. Wozney JM (1989) Bone morphogenetic proteins. Prog Growth Factor Res 1:267–280
29. Wozney JM (1993) Bone morphogenetic proteins and their gene expression, Anonymous. Academic Press, Inc., pp 131–167
30. Yoon YM, Oh CD, Kim DY, et al. (2000) Epidermal growth factor negatively regulates chondrogenesis of mesenchymal cells by modulating the protein kinase C-alpha Erk-1, and p38 MAPK signaling pathways. J Biol Chem 275:12353–12359

Konservative Behandlungsmöglichkeiten

8 Hyaluronsäure

S. Fuchs

Hyaluronsäure ist ein lineares Polysaccharid aus Glukuronsäure und N-Acetyl-Glukosamin. Da die Carboxlygruppe bei physiologischen pH-Werten abgespalten ist, wird es auch häufig als „Hyaluronat" bezeichnet. Es ist in der Haut, im Knorpel, in der Synovia und auch im Hahnenkamm zu finden. Die einzigartigen rheologischen Eigenschaften entfaltet die Hyaluronsäure besonders in der Synovialflüssigkeit durch das hohe Molekulargewicht. Die Hyaluronsäure wird gebildet in den Chondrozyten des Knorpels und den Fibroblasten der synovialen Deckzellen.

Die Grundlage für die Behandlung degenerativer Gelenkveränderungen mit Hyaluronsäure besteht darin, dass die Hyaluronsäure auch im gesunden Gelenk schon vorkommt. Die Hyaluronsäure sorgt über den Proteoglykanstoffwechsel für die Integrität des Knorpels und der anderen extrazellulären Matrizen. Es ist gleichzeitig ein solides Matrixelement und formt in Verbindung mit Aggrecan und anderen Bindungsproteinen die Struktur des Knorpels. Als flüssiges Element sichert die Hyaluronsäure die viskoelastischen Eigenschaften in der Synovialflüssigkeit. Es überzieht sowohl die Knorpel- als auch die Synovialoberfläche.

Im gesunden Gelenk besteht eine enge funktionelle Abhängigkeit zwischen der Synovialflüssigkeit, dem Knorpel und dem subchondralen Knochen, zwischen der Knorpelmatrix und den Chondrozyten, zwischen den Matrixproteoglykanen und Kollagenen. In diesem Stoffwechsel spielt die Hyaluronsäure eine entscheidende Rolle.

In einem arthrotisch veränderten Gelenk ist die Hyaluronsäure in der Synovialflüssigkeit fragmentiert und depolymerisiert. Dies führt zu einer Abnahme der Viskosität in der Synovialflüssigkeit und einem Anstieg an löslichen Hyalurosnäurefragmenten und Saccharidmonomeren. Diese Entwicklung trägt maßgeblich zum Fortschreiten des Knorpeluntergangs bei.

Eine der ersten Veränderungen in der Arthroseentstehung ist der Untergang der Hyaluronsäureschicht auf dem Knorpel. Dadurch ist die Erweichung und Fissurierung des Knorpels als nächstes Stadium zu erwarten. Obwohl kleinere Defekte auch wieder durch eigene Reparaturmechanismen zumindest mit minderwertigem Faserknorpel heilen, sind größere Defekte nahezu unheilbar, da durch den Anstieg, die verkürzte Lebensdauer und die Vergrößerung von Proteoglykanen diese Möglichkeit geringer ist.

Die Behandlung von degenerativ veränderten Gelenken mit der Injektion von Hyaluronsäure ist gerade in den letzten Jahren gehäuft durchgeführt worden. Neben der Anwendung für das Kniegelenk werden mittlerweile auch andere Gelenke wie z.B. das Schultergelenk mit dieser Therapie behandelt. Das Ziel der Therapie besteht in einer Viskosupplementation um den Schmerz zu lindern und die Funktion zu verbessern. Da die Hyaluronsäure ohnehin Bestandteil der Synovialflüssigkeit ist, scheint sie gerade im Vergleich zur Gabe von Glukokortikoiden vorteilhaft. Obwohl eine längere Wirksamkeit als durch die Gabe von Glukokortikoiden diskutiert wird, müssen eine limitierte Haltbarkeit und auch Wirksamkeit bemerkt werden.

Gerade auch in den letzten Jahren sind einige Studien über die klinische Wirksamkeit abgeschlossen worden, die diese Aspekte klären sollen und somit im Folgenden näher erläutert werden.

In einem klinischen Vergleich von der Wirkung einer 3-maligen intraartikulären Injektion eines Hyaluronsäurepräparates und der Gabe von Kochsalz konnte bei leichter bis mäßiger Kniegelenksarthrose eine klinisch signifikante Verbesserung der Symptome bei nur wenigen Nebenwirkungen festgestellt werden [3]. Auch eine andere Arbeitsgruppe berichtete über den Vergleich Hyaluronsäure zu Placebo und stellte signifikant bessere Ergebnisse in der Hyaluronsäuretherapie in den ersten 6 Monaten fest. Eine eingeschränkte Wirksamkeit fanden andere Untersucher ebenfalls in einer Hyaluronsäure vs. Placebostudie bei jüngeren Patienten und weniger ausgeprägte Symtomen fest [16]. In dieser Studie wurden im Wesentlichen nur bei älter als 60-jährigen Patienten und Patienten mit ausgeprägten Symptomen signifikante Verbesserungen erzielt.

Ein Vergleich von der intraartikulären Gabe einer Hyaluronsäure versus Placebo und auch der Gabe eines nichtsteroidalen Antiphlogistikums zeigte eine mindestens so lange Wirksamkeit wie die Gabe des nichtsteroidalen Antiphlogistikums bei mehr Nebenwirkungen [2]. Beide Therapieregime, insbesondere am meisten die Hyaluronsäure konnten im Gegensatz zur Placebogruppe eine Verbesserung der Schmerzhaftigkeit und Funktion erzielen.

Der Vergleich von Patientengruppen mit der Gabe eines nichtsteroidalen Antiphlogistikums versus nichtsteroidales Antiphlogistikum plus Hyaluronsäure versus Hyaluronsäure alleine ergab noch keine signifikanten Unterschiede nach 12 Wochen. Eine Verbesserung war in allen Gruppen zu verzeichnen. Nach 26 Wochen zeigte sich jedoch eine Überlegenheit der Hyaluronsäuregruppe im Gegensatz zur der Gruppe mit der alleinigen Gabe eines nichtsteroidalen Antiphlogistikums [1].

Der Vergleich von der Gabe eines intraartikulären Hyaluronsäurepräparates mit einer Glukokortikoidgabe erbrachte eine signifikant bessere Schmerzlinderung mit der Hyaluronsäure auch noch nach 6 Monaten. Die anderen Parameter wie Gelenkfunktion, Schwellung etc. waren nicht signifikant besser in der Hyaluronsäuregruppe.

Eine signifikante Verbesserung von propriozeptiven Fähigkeiten im Vergleich zu einer Placebogruppe konnte nicht nachgewiesen werden [18].

Hinsichtlich der Lebensqualität konnte eine Verbesserung verschiedenster Parameter noch nach 6 Wochen festgestellt werden [6].

Eine andere Studie untersuchte die Wirksamkeit der Hyaluronsäuretherapie auf die Arbeitsleistung der Gelenkeinheit, des intraartikulären Sauerstoffpartialdruckes, der Gelenktemperatur, der Gelenkfunktion, der Gebrauchsfunktion und der Schmerzsymptomatik. Die Ergebnisse wiesen eine deutlich Verbesserung in allen Parametern nach [19].

Bezüglich der Dauer der Wirksamkeit beschrieben Kotz et al. [14] eine signifikante Verbesserung der Schmerzlinderung gemessen mit der „Visuellen Analog Skala" und auch für die Funktionsfähigkeit feststellen. Eine erste Besserung nach 4 Wochen wurde bei 68% der Patienten festgestellt. Nach 12 Monaten hielt diese Wirkung immer noch bei 55% dieser Patienten an.

Bezüglich des Molekulargewichtes der Hyaluronsäure berichteten Wobig et al. [23], dass die Gruppe mit der Hyaluronsäuretherapie mit einem höherem Molekulargewicht in den klinischen Scores bessere Ergebnisse erzielten.

Auch hinsichtlich einer unterschiedlichen Wirkung verschiedener Hyaluronsäuren mit unterschiedlichen Molekulargewichten konnten Kikuchi et al. [11] zeigen, dass Hyaluronsäuren mit höherem Molekulargewicht bessere Wirkung als mit niedrigerem zeigen. Gleichzeitig konnte in elektronenmikroskopischen Untersuchungen bei dieser experimentellen Studie eine höhere Wirksamkeit als durch Kochsalz bestätigt werden.

Hinsichtlich der Veränderungen des Gelenkmilieus sind auch Änderungen des chemischen Gleichgewichtes und somit auch ein Einfluss auf den Knorpel durch die Hyaluronsäure zu erwarten. Als Komponente von den Proteoglykanaggregaten bindet die Hyaluronsäure zahlreiche Wachstumsfaktoren.

Eine histomorphologische Studie an Knorpelproben von Patienten mit einer intraartikulären Hyaluronsäuretherapie im Vergleich zur Glukokortikoidtherapie wurden sowohl zu Beginn der Behandlung als auch nach 6 Monaten durchgeführt. Die Ergebnisse zeigten 6 Monate nach der Behandlung eine signifikante Wiederherstellung der oberflächlichen Schicht, eine Verbesserung der Chondrozytendensität und der territorialen Matrix. Darüberhinaus gab es einige Hinweise, dass der Stoffwechsel bei den Hyaluronsäurepatienten im Gegensatz zu den Glukokortikoidpatienten signifikant verbessert wurde [8].

Auch Ronchetti et al. [12] entnahmen die Synovia arthroskopisch und untersuchten sie mit einem Elektronenmikroskop nach der Gabe von Hyaluronsäure im Vergleich zu Kortison. Sie stellten zumindest innerhalb des ersten halben Jahres eine signifikante Abnahme der entzündlichen Veränderungen fest. Insbesondere nach der Hyaluronsäuregabe reduzierten sich die Gefäße und die Aggregation von Synoviozyten. Auch die Zahl der Makrophagen, Lymphozyten und Mastzellen wurde gesenkt. Insgesamt fiel jedoch auf, dass die Patienten mit primärer Arthrose bessere Ergebnisse als mit posttraumatischer Arthrose aufwiesen.

Auch die Studie von Frizziero et al. [5] konnte anhand von arthroskopisch gewonnenen Synovia- und Knorpelproben zeigen, dass nach 6 Monaten durch die Hyaluronsäuregabe in einigen Fällen das Ausmaß der Arthrose und der entzündlichen Aktivität verringert wurde. Ferner wurde eine Verbesserung der Vitalität und Densität der Chondrozyten, der oberflächlichen Knorpelschicht, begleitet von einem Raparationsprozess in der Synovia nachgewiesen.

Eine entzündungshemmende Wirkung konnten Nonaka et al. [17] nachweisen indem die perizelluläre fibrinolytische Aktivität beeinflusst wurde.

Eine Steigerung der Proteoglykansynthese fanden Kang et al. [9]. Die Hyaluornsäure hemmte die Fibronectinfragmente und verlangsamte die Metalloproteinaseexpression.

In einer anderen Studie wurde ein Einfluss der Hyaluronsäure auf die CD-44-Expression festgestellt. Es konnte ein Anstieg des CD 44 und ein Abfall des TNF-α sowie des IL-1β nachgewiesen werden [15].

Eine unterdrückte Expression von MMP-3 und IL-1β mRNA in der Synovia bei geringgradigen Arthrosen wurde durch Hyaluronsäuregabe von Takahashi et al. [21] beschrieben. Die TIMP-1 Expression wurde in keinem Fall weder am Knorpel noch an der Synovia beeinflusst.

In einem Tiermodell mit partieller Meniskektomie konnten Kobayashi et al. [13] zeigen, dass die Behandlung mit Hyaluronsäure die Regeneration des Meniskusgewebes beschleunigen kann und dass auch die Knorpeldegeneration gehemmt werden kann.

Eine weitere Studie am Tiermodell mit reseziertem vorderen Kreuzband zeigte einen protektiven Effekt der Hyaluronsäure.

Biochemische Untersuchungen konnten vergleichbare Ergebnisse wie auch am kontralateralen Kniegelenk bis zu 21 Wochen nach Resektion des vorderen Kreuzbandes nachweisen [20].

Eine Studie an Hunden zeigte, dass eine knorpelstabilisierender Einfluss durch Downregulierung des TNF-α entstehen kann. In der Gruppe der mit Hyaluronsäure behandelten Tiere waren am wenigsten Metachromasien festzustellen [4].

Eine andere Arbeit konnte zeigen, daß die Hyaluronsäuregabe die Bewegung von neusynthetisierten Proteoglykanen von der zellgebundenen Matrix zur weiteren Matrix in den Alginatketten und dem Knorpelgewebe beeinflusst [11].

Auch die Nitric-oxid-Produktion wird offensichtlich durch die Hyaluronsäuregabe beeinflusst. Takahashi et al. [21] stellten eine Hemmung ihrer Produktion im Meniskus und Synoviagewebe bei experimentell erzeugter Arthrose am Kaninchenmodell durch die Hyaluronsäuregabe fest. Schon in einer früheren Arbeit konnte Takahasi et al. [21] eine schützende Wirkung der Hyaluronsäure gegen die Apoptose der Chondrozyten feststellen.

Auch die Arbeit von Ghosh et al. [7] wies am experimentellen Tiermodell nach Meniskektomie eine Wirksamkeit der Hyaluronsäure nach. In dieser Studie konnte eine geringere Freisetzung von Keratansulfaten im Gegensatz zu der mit Kochsalz behandelten Versuchsgruppe gezeigt werden. Auch die histologische Auswertung mit dem Mankin-Score demonstrierte weniger Knorpelschäden in der Hyaluronsäuregruppe.

Literatur

1. Adams ME, Atkinson MH, Lussier AJ, Schulz JI, Siminovitch KA, Wade JP, Zummer M (1995) The role of viscosupplementation with hylan G-F 20 (Synvisc) in the treatment of osteoarthritis of the knee: a Canadian multicenter trial comparing hylan G-F 20 alone, hylan G-F 20 with non-steroidal anti-inflammatory drugs (NSAIDs) and NSAIDs alone. Osteoarthritis Cartilage. 3(4):213-225
2. Altman RD, Moskowitz R (1998) Intraarticular sodium hyaluronate (Hyalgan) in the treatment of patients with osteoarthritis of the knee: a randomized clinical trial. Hyalgan Study Group. J Rheumatol 25(11):2203-2212
3. Bradley JD, Heilman DK, Katz BP, Gsell P, Wallick JE, Brandt KD (2002) Tidal irrigation as treatment for knee osteoarthritis: a sham-controlled, randomized, double-blinded evaluation. Arthritis Rheum 46(1):100-108
4. Comer JS, Kincaid SA, Baird AN, Kammermann JR, Hanson RR Jr, Ogawa Y (1996) Immunolocalization of stromelysin, tumor necrosis factor (TNF) alpha, and TNF receptors in atrophied canine articular cartilage treated with hyaluronic acid and transforming growth factor beta. Am J Vet Res 57(10):1488-1496
5. Frizziero L, Govoni E, Bacchini P (1998) Intra-articular hyaluronic acid in the treatment of osteoarthritis of the knee: clinical and morphological study. Clin Exp Rheumatol 16(4):441-449
6. Goorman SD, Watanabe TK, Miller EH, Perry C (2000) Functional outcome in knee osteoarthritis after treatment with hylan G-F 20: a prospective study. Arch Phys Med Rehabil 81(4):479-483
7. Ghosh P, Holbert C, Read R, Armstrong S (1995) Hyaluronic acid (hyaluronan) in experimental osteoarthritis. J Rheumatol Suppl 43:155-157
8. Guidolin DD, Ronchetti IP, Lini E, Guerra D, Frizziero L (2001) Morphological analysis of articular cartilage biopsies from a randomized, clinical study comparing the effects of 500-730 kDa sodium hyaluronate (Hyalgan) and methylprednisolone acetate on primary osteoarthritis of the knee. Osteoarthritis Cartilage. 9(4):371-381
9. Kang Y, Eger W, Koepp H, Williams JM, Kuettner KE, Homandberg GA (1999) Hyaluronan suppresses fibronectin fragment-mediated damage to human cartilage explant cultures by enhancing proteoglycan synthesis: J Orthop Res 17(6):858-869
10. Karlsson J, Sjogren LS, Lohmander LS (2002) Comparison of two hyaluronan drugs and placebo in patients with knee osteoarthritis. A controlled, randomized, double-blind, parallel-design multicentre study. Rheumatology (Oxford) 41(11): 1240-1248
11. Kikuchi T, Yamada H, Fujikawa K (2001) Effects of high molecular weight hyaluronan on the distribution and movement of proteoglycan around chondrocytes cultured in alginate beads. Osteoarthritis Cartilage 9(4):351-356
12. Kikuchi T, Yamada H, Shimmei M (1996) Effect of high molecular weight hyaluronan on cartilage degeneration in a rabbit model of osteoarthritis. Osteoarthritis Cartilage 4(2):99-110
13. Kobayashi K, Amiel M, Harwood FL, Healey RM, Sonoda M, Moriya H, Amiel D (2000) The long-term effects of hyaluronan during development of osteoarthritis following partial meniscectomy in a rabbit model. Osteoarthritis Cartilage. 8(5): 359-365
14. Kotz R, Kolarz G (1999) Intra-articular hyaluronic acid: duration of effect and results of repeated treatment cycles: Am J Orthop 28(11 Suppl):5-7
15. Kurosaka N, Takagi T, Koshino T (1999) Effects of hyaluronate on CD44 expression of infiltrating cells in exudate of rat air pouch, induced by sensitization with lipopolysaccharide. J Rheumatol 26(10):2186-2190

16. Lohmander LS, Dalen N, Englund G, Hamalainen M, Jensen EM, Karlsson K, Odensten M, Ryd L, Sernbo I, Suomalainen O, Tegnander A (1996) Intra-articular hyaluronan injections in the treatment of osteoarthritis of the knee: a randomised, double blind, placebo controlled multicentre trial. Hyaluronan Multicentre Trial Group. Ann Rheum Dis 55(7):424–431
17. Nonaka T, Kikuchi H, Ikeda T, Okamoto Y, Hamanishi C, Tanaka S (2000) Hyaluronic acid inhibits the expression of u-PA, PAI-1, and u-PAR in human synovial fibroblasts of osteoarthritis and rheumatoid arthritis. J Rheumatol 27(4):997–1004
18. Payne MW, Petrella RJ (2000) Viscosupplementation effect on proprioception in the osteoarthritic knee. Arch Phys Med Rehabil 81(5):598–603
19. Schneider U, Miltner O, Graf J, Thomsen M, Niethard FU (1997) Mechanism of action of hyaluronic acid in gonarthrosis of both knee joints in a right/left comparison. Study with dynamometry, oxygen partial pressure, temperature and Lequesne score. Z Orthop Ihre Grenzgeb 135(4):341–347
20. Shimizu C, Yoshioka M, Coutts RD, Harwood FL, Kubo T, Hirasawa Y, Amiel D (1998) Long-term effects of hyaluronan on experimental osteoarthritis in the rabbit knee. Osteoarthritis Cartilage 6(1):1–9
21. Takahashi K, Goomer RS, Harwood F, Kubo T, Hirasawa Y, Amiel D (1999) The effects of hyaluronan on matrix metalloproteinase-3 (MMP-3), interleukin-1beta(IL-1beta), and tissue inhibitor of metalloproteinase-1 (TIMP-1) gene expression during the development of osteoarthritis. Osteoarthritis Cartilage 7(2):182–190
22. Takahashi K, Hashimoto S, Kubo T, Hirasawa Y, Lotz M, Amiel D (2001) Hyaluronan suppressed nitric oxide production in the meniscus and synovium of rabbit osteoarthritis model. J Orthop Res 19(3):500–503
23. Wobig M, Bach G, Beks P, Dickhut A, Runzheimer J, Schwieger G, Vetter G, Balazs E (1999) The role of elastoviscosity in the efficacy of viscosupplementation for osteoarthritis of the knee: a comparison of hylan G-F 20 and a lower-molecular-weight hyaluronan. Clin Ther 21(9):1549–1562

9 Zytokine

J. STEINMEYER

Die Bezeichnung Arthrose (Osteoarthrose, Arthrosis deformans, Osteoarthritis) kennzeichnet eine letztlich in ihrer Ätiologie ungeklärte, langsam progrediente degenerative Erkrankung eines oder mehrerer Gelenke, die einhergeht mit dem Verlust des Gelenkknorpels, Umbauprozessen am Knochen und reaktiven Veränderungen am Gelenkkapselgewebe. Die im angloamerikanischen Sprachgebrauch gängige Bezeichnung Osteoarthritis ist phänomenologisch geprägt und beschreibt die Erfahrung, dass ein arthrotisches Gelenk, das den Patienten zum Arzt führt, im Allgemeinen auch eine, in der Regel sporadisch auftretende, schmerzhaft-entzündliche Symptomatik zeigt. Man spricht im Deutschen vom Stadium der aktivierten Arthrose. Neuere Untersuchungen deuten darauf hin, dass auch in den frühen Phasen der Arthrose eine chronisch und gering ausgeprägte Synovitis vorliegt mit vermehrter Duchblutung, Infiltration von Entzündungszellen und erhöhter Produktion von Zytokinen [14]. Zytokine spielen eine wesentliche Rolle in der Pathogenese der Arthrose [5, 15], dennoch steht die Forschung über Zytokine sowie den Einsatz von Antizytokintherapeutika bei der Arthrose – im Gegensatz zur rheumatoiden Arthritis – noch am Beginn.

Allgemeine Definition und Einteilung der Zytokine

Zytokine sind Gewebshormone, in der Regel kleine Proteine bzw. Polypeptide, die normalerweise als Botenstoffe für die Kommunikation zwischen Zellen verantwortlich sind. Sie entfalten ihre Wirkung meistens in der unmittelbaren Umgebung ihrer Sekretion. Zytokine werden normalerweise nicht konstitutiv exprimiert, sondern erst nach Aktivierung der produzierenden Zellen entweder sezerniert oder auf der Zelloberfläche ausgeprägt. Allerdings kann es bei ausgeprägten Entzündungsvorgängen (z.B. schweren Infektionen, schweren Autoimmunerkrankungen wie z.B. die rheumatoide Arthritis) zu erheblichen systemischen Wirkungen der Zytokine kommen, da sie in die Blutbahn und in zahlreiche Gewebe des Körpers gelangen können.

Zytokine werden in verschiedene Klassen eingeteilt, z.B. die Interleukine (IL) und die Chemokine; aber auch Wachstumsfaktoren können im weitesten Sinn den Zytokinen zugerechnet werden, da sie im Zytokinnetzwerk häufig wichtige regulative Funktionen einnehmen, so insbesondere der „transforming growth factor-β" (TGF-β). Da Zytokine durch ihre Signalwirkungen auf destruktive oder modellierende Zellsysteme potenziell auch gefährliche Funktionen einnehmen können, sind ihre Produktion, aber auch ihre Effektorfunktionen normalerweise eng reguliert.

Grob schematisch werden die Zytokine in die Gruppe der pro- sowie der antiinflammatorisch wirksamen Zytokine unterteilt, wobei die Grenzen fließend sind. Normalerweise hält sich die Wirkung dieser beiden Systeme die Waage. Derzeit wird davon ausgegangen, dass bei der Arthrose unter anderem eine gestörte Homöostase zwischen proinflammatorisch wirksamen Zytokinen [z. B. IL-1, IL-6, IL-8, IL-17, Tumornekrosefaktor (TNF-α), Leukemia inhibitory factor (LIF)] und den antiinflammatorisch wirkenden Zytokinen [z. B. IL-4, IL-10, IL-11, IL-13 und IL-1-Rezeptorantagonist (IL-1RA)] vorliegt.

IL-1 und TNF-α werden aufgrund ihrer besonderen Effizienz und Pluripotenz als dominierende Mediatoren der Knorpeldestuktion eingestuft. In Tiermodellen konnte bereits eindrucksvoll gezeigt werden, dass Gelenkerkrankungen insbesondere dann auftreten, wenn IL-1 oder TNF-α übermäßig produziert werden. Obgleich IL-1 und TNF unterschiedliche Aminosäurestrukturen aufweisen, ist ihre Wirkung auf mesenchymale Zellen sehr ähnlich. Beide induzieren die Produktion von Prostaglandin-E2 (PGE2) und matrixdegradierenden Enzymen in Synovialfibroblasten und Chondrozyten, ferner hemmen sie die Produktion von Proteoglykanen in den Knorpelzellen, sodass eine Aktivitätshemmung dieser Zytokine therapeutisch sinnvoll erscheint. Tierexperimentell konnte demonstriert werden, dass die therapeutische Wirksamkeit der Anti-TNF-Behandlung primär die Synovitis verhindert, wohingegen die IL-1-Blockade vorzugsweise die Knorpeldestruktion inhibiert. Jedoch muss betont werden, dass unser Wissen um das Zusammenspiel, die Rolle und Bedeutung anderer Zytokine noch recht unvollständig ist.

Die Zytokinexpression bei Arthrose

Arthrotisch veränderter Gelenkknorpel weist sowohl *in vitro* als auch *ex vivo* eine erhöhte Expression von Zytokinen auf. So berichten Attur et al. [1], dass eine Reihe von Entzündungsmediatoren einschließlich der Zytokine im arthrotischen Gelenkknorpel vermehrt exprimiert werden z. B. IL-1β, IL-6, IL-8, IL-18, TNF-α, TNF-α-converting-enzyme (TACE), PGE2, COX-2, „nuclear factor-κB" (NF-κB), NO, „monocyte chemoattractant protein-1" (MCP-1), TGF-β, „myeloperoxidase", heat shock protein 70 (HSP70), sowie die Matrixmetalloproteinasen (MMP)-1, -3, -9, -10, und -13.

Neuere Untersuchungen versuchten, immunhistochemisch den zellulären Ursprung der Zytokine sowohl im Spätstadium der Arthrose als auch bei

Tabelle 1. Relatives Vorkommen von Zytokinen im Synovium bei Arthrose und rheumatoider Arthritis. (Modifiziert nach [15])

	Arthrose	Rheumatoide Arthritis
IL-1	++	+++
IL-1RA	+++	++
TNF-α	+	+++
sTNF-R	++	++
LIF	++	+++
IL-4	–	+
IL-6	++	+++
IL-8	++	++
IL-10	++	++
MCP-1	++	++

IL: interleukin; RA: receptor antagonist; TNF-α tumor neccrosis factor alpha; sTNF-R: soluble tumor necrosis factor-receptor; LIF: leukemia inhibitory factor; MCP-1: monocyte chemoattractant protein-1

der rheumatoiden Arthritis zu identifizieren. Diese Studien konzentrierten sich vornehmlich auf synoviales Gewebe von Patienten mit einer rheumatoiden Arthritis, wobei entsprechendes Gewebe von Arthrose-Patienten zum Vergleich herangezogen wurde, um krankheitsspezifische Unterschiede bzw. Faktoren zu erkennen. Die Ergebnisse dieser interessanten Untersuchungen sind in der Tabelle 1 zusammengefasst und zeigen, dass die meisten Zytokine im Synovialgewebe von Patienten gefunden wurde unabhängig davon, ob sie unter einer Arthrose oder einer rheumatoiden Arthritis litten. Sofern Unterschiede festgestellt wurden, waren diese im Wesentlichen von quantitativer und weniger von qualitativer Natur.

Mit molekurlarbiologischen Techniken wurde die Produktion der Zytokine IL-1 und TNF-α in den „lining cells" der Synovialmembran gonarthrotischer Patienten von Smith et al. [14] quantifiziert, wobei erwartungsgemäß die Dichte der IL-1- und TNF-α-positiven Zellen mit dem Schweregrad der Arthrose korreliert. Bemerkenswert an dieser Studie ist, dass selbst in den frühen Stadien der Arthrose diese Zytokine nachweisbar sind und sogar in arthroskopisch normalen Gelenken mit einer basalen Expression derselben zu rechnen ist. Somit erklärt sich die praktisch reguläre Anwesenheit von IL-1 in der Synovialflüssigkeit von Patienten mit Arthrose.

Inwiefern diese, in Abhängigkeit vom Schweregrad der Arthrose unterschiedlich hoch vorliegenden IL-1-Spiegel in der Synovia eine signifikante Wirkung auf den Metablismus von Chondrozyten entfalten, lässt sich anhand der von Dingle et al. [4] und Neidel und Zeidler [13] in In-vitro-Studien gefundenen Konzentrationsschwellenwerte nur abschätzen. So konnte gezeigt werden, dass IL-1 bei humanen Chondrozyten entweder eine Synthesehemmung von Proteoglykanen oder zu einer vermehrten Expression kataboler Enzyme führt. Hierbei wurde eine signifikante Abhängigkeit von

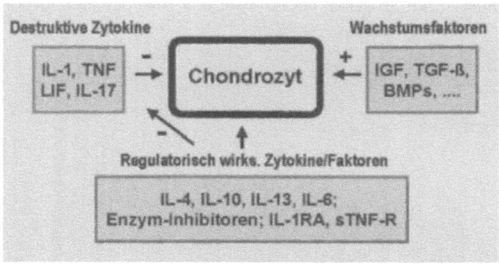

Abb. 1. Balance zwischen Zytokinen und Wachstumsfaktoren

der Konzentration an IL-1 gefunden. Während bei humanem Knorpel die Synthese der Proteoglykane bei relativ niedrigen IL-1-Konzentrationen gehemmt wurde, war für den enzymatischen Abbau der Proteoglykane eine hundertfach höhere Konzentration notwendig. Das Prinzip dieser differenten Schwellenwerte für die Zytokinwirkung auf das anabole bzw. katabole Programm der Zellen wurde auch bei Untersuchungen von bovinem Knorpel vorgefunden, allerdings auf einem wesentlich höheren Konzentrationsniveau [13]. Betrachtet man die absoluten Konzentrationen an IL-1 in der Synovialflüssigkeit von Arthrosepatienten, die im pg/ml-Bereich liegen, mit denen der oben genannten In-vitro-Versuche, die im ng/ml-Bereich liegen, so deutet dieses darauf hin, dass zwar differente Schwellenwerte für den Zytokineinfluss eine Rolle spielen, jedoch *in vivo* wesentlich komplexere Vorgänge von Bedeutung sind. Beispielsweise besitzt ein normaler, nichtaktivierter Chondrozyt ca. 2000 spezifische IL-1-Rezeptoren während eine doppelt so hohe Anzahl an IL-1-Rezeptoren auf den Chondrozytenmembranen von arthrotischem Knorpel gefunden wurde [9].

Zytokine lassen sich gemäß ihrer Wirkung auf den Knorpelmetabolismus auch in die drei Kategorien – destruktive Zytokine, modulatorisch wirksame Zytokine/Faktoren und Wachstumsfaktoren – einteilen (Abb. 1). Die metabolische Antwort des Chondrozyten auf diese vielfältigen biochemischen Reize, also der Nettoeffekt, hängt ab von
- der Balance zwischen diesen Zytokinen untereinander
- dem Zeitpunkt der Expression einzelner Zytokine
- dem Ausmaß der Expression
- der Hierachie der Zytokine untereinander
- dem Stadium der Erkrankung
- weiteren Faktoren z. B. mechanischen Stimuli und hormonellen Einflüssen.

Unser Wissen über dieses komplexe Zusammenspiel ist recht unvollständig und derzeit Gegenstand intensiver universitärer und industrieller Forschungsanstrengungen.

Experimentelle Ansätze zur Basistherapie der Arthrose mit Antizytokintherapeutika

Mit rasanter Geschwindigkeit werden neue Informationen über die molekularen und zellulären „pathways" der rheumatischen Erkrankungen erzielt. Die Anzahl der potenziellen Zielmoleküle für eine pharmakologische Intervention wächst nicht nur ständig, sondern diese Erkenntnisse werden auch konsequent von der pharmazeutischen Industrie und zahlreichen biotechnologischen Firmen verfolgt und strategisch-therapeutisch umgesetzt. Die Entwicklung von Antizytokintherapeutika, die auch Biologicals oder Immunobiologika genannt werden, steht bei der Arthrose – im Gegensatz zur rheumatoiden Arthritis – noch am Beginn. Tabelle 2 verdeutlicht, dass derzeit bei der Indikation rheumatoide Arthritis eine große Anzahl von neuen Substanzen bzw. Therapieprinzipien entwickelt und bereits in klinischen Studien getestet wird, deren Wirkung auf einem antizytokinbasiertem Mechanismus beruht. Die enorme Aktivität im Bereich der Zytokinforschung erklärt sich u. a. auch aus den zahlreichen potenziellen Indikationen für Antizytokintherapeutika, die in der Tabelle 3 aufgelistet sind.

Bei der Arthrose werden eine Reihe von pharmakotherapeutischen Strategien entwickelt und getestet mit dem Ziel, die Synthese und/oder Aktivität von proinflammatorisch und katabol wirkenden Zytokinen wie z. B. IL-1 zu inhibieren; eine Reihe von In-vitro- und/oder In-vivo-Befunde liegen schon vor. Folgende Therapiemöglichkeiten scheinen, zumindest theoretisch, erfolgversprechend zu sein:

Tabelle 2. Klinische Studien mit Antizytokintherapeutika bei rheumatoider Arthritis

Zytokinrezeptorantagonisten	Monoklonale Antikörper (mAb)
▪ IL-1 RA	▪ humaner anti-IL-8 mAb
Zytokinrezeptoren	▪ chimärer anti-IL-6 Rezeptor mAb
▪ löslicher IL-1-Rezeptor-Typ II	▪ anti-C5 mAb
▪ löslicher IL-15-Rezeptor	▪ anti-TNF-α mAb
▪ löslicher TNF-p55-Rezeptor (Onercept)	▪ anti-CD4 mAB
Antiinflammatorische Zytokine	**Enzyminhibitoren**
▪ IL-10	▪ orale ICE-Inhibitoren (z. B. Pralnacasan)
▪ IL-11	▪ oraler p38-MAPK-Inhibitor
	▪ oraler Typ-IV-Phosphodiesterase-Inhibitor
	▪ orale MMP-Inhibitoren

Nicht aufgelistet sind in dieser Tabelle Arzneistoffe, die bereits für die Therapie der rheumatoiden Arthritis zugelassen sind, über eine anderen Mechanismus wirken (z. B. COX-2-Inhbitoren) sowie humane bzw. humansierte Anti-TNF-α-Antikörper. Sofern nicht anders angegeben, werden die oben genannten Substanzen parenteral appliziert. p38-MAPK: „Mitogen-activated protein kinase" mit einem Molekulargewicht von 38 kDa

Tabelle 3. Klinische Studien mit Antizytokintherapeutika bei diversen Erkrankungen

Anti-TNF-α-basierte Therapie (Ethanercept, Infliximab)	IL-1-Rezeptorantagonist
■ Rheumatoide Arthritis	■ Rheumatoide Arthritis
■ Psoriasis	■ Diabetes mellitus
■ Arthritis psoriatica	■ Leukämie
■ Colitis ulcerosa	■ Arteriosklerose
■ Still-Syndrom	■ Multiple Sklerose
■ Spondylitis ankylosans	■ Arthrose
■ M. Behçet	
■ M. Crohn	
■ Uveitis	
■ Fortgeschrittener Herzfehler	
■ Wegener-Klinger-Granulomatose	

■ Inhibition der Zytokinsynthese

Die Zytokinsynthese kann inhibiert werden durch z. B. Hemmung des IL-1-converting-Enzyme (ICE; Caspase-1) bzw. des TNF-α-converting-Enzyme (TACE), Gabe von IL-4 bzw. IL-10. Auch eine Reihe bekannter Arzneistoffe inhibiert die Synthese von IL-1 und TNF-α, z. B. Kortikosteroide, strogene, Cyclosporin, Pentoxifyllin. Beispielsweise sind Kortikosteroide auch IL-1-Inhibitoren, da sie die IL-1-Genexpression und Sekretion *in vitro* und *in vivo* unterdrücken und die Produktion von löslichen IL-1-Rezeptor-Typ II induzieren. Die Entwicklung von ICE-Inhibitoren ist bereits weit fortgeschritten. Generell geht man davon aus, dass bei einer Entzündung mehr IL-1β als IL-1 produziert wird. Eine direkte Inhibition des ICE oder Hemmung der Spaltung der ICE-Vorstufe scheinen mögliche therapeutische Ansätze (Abb. 2) zu sein, da auch ICE-defiziente Mäuse deutlich weniger IL-1β produzieren [11]. Jedoch können andere Proteasen Pro-IL-1β umwandeln und damit den Therapieeffekt mindern. Des Weiteren scheint die zeitliche Koordination von Bedeutung, da z. B. bei rheumatoider Arthritis durch ICE-Hemmer eher eine Prophylaxe als ein Therapieerfolg erzielt werden kann.

■ Hemmung der proinflammatorisch/destruktiven Zytokineffekte durch Gabe von antiinflammatorisch wirksamen Zytokinen

Antiinflamatorisch wirksame Zytokine wie z. B. IL-4, IL-10, IL-13 sind potenzielle Kandidaten für eine Basistherapie der Arthrose, wobei diese Zytokine entweder rekombinant hergestellt oder gentherapeutisch eingesetzt werden könnten. Zytokine wie das IL-4, IL-10 und IL-13 induzieren besonders die Synthese des IL-1RA [3], während IL-4 und IL-10 gleichzeitig auch

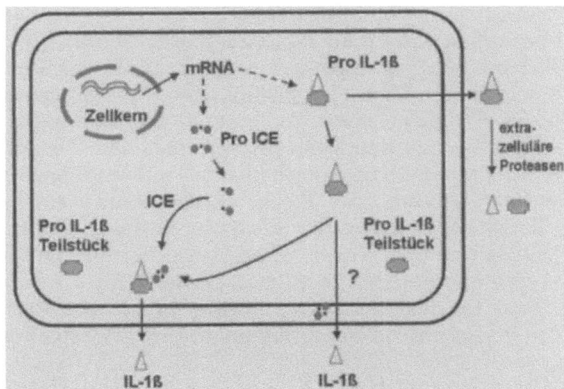

Abb. 2. Synthese und Sekretion von IL-1. Das inaktive Pro-IL-1β ist normalerweise nicht in der Lage, die Zellmembran zu passieren. Eine Spaltung durch das spezifische IL-1β-converting-Enzym (ICE, Caspase-1) ist notwendig. Der größte Teil des ICE liegt als Vorläuferprotein (Pro-ICE-Molekulargewicht 45 kDa) vor, und erst die durch proteolytische Spaltung entstehenden beiden Untereinheiten (Molekulargewicht 10 kDa und 20 kDa) werden gemeinsam benötigt, um die katalytische Aktivität zu entfalten. Neben der intrazellulären Spaltung in die mature IL-1β Form wird eine Spaltung in ICE-assoziierten Membrankanälchen angenommen. Es gibt keine membranständige Form des Pro-IL-1β, und grundsätzlich passiert nur IL-1β die Zellmembran. Im Falle einer Zytolyse kann Pro-IL-1β auch durch extrazelluläre Proteasen gespalten werden

die Transkription und Translation von IL-1 unterdrücken. IL-4, IL-10 und IL-13 entfalten ihre destruktionshemmende Wirkung auf den Gelenkknorpel auch durch Inhibition der MMP-Produktion und -Stimulation der Synthese von TIMP, die endogene Inhibitoren der MMPs sind. IL-10 wird bereits in klinischen Studien zur Behandlung der rheumatoiden Arthritis untersucht (Tabelle 2). Erst kürzlich berichteten Miagkov et al. [10] über einen bemerkenswerten gentherapeutischen Versuch an einem Rattenmodell der rheumatoiden Arthritis, bei dem die Expression von IL-10 sogar autoregulatorisch in Abhängigkeit vom Entzündungsgrad gesteuert wurde.

Regulation der Zytokinrezeptorexpression

Die Zytokinrezeptorexpression kann z.B. duch TGF-β verändert werden, wobei diese entweder rekombinant hergestellt oder gentherapeutisch eingesetzt werden könnten. Jedoch gehört TGF-β zu den dualistisch wirksamen Wachstumsfaktoren mit anabolen und katabolen Wirkungen, die abhängig sind von der Zielzelle, der Gewebelokalisation und der Konzentration. Aus tierexperimentellen Studien ist auch bekannt, dass TGF-β die Bildung von Osteophyten, also einem „klassischen" Merkmal der Arthrose, induzieren kann [15]. In diesem Zusammenhang ist auch auf die gesteigerte Sensitivität arthrotischer Chondrozyten gegenüber IL-1 erinnert, die auf einer doppelt so hohen Anzahl an IL-1-Rezeptoren beruht. [9]. Diese erhöhte Empfindlichkeit führt dazu, dass nur 1% statt 4% der Rezeptoren mit IL-1 besetzt sein müssen, um eine halbmaximale Synthesesteigerung der MMPs zu induzieren. Da es anscheinend genügt, nur eine geringe Anzahl an Rezeptoren mit IL-1 zu besetzen, um eine metabolische Antwort zu induzieren, wird ein Amplifizierungsmechanismus während der Signaltransduktion angenommen. In ähnlicher Weise wurden auch vermehrt TNF-α-Rezeptoren auf den Membranen von arthrotisch veränderten Chondrozyten gefunden [16]. Insbesondere wurde diese Anreicherung an den mechanisch disponierten und geschädigten Bezirken des arthrotischen Kniegelenkknorpels nachgewiesen und liefert somit eine mögliche Erklärung für die bei der Arthrose zunächst fokal auftretenden Knorpeldestruktionen.

■ Inhibition der Zytokinwirkung durch Applikation monoklonaler Antikörper

Monoklonale Antikörper gegen z.B. IL-1, TNF-α bzw. gegen deren Rezeptoren können die Wirkung eines Zytokins unterdrücken (Abb. 3). Derzeit wird bereits bei der rheumatoiden Arthritis sowie beim M. Crohn ein gentechnologisch hergestellter monoklonaler humanisierter Anti-TNF-α-Antikörper (Infliximab, Remicade®) mit positivem Effekt eingesetzt. Infliximab ist eine Chimäre: Sein konstanter Teil besteht aus einem menschlichen Immunglobulin G1 (IgG1-)-Anteil, die variablen Regionen sind von einem Mausantikörper abgeleitet. Der Antikörper bindet hochselektiv den humanen TNF-α. Als Folge werden die Freisetzung von proinflammatorischen Zytokinen wie z.B. IL-1 und IL-8, die Expression von endothelialen Adhäsionsmolekülen und somit das Einwandern von Leukozyten vermindert.

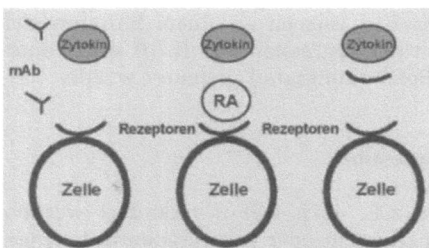

Abb. 3. Selektive Inhibition der Zytokinwirkung. Monoklonale Antikörper (mAb) binden entweder an das Zytokin oder seinen Rezeptor (*links*); Rezeptorantagonisten (RA) binden kompetitiv an den Rezeptor und blockieren diesen, ohne dass die Signalkaskade ausgelöst wird (*mitte*); lösliche Rezeptoren, die aufgrund der fehlenden transmembranären und intrazytoplasmatischen Domäne eine „verstümmelte Version" der Zellmembranrezeptoren darstellen, besitzen eine im Vergleich zu den mAb ca. 1000fach höhere Affinität zu den Zytokinen (*rechts*)

Inhibition der Zytokinwirkung durch Applikation von löslichen Zytokinrezeptoren

Abbildung 3 verdeutlicht das Prinzip. Mit Etanercept (Enbrel®), einem per Genexpression aus Eierstockzelllinien chinesischer Hamster synthetisierten Fusionsprotein aus dem extrazellulären Bindungsanteil des menschlichen TNF-α-Rezeptors und dem Fc-Anteil des humanen IgG1, können bereits seit dem 1. Juni 2000 Erwachsene mit aktiver rheumatoider Arthritis behandelt werden, bei denen die Therapie mit Basismedikamenten einschließlich Methotrexat nicht mehr ausreicht. Derartige Fusionsproteine weisen den Vorteil auf, dass sie eine höhere Affinität zu den Zytokinen besitzen und eine verlängerte Halbwertszeit in der Zirkulation haben. Jedoch werden diese Vorteile erkauft mit einem potenziell höheren Risiko einer Immunreaktion. TNF-α entfaltet seine proinflammatorische Wirkung über zwei Rezeptorsubtypen, die sowohl in löslicher Form als auch an Membranen gebunden vorkommen. TNF zirkuliert in Form trimerer Moleküle. Etanercept bindet an zwei Stellen dieser Trimere und verhindert so, dass das Zytokin mit den membranständigen Rezeptoren interagiert. Beim therapeutischen Einsatz dieses TNF-R_{p75}-Fc-Fusionsproteins (Etanercept) wurde in einer kürzlich veröffentlichten Studie nicht nur eine effektive Neutralisation von TNF-α bei therapierefraktären Patienten mit einer rheumatoiden Arthritis auch bei wiederholten Injektionen gezeigt, sondern auch eine deutliche Besserung der Krankheitssymptome erzielt [8].

Blockade der Zytokinrezeptoren durch Gabe von Zytokinrezeptorantagonisten

Großes Interesse findet derzeit die Applikation von IL-1RA (Abb. 3). Am Beispiel von IL-1 lässt sich die Wirkung eines Zytokinrezeptorantagonisten erklären: IL-1 bindet an den membranständigen IL-1-Rezeptor vom Typ I. Beide bilden dann einen heterodimeren Komplex mit dem akzessorischen Protein IL-1RAcP, der in der Zelle eine Signalkaskade auslöst. Im gesunden Gelenk verhindert kompetitiv ein endogener IL-1RA, dass IL-1 an den Rezeptor bindet, ohne selbst eine Wirkung zu entfalten. In der Folge kann sich auch IL-1RacP nicht mehr anlagern. Bei der rheumatoiden Arthritis sowie bei der Arthrose stehen IL-1 und der endogene Rezeptorantagonist jedoch im Ungleichgewicht, wobei die IL-1-vermittelte Wirkung überwiegt. Durch Applikation von IL-1RA soll erstmals die Möglichkeit eröffnet werden, auch die destruktiven Effekte von IL-1 unmittelbar zu inhibieren.

Ein wichtiger Aspekt hierbei ist, dass IL-1RA zwar mit gleicher Affinität wie IL-1 an seine Rezeptoren bindet, eine 50%ige Hemmung der durch IL-1 induzierten Effekte jedoch einen mindestens 100fachen Überschuss von IL-1RA gegenüber IL-1 erfordert. Erst dieser hohe Überschuss führt zur Verdrängung des IL-1 aus seinem Rezeptormolekül. Da jedoch bereits durch 1–2% IL-1-besetzter Rezeptoren eine biologische Antwort induziert wird, muss der IL-1RA in 100–2000fach höherer Konzentration vorhanden sein, um durch Bindung „aller" Rezeptoren die Zellstimulation *in vivo* zu unterbinden [5, 15].

IL-1RA wird derzeit entweder rekombinant hergestellt (Anakinra, Kineret®), in tierexperimentellen sowie klinischen Studien gentherapeutisch erprobt oder seine Expression wird *ex vivo* in patienteneigenen Monozyten induziert (Orthokin®) und anschließend intraartikulär bei Patienten mit rheumatoider Arthritis oder Arthrose appliziert.

Durch den Einsatz verschiedener gentherapeutischer Ansätze wird versucht, das Problem der Applikation von Proteinen, der potenziellen Nebenwirkungen sowie der Aufrechterhaltung eines genügend hohen Wirkstoffspiegels im Gelenk zu umgehen; insofern stellt die Gentherapie auch eine neue, zukunftsträchtige Form der Arzneistoffapplikation dar. Die Transfektion des IL-1RA in Chondrozyten oder Fibroblasten zeigte eine längerfristige, gesteigerte Sekretion des IL-1RA [12]. In zugehörigen tierexperimenellen Studien zur rheumatoiden Arthritis sowie Arthrose wirkte sich die lokale IL-1RA-Sekretion chondroprotektiv aus [6, 7, 12]. Erste klinische Studien bei Patienten mit rheumatoider Arthritis werden derzeit durchgeführt [7].

Anakinra (Kineret®) wurde von dem US-amerikanischen Biotech-Unternehmen Amgen entwickelt und wird durch rekombinante DNA-Technologie mit Hilfe eines Escherichia-coli-Expressionssystems hergestellt. Es gleicht dem nativen, humanen IL-1-RA mit Ausnahme der zusätzlichen Aminosäure Methionin am N-Terminus und der fehlenden Glykosylierung des Proteins. Seit April 2002 ist Anakinra zur Therapie der rheumatoiden Arthritis zugelassen; bislang sprechen die Daten dafür, dass mit Anakinra eine neue wirksame Waffe gegen die rheumatoide Arthritis zur Verfügung steht. Tierexperimentelle Studien belegen, dass die intraartikuläre Injektion von IL-1RA die Entstehung von arthrotischen Läsionen im Kniegelenk von Hunden verhindern kann [2]. Derzeit werden erste klinische Studien gestartet mit dem Ziel, in Zukunft auch Arthrose-Patienten mit Anakinra zu therapieren.

Zusammenfassung und Ausblick

Seit den 80er Jahren sind Zytokine und ihr breites Wirkungsspektrum analysiert worden. Die bereits vorliegenden grundlagenwissenschaftlichen Ergebnisse legen in hohem Maße nahe, dass Zytokine eine wesentliche Rolle in der Pathogenese der Arthrose spielen. Dennoch ist die Frage noch ungeklärt, inwiefern Zytokine ursächlich an der Entstehung der Arthrose beteiligt oder als Konsequenz des Arthroseprozesses anzusehen sind. Die Forschung über den Einsatz von Antizytokintherapeutika steht bei der Arthrose – im Gegensatz zur rheumatoiden Arthritis – noch am Beginn. Gegenwärtig existieren noch keine klinischen Studien, in denen nachweislich gezeigt werden konnte, dass bei Arthrose Antizytokintherapeutika antiphlogistisch wirksam sind und/oder die Entstehung morphologisch erkennbare

Knorpeldefekte verhindern bzw. die fortschreitende Zerstörung des Gelenkknorpels zumindest verlangsamen können. Wie jede andere Therapie ist für den derzeitigen Einsatz der Antizytokintherapeutika bei der rheumatoiden Arthritis sowie deren potenziell zukünftige Verwendung bei Arthrose auch ihr Nutzen-Risiko-Verhältnis entscheidend. Viel kritischer zu sehen ist unser mangelnder Kenntnisstand, was die Langzeitfolgen einer antizytokinbasierten Therapie betrifft, da es sich hier um eine immunsuppressive Therapie mit all ihren möglichen Konsequenzen auf Infektabwehr und Tumorüberwachung handelt. Hier wird vor allen Dingen die Induktion von malignen, v.a. lymphoproliferativen Erkrankungen sowie eine erhöhte Infektanfälligkeit befürchtet. Ein weiterer Faktor, der die Indikation von Antizytokintherapeutika beeinflusst, sind deren nicht zu unterschätzende Kosten und damit die Frage, wer diese auf Dauer übernimmt. Ferner ist zur Zeit noch wenig über das komplexe Zusammenspiel von pro- und antiinflammatorisch wirkenden Zytokinen sowie der Wachstumsfaktoren bei der Arthrose bekannt; die hieraus resultierenden spezifischen und grundsätzlichen therapeutischen Möglichkeiten im Sinne einer strukturmodifizierend wirkenden Basistherapie der Arthrose rechtfertigen die universitären und industriellen Forschungsanstrengungen.

Literatur

1. Attur MG, Dave M, Akamatsu M, Katoh M, Amin AR (2002) Osteoarthritis or osteoarthrosis: the definition of inflammation becomes a semantic issue in the genomic era of molecular medicine. Osteoarthritis Cart 10:1–4
2. Caron JP, Fernandes JC, Martel-Pelletier J, Tardif G, Mineau F, Geng C, Pelletier JP (1996) Chondroprotective effect of intraarticular injections of interleukin-1 receptor antagonist in experimental osteoarthritis. Suppression of collagenase-1 expression. Arthritis Rheum 39:1535–1544
3. Dinarello CA (1998) Interleuin-1, interleukin-1 receptors and interleukin-1 receptor antagonist. Int Rev Immunol 16:457–499
4. Dingle JT, Horner A, Shield M (1991) The sensitivity of synthesis of human cartilage matrix to inhibition by IL-1 suggests a mechanism for development of osteoarthritis. Cell Biochem Funct 9:99–102
5. Fernandez JC, Martel-Pelletier J, Pelletier J-P (2002) The role of cytokines in osteoarthritis pathophysiology. Biorheology 39:237–246
6. Frisbie DD, Ghivizzani SC, Robbins PD, Evans CH, McIlwraith CW (2002) Treatment of experimental equine osteoarthritis by in vivo delivery of the equine interleukin-1 receptor antagonist gene. Gene Therapy 9:12–20
7. Gouze E, Ghivizzani SC, Palmer GD, Gouze JN, Robbins PD, Evans CH (2001) Gene therapy for rheumatoid arthritis. Expert Opin Bio Ther 1:971–978
8. Koopman WJ, Moreland LW (1998) Rheumatoid Arthritis: Anti-cytokine therapies on the horizon. Ann Intern Med 128:231–233
9. Martel-Pelletier J, McCollum R, DiBattista J, Faure MP, Chin JA, Fournier S, Sarfati M, Pelletier JP (1992) The interleukin-1 receptor in normal and osteoarthritic human articular chondrocytes. Identification as the type I receptor and analysis of binding kinetics and biologic function. Arthritis Rheum 35:530–540

10. Miagkov AV, Varley AW, Munford RS, Makarov SS (2002) Endogenous regulation of a therapeutic transgene restores homeostasis in arthritic joints. J Clin Invest 109:1223–1229
11. Miller BE, Krasney PA, Gauvin DM, Holbrook KB, Koonz DJ, Abruzzese RV, Miller RE, Pagani KA, Dolle RE, Ator MA (1995) Inhibition of mature IL-1β production in murine macrophages and a murine model of inflammation by WIN 67694, an inhibitor of IL-1β converting enzyme. J Immunol 154:1331–1338
12. Müller-Ladner U, Roberts CR, Franklin BN, Gay RE, Robbins PD, Evans CH, Gay S (1997) Human IL-1Ra gene transfer into human synovial fibroblasts is chondroprotective. J Immunol 158:3492–3498
13. Neidel J, Zeidler U (1993) Independent effects of interleukin 1 on proteoglycan synthesis and proteoglycan breakdown of bovine cartilage in vitro. Agents Actions 39:82–90
14. Smith MD, Triantafillou S, Parker A, Youssef PP, Coleman M (1997) Synovial membrane inflammation and cytokine production in patients with early osteoarthritis. J Rheumatol 24:365–371
15. Van den Berg W, van der Kraan PM, van Beuningen HM (1998) Synovial mediators of cartilage damage and repair. In: Brandt KD, Doherty M, Lohmander LS (eds) Osteoarthritis. Oxford University Press, Oxford, pp 157–167
16. Webb GR, Westacott CI, Elson CJ (1997) Chondrocyte tumor necrosis factor receptors and focal loss of cartilage in osteoarthritis. Osteoarthritis Cart 5:427–437

10 Neue Generationen der NSAR

S. Fuchs

Die Gabe von nichtsteroidalen Antiphlogistika kann eine bessere Wirksamkeit bei Arthrosen bieten als die Gabe von allgemeinen Analgetika wie Paracetamol, Tramadol, Acetylsalicylsäure, etc.

Man unterscheidet die nicht spezifischen herkömmlichen nichtsteroidalen Antiphlogistika wie Diclofenac von den neuen COX-2-spezifischen Inhibitoren. Neben der Abwägung der Kosten sollte die Wahl durch die gastrointestinale und renale Toxizität gesteuert werden. Da man bei ca. 20–30% aller über 65-jährigen Patienten mit Magenulzera von einer Auslösung durch nichtsteroidale Antiphlogistika ausgeht, sollte die Indikation kritisch gestellt werden [2, 7]. Dabei sollte ein Ausschlusskriterium auf jeden Fall sein: Positive Anamnese hinsichtlich eines Magenulzerus, Kortikoid- oder Antikoagulantieneinnahme, Nikotin- und Alkoholkonsum sein. Risikofaktoren für ein Nierenversagen bestehen auch bei Bluthochdruck, koronarer Herzkrankheit, Diuretika- und ACE-Hemmereinnahme.

Vergleichende Studien von COX-2-Hemmern mit Placebo haben eine bessere Wirksamkeit und im Vergleich mit herkömmlichen nichtsteroidalen Antiphlogistika eine ähnliche Wirksamkeit ergeben. Gastroskopische Untersuchungen konnten belegen, dass eine magenschädigende Wirkung ausblieb und die Ergebnisse denen der Placebogruppe ähnlich waren [1, 3, 5, 6].

Ein weiterer Vorteil besteht darin, dass die Blutungszeit im Gegensatz zu den herkömmlichen nichtsteroidalen Antiphlogistika nicht verändert wird.

Ähnlich wie nichtsteroidalen Antiphlogistika besteht jedoch auch eine renale Toxizität. Darüber hinaus besteht eine Kontraindikation bei einer Allergie gegen Sulfonamide.

Literatur

1. Cannon GW, Breedveld FC (2001) Efficacy of cyclooxygenase-2-specific inhibitors: Am J Med 110(Suppl)3A:6S–12S
2. Griffin MR, Yared A, Ray WA (2000) Nonsteroidal anti-inflammatory drugs and acute renal failure in elderly persons. Am J Epidemiol 151(5)488–496

3. Hawkey C, Kahan A, Steinbruck K, Alegre C, Baumelou E, Begaud B, Dequeker J, Isomaki H, Littlejohn G, Mau J, Papazoglou S (1998) Gastrointestinal tolerability of meloxicam compared to diclofenac in osteoarthritis patients. International MELISSA Study Group. Meloxicam Large-scale International Study Safety Assessment. Br J Rheumatol 37(9):937–945
4. Hull MA, Thomson JL, Hawkey CJ (1999) Expression of COX 1 and 2 by human gastric endothelial cells. Gut 38(8):779–788
5. Saag K, van der Heijde D, Fisher C, Samara A, DeTora L, Bolognese J, Sperling R, Daniels B (2000) Rofecoxib, a new cyclooxygenase 2 inhibitor, shows sustained efficacy, comparable with other nonsteroidal anti-inflammatory drugs: a 6-week and a 1-year trial in patients with osteoarthritis. Osteoarthritis Studies Group. Arch Fam Med 9(10):1124–1134
6. Simon LS, Zhao SZ, Arguelles LM, Lefkowith JB, Dedhiya SD, Fort JG, Johnson KE (1998) Economic and gastrointestinal safety comparisons of etodolac, nabumetone and oxaprozin from insurance claims data from patients with arthritis. Clin Thera 20(6):1218–1235
7. Smalley WE, Griffin MR, Fought RL, Ray WA (1996) Exess costs from gastrointestinal disease associated with nonsteroidal ant-inflammatory drugs. J Gen Intern Med 11(8):461–469

11 Glykosaminosulfate, Chondroitinsulfate

S. Fuchs

Die Gabe von Chondroitinsulfaten oder Glukosaminen in der Behandlung der Arthrose wird schon seit den 60er Jahren diskutiert.

Der Wirkmechanismus soll darin bestehen, dass die Glykosamine vom gastrointestinalen Trakt absorbiert werden [17] und möglicherweise die Proteoglykansynthese steigern [19]. Chondroitinsulfat soll die mRNA-Synthese der Chondrozyten steigern [20] und über eine Hemmung der Leukozytenfreisetzung die Degradation des Knorpelkollagens und -proteoglykans bremsen [1, 2].

McAlindon et al. [10] führte eine Metaanalyse durch, bei der er feststellte, dass mit einer Ausnahme ausschließlich positive Ergebnisse festgestellt wurden. Dabei ist jedoch zu berücksichtigen, dass die meisten Studien durch die Hersteller gesponsort wurden. Dennoch konnte ein Unterschied zwischen den Glukosaminen und Chondroitinsulfaten festgestellt werden. Die Glukosamine wirkten etwas schwächer als das Chondroitinsulfat.

Im Vergleich von klinischen Ergebnissen nach der Behandlung mit Glukosaminen zu Kontrollprobanden konnten Crolle et al. [7] schon in der ersten Woche eine Verbesserung bei 65% ohne Komplikationen belegen. Weitere 15% verbesserten sich nach 3 Wochen. Vergleichbare Ergebnisse publizierten auch Drovanti et al. [9], Pujalte et al. [14] und d'Ambrosio et al. [8]. Auch neuere Arbeiten erzielten ähnliche Ergebnisse [15, 16]. Es wird jedoch zunehmend eine Kombination mit Ibuprofen diskutiert, die jedoch mehr Nebenwirkungen, aber eine schnelle Besserung geboten haben.

Untersuchungen zur Gabe von Chondroitinsulfaten im Vergleich zu Kontrollprobanden zeigten ebenfalls nahezu keine Komplikationen und gute therapeutische Wirkungen [3, 5, 13, 18, 19]. Meist waren Derivate wie Glykosaminoglykanpolysulfate (Arteparon, Luitpold, München) und Chondroitinsulfate (Chondrosulf, Robapharm, Allschwil, Schweiz) verabreicht worden.

Einen Vergleich von der Wirksamkeit der Glykosamine versus nichtsteroidale Antiphlogistika führte Lopes durch. Dabei wurde eine Effektivität bei den Glykosaminen von 44% und bei den nichtsteroidalen Antiphlogistika von 14% festgestellt. Eine andere Arbeit untersuchte die gleichen Medikamente und stellte keine signifikanten Unterschiede hinsichtlich der Symptomverbesserung, aber schon bei den Komplikationen fest.

Morreale et al. [12] verglichen Chondroitinsulfate mit den nichtsteroidalen Antiphlogistika und stellten fest, dass die nichststeroidalen Antiphlogistika schneller wirkten, jedoch ließ ihre Wirkung im Gegensatz zu den Chondritinsulfaten nach der Einnahme direkt nach.

Glukosamine sind Aminosaccharide, die in der Synthese von Glykosaminoglykanen und Proteoglykanen bei Chondrozyten teilnehmen. Glukosamine dienen darüberhinaus auch als Substrat für die Biosynthese von Chondroitinsulfaten, Hyaluronsäure und anderen Makromolekülen aus der Knorpelmatrix. Es wird sogar diskutiert, dass die Glukosamine die synoviale Produktion von der Hyaluronsäure steigern können [11]. Entgegen mancher Berichte kann nicht von einer antiinflammarischen Wirkung der Glukosamine ausgegangen werden, da weder Cyclooxygenasen noch proteolytische Enzyme gehemmt werden. Es ist lediglich ein antireaktiver Einfluss durch die Synthetisierung der Proteoglykane vermutet werden.

Die Glukosamine können aus Chitin oder synthetisch hergestellt werden. Neben Kombinationen mit Vitaminen und auch Chondroitinsulfaten werden sie meist alleine verabreicht. Dabei ist eine orale Dosis von 1500 mg täglich empfehlenswert. In Einzelfällen kann auch zur Beschleunigung der Wirksamkeit eine Anfangsdosis von 1 g kurzfristig verabreicht werden. Bei Patienten mit Magenulzera, Diuretika und Adipositas ist ein höherer Umsatz bekannt [4]. Nebenwirkungen treten äußerst selten und meist nur vorübergehend auf. Die häufigsten Symptome sind gastrointestinale Beschwerden.

Chondroitinsulfat ist ein Glykosaminoglykan, das aus einer langen Polysaccharidkette besteht. Die Chondroitinsulfatketten werden in die extrazelluläre Matrix abgegeben und binden mit Proteinen zu Proteoglykanen. Diese Ketten sind Bestandteile verschiedener Klassen von Proteoglykanen einschließlich Aggrecan. Diese Proteoglykane sind besonders wichtig, da sie Wasser im Gewebe anziehen und somit den osmotischen Druck steigern, der die viskoelastischen Eigenschaften des Knorpels bildet.

Die metabolische Aufnahme von oral verabreichtem Chondritinsulfat muss als unbeständig angesehen werden. Wahrscheinlich wegen der Variationen in der Struktur, den biochemischen Eigenschaften und den verschiedenen Molekulargewichten. Baici et al. [2] untersuchte die Wirkung von oral verabreichtem Chondroitinsulfat auf die Konzentration von Glykosaminoglykanen in menschlichem Serum. In dieser Studie wurde das Chondroitinsulfat nicht absorbiert und führte zu keiner Veränderung in der Serumkonzentration von den Glykosaminoglykanen. Daher schlossen diese Autoren daraus, dass die alleinige Verabreichung von Chondroitinsulfaten weder aus biologischer noch aus pharmakologischer Sicht zu einer Chondroprotektion führen kann. Auch Morrison et al. [12] fand nur eine Absorption zwischen 0 und 7%. Conte et al. [6] hingegen fand in einer tierexperimentellen Studie mit Chondroitinsulfaten eine Absorption von 70%, aber eine Aktivität nur bei 7,5% der Moleküle. In einer anderen Untersuchung wiesen die Autoren bei gesunden Menschen einen Anstieg der Plasmakonzentration und auch von Hyaluronsäure und Gylkosaminoglykanen in der Synovialflüssigkeit als mögliche Reaktion auf die exogene Gabe des Chondroitinsulfats nach. Es wird ferner diskutiert, dass die Gabe des Chondroitinsulfats gleichzeitig mit einer Antikoagulantientherapie eingeschränkt wirksam sein kann.

Literatur

1. Baici A, Bradamante P (1984) Interaction between human leukocyte elastase and chondroitin sulfate. Chem Biol Interact 51(1):1-11
2. Baici A, Lang A (1990) Cathepsin B secretion by rabbit articular chondrocytes: modulation by cycloheximide and glycosaminoglycans. Cell Tissue Res 259(3):567-573
3. Bourgeois P, Chales G, Dehais J, Delcambre B, Kuntz JL, Rozenberg S (1998) Efficacy and tolerability of chondroitin sulfate 1200 mg/day vs chondroitin sulfate 3×400 mg/day vs placebo. Osteoarthritis Cartilage 6(Suppl A):25-30
4. Brief AA, Maurer SG, Di Cesare PE (2001) Use of glucosamine and chondroitin sulfate in the management of osteoarthritis. J Am Acad Orthop Surg 9(2):71-78
5. Bucsi L, Poor G (1998) Efficacy and tolerability of oral chondroitin sulfate as a symptomatic slow-acting drug for osteoarthritis (SYSADOA) in the treatment of knee osteoarthritis. Osteoarthritis Cartilage 6(Suppl A):31-36
6. Conte A, Volpi N, Palmieri L, Bahous I, Ronca G (1995) Biochemical and pharmacokinetic aspects of oral treatment with chondroitin sulfate. Arzneimittelforschung 45(8):918-925
7. Crolle G, D'Este E (1980) Glucosamine sulphate for the management of arthrosis: a controlled clinical investigation. Curr Med Res Opin 7(2):104-109
8. D'Ambrosio E, Casa B, Bompani R, Scali G, Scali M (1981) Glucosamine sulphate: a controlled clinical investigation in arthrosis. Pharmatherapeutica 2(8):504-508
9. Drovanti A, Bignamini AA, Rovati AL (1980) Therapeutic activity of oral glucosamine sulfate in osteoarthrosis: a placebo-controlled double-blind investigation. Clin Ther 3(4):260-272
10. McAlindon TE, LaValley MP, Felson DT (2000) Efficacy of glucosamine and chondroitin for treatment of osteoarthritis. JAMA 284(10):1241
11. McCarty MF (1998) Enhanced synovial production of hyaluronic acid may explain rapid clinical response to high-dose glucosamine in osteoarthritis. Med Hypotheses 50(6):507-510
12. Morreale P, Manopulo R, Galati M, Boccanera L, Saponati G, Bocchi L (1996) Comparison of the antiinflammatory efficacy of chondroitin sulfate and diclofenac sodium in patients with knee osteoarthritis. J Rheumatol 23(8):1385-1391
13. Oliviero U, Sorrentino GP, De Paola P, Tranfaglia E, D'Alessandro A, Carifi S, Porfido FA, Cerio R, Grasso AM, Policicchio D, et al. (1991) Effects of the treatment with matrix on elderly people with chronic articular degeneration. Drugs Exp Clin Res 17(1):45-51
14. Pujalte JM, Llavore EP, Ylescupidez FR (1980) Double-blind clinical evaluation of oral glucosamine sulphate in the basic treatment of osteoarthrosis. Curr Med Res Opin 7(2):110-114
15. Qiu GX, Gao SN, Giacovelli G, Rovati L, Setnikar I (1998) Efficacy and safety of glucosamine sulfate versus ibuprofen in patients with knee osteoarthritis. Arzneimittelforschung 48(5):469-474
16. Reichelt A, Forster KK, Fischer M, Rovati LC, Setnikar I (1994) Efficacy and safety of intramuscular glucosamine sulfate in osteoarthritis of the knee. A randomised, placebo-controlled, double-blind study. Arzneimittelforschung 44(1):75-80

17. Ronca F, Palmieri L, Panicucci P, Ronca G (1998) Anti-inflammatory activity of chondroitin sulfate. Osteoarthritis Cartilage 6(Suppl A):14–21
18. Rovetta G (1991) Galactosaminoglycuronoglycan sulfate (matrix) in therapy of tibiofibular osteoarthritis of the knee. Drugs Exp Clin Res 17(1):53–57
19. Uebelhart D, Thonar EJ, Delmas PD, Chantraine A, Vignon E (1998) Effects of oral chondroitin sulfate on the progression of knee osteoarthritis: a pilot study: Osteoarthritis Cartilage 6(Suppl A):39–46
20. Vacha J, Pesakova V, Krajickova J, Adam M (1984) Effect of glycosaminoglycan polysulphate on the metabolism of cartilage ribonucleic acid. Arzneimittelforschung 34(5):607–609

12 Phytopharmaka und Nahrungszusätze

C. O. Tibesku

Die primären Ziele der Arthrosebehandlung sind die Schmerzlinderung, die Verbesserung der Beweglichkeit und die Verzögerung des Fortschreitens der Arthrose [19]. Hierzu stehen, dem Stadium der Erkrankung angepasst, die nichtmedikamentöse (z.B. physikalische oder orthopädie-technische Maßnahmen), die medikamentöse und die operative Therapie als alleinige oder kombinierte Maßnahmen zur Verfügung.

Die Behandlung der Arthrose mittels oral applizierter Therapeutika erfolgt zum einen mittels Medikamenten mit definierten Inhaltsstoffen, wie einfachen Analgetika (Paracetamol), nichtselektiven und COX-II-selektiven NSAR und den sog. „slow acting drugs in osteoarthritis – SADOA" (Chondroitinsulfat, Glucosaminsulfat, Ademetionin, Oxaceprol, Diacerein) [1, 10, 17]. Zum anderen befindet sich eine Vielzahl von nicht verschreibungspflichtigen pflanzlichen Pharmaka oder Nahrungszusätzen auf dem Markt. Im Folgenden werden, ohne Anspruch auf Vollständigkeit, die gebräuchlichsten Phytopharmaka und Nahrungszusätze mit ihren wirksamen Bestandteilen und den wissenschaftlichen Grundlagen ihrer Wirksamkeit dargestellt.

Weidenrindenextrakt

Der wirksame Bestandteil der Weidenrindenextrakte ist in erster Linie das Salicin [12]. Dies ist ein sog. Prodrug, aus dem im menschlichen Körper die gleichen wirksamen Metabolite wie aus Acetylsalizylsäure gebildet werden. Wegen des Fehlens der Acetylgruppe, welche durch irreversible Bindung an COX 1 und 2 die Thromboxansynthese hemmt, haben Weidenrindenextrakte keinen Einfluss auf die Blutgerinnung. In experimentellen Studien wurde eine analgetische und antiphlogistische Wirkung nachgewiesen. In Verträglichkeitsstudien zeigten sich eine gute Magenverträglichkeit und ein geringer Einfluss auf die Blutgerinnung, sodass eine nur gering ausgeprägte COX-1-Hemmung vermutet werden kann. Bei chronischen Rückenschmerzen wurde eine analgetische Wirkung auch in klinischen Studien dokumentiert [12]. Bislang existieren zu den einzelnen auf dem Markt befindlichen Produkten keine randomisierten, kontrollierten klinischen Studien.

Teufelskrallenwurzel

Die Extrakte der Teufelskrallenwurzel enthalten als wirksame Hauptbestandteile Iridoide und Harpagoside. Experimentell konnte eine analgetische, antiphlogistische und antiproliferative Wirksamkeit nachgewiesen werden, wenngleich die Wirkung allerdings sehr stark von der Qualität des Extraktes abhängig ist und auch die Wirkung des Gesamtextrakts stärker ist als die Wirkung der Einzelfraktionen. In offenen klinischen Studien und Anwendungsbeobachtungen wird über eine gute Wirksamkeit und Verträglichkeit bei Arthrosen, Polyarthritiden, rheumatischen Beschwerden und Lumboischialgien berichtet [12]. Es existieren zu den einzelnen auf dem Markt befindlichen Produkten keine randomisierten, kontrollierten klinischen Studien.

Eschenrinde und Zitterpappelrinde, Goldrutenkraut

In-vitro-Studien konnten eine analgetische, antipyretische, antiphlogistische und antiproliferative Wirkung der Einzeldrogen und der auf dem Markt befindlichen fixen Kommbination von Fraktionen nachweisen [12]. Offene klinische Studien belegten eine Wirksamkeit bei degenerativen Gelenkerkrankungen, die dem Placebo überlegen und chemisch definierten NSAR gleichwertig war. Wiederum existieren zu den auf dem Markt befindlichen Produkten keine randomisierten, kontrollierten klinischen Studien.

Brennnesselblätter

Zur Verwendung kommt hier die wässrige Fraktion eines Brennnesselblätterextraktes [12]. Experimentell konnte gezeigt werden, dass nach oraler Einnahme dieser Extrakte dosisabhängig eine Hemmung der TNF-α und IL-1β-Sekretion im Vollblut auftrat. Eine offene klinische Studie konnte die Wirksamkeit in Bezug auf Schmerzen und Bewegungseinschränkung bei Patienten mit Arthrose und rheumatoider Arthritis belegen. Wiederum existieren zu den auf dem Markt befindlichen Produkten keine randomisierten, kontrollierten klinischen Studien.

Avocado- und Sojabohnenextrakt

Unter dem Namen Piascledine™ wird ausschließlich in Frankreich ein aus 1/3 Avocadoöl- und 2/3 Sojabohnen-Extrakten gewonnenes Produkt vertrieben. In vitro konnte nachgewiesen werden, dass die sog. unverseifbaren Extrakte der Avocado und des Sojas eine inhibitorische Wirkung auf eine Reihe von an der Arthrose beteiligten Signalmediatoren oder Enzymen haben (MMP's, IL-6, IL-8, NO-Synthetase, Postaglandin E_2) [3, 9, 14]. Daneben ist eine Stimulation der Matrixsynthese in vitro dokumentiert [3]. Ein Tiermodell der Arthrose nach Meniskektomie konnte keinen signifikanten protektiven Effekt belegen [5]. Eine von der Herstellerfirma unterstützte doppelblinde, randomisierte, placebokontrollierte Studie konnte eine gute Wirksamkeit bei sehr geringen Nebenwirkungen belegen [2, 13]. Eine mögliche strukturmodifizierende Wirkung bei der Arthrose des Hüftgelenks konnte noch nicht eindeutig belegt werden [11].

Vitamine

Die Einnahme von ausreichenden Mengen an β-Carotin, Vitamin C, D und E soll das Fortschreiten von degenerativen Gelenkerkrankungen verlangsamen können [15, 16]. Die antioxidative Wirkung dieser Substanzen wird hierbei als hypothetischer Wirkungsmechanismus zugrunde gelegt. In großen Longitudinalstudien wurde die Inzidenz der Arthrose durch Einnahme dieser Substanzen allerdings nicht beeinflusst. Eine randomisierte, placebokontrollierte klinische Studie aus dem Jahre 2001 konnte für Vitamin E keine Effekt bei symptomatischer Arthrose feststellen [4]. Zu den übrigen Substanzen liegen bislang keine randomisierten, kontrollierten Studien vor, sodass hierzu keine Empfehlung ausgesprochen werden kann.

Spurenelemente

Auf Grund der Tatsache, dass bestimmte Spurenelemente und Mineralien, wie Zink, Mangan, Selen, Kupfer u. ä., an der Biosynthese von Knorpelbestandteilen beteiligt sind, werden diese in der Therapie der Arthrose angewendet. Auch zu diesen Substanzen liegen bislang keine randomisierten, kontrollierten Studien vor, sodass hierzu keine Empfehlung ausgesprochen werden kann.

Fischöl und Muschelpulver

Zur Behandlung der Arthrose mit Extrakten aus dem Leberöl des Kabeljaus liegt lediglich eine einzige, nichtvergleichende Studie vor, die nur eine geringe Effektgröße aufweist [8, 18]. Eine weitere vergleicht randomisiert Fischölextrakte mit Muschelpulver und zeigt eine Überlegenheit des Fischöls [7, 8]. Auch zu diesen Substanzen liegen bislang keine randomisierten, kontrollierten Studien vor, sodass hierzu keine Empfehlung ausgesprochen werden kann.

Diät

Bislang liegen in der medizinischen Literatur keine Studien vor, die den Einfluss bestimmter Nahrungsmittel auf den Verlauf oder die Symptomatik degenerativer Erkrankungen des Bewegungsapparates beleuchten.

Die positive Wirkung der Gewichtsreduktion ist allerdings in zwei Studien dokumentiert worden [6, 20]. Bei Patienten mit bereits bestehender symptomatischer Arthrose konnte durch medikamentenunterstützte Gewichtsabnahme der Schmerz reduziert werden [20] und in einer Longitudinalstudie reduzierte die Gewichtsabnahme bei Frauen das Risiko, eine symptomatische Arthrose des Kniegelenks zu entwickeln [6].

Zusammenfassung

Es lässt sich feststellen, dass für die Produkte, die sich aus Extrakten verschiedenster Pflanzen zusammensetzen, bislang lediglich In-vitro-Studien oder kleine Verträglichkeitsstudien zur Wirksamkeit vorliegen. Lediglich für das in Frankreich vertriebene, aus Avocado- und Sojaextrakten gewonnene Produkt liegt eine doppelblinde, randomisierte und placebokontrollierte Studie vor, die allerdings auch von der Herstellerfirma initiiert und unterstützt wurde. Aus eigener Erfahrung des Autors ist die Herstellerfirma nicht an einer unabhängigen Studie des Produkts in Deutschland interessiert. Auch für die Vitamine, Spurenelemente, Fischöl, Muschelpulver und weitere Nahrungsbestandteile kann lediglich ein potenzieller Wirkmechanismus belegt werden, als denn eine den EBM-Kriterien genügende Wirksamkeit. Lediglich die Gewichtsreduktion ist aus der Reihe der hier vorgestellten Therapieoptionen uneingeschränkt zu empfehlen.

Literatur

1. (2000) Recommendations for the medical management of osteoarthritis of the hip and knee: 2000 update. American College of Rheumatology Subcommittee on Osteoarthritis Guidelines. Arthritis Rheum 43:1905-1915
2. Appelboom T, Schuermans J, Verbruggen G, Henrotin Y, Reginster JY (2001) Symptoms modifying effect of avocado/soybean unsaponifiables (ASU) in knee osteoarthritis. A double blind, prospective, placebo-controlled study. Scand J Rheumatol 30:242-247
3. Boumediene K, Felisaz N, Bogdanowicz P, Galera P, Guillou GB, Pujol JP (1999) Avocado/soya unsaponifiables enhance the expression of transforming growth factor beta1 and beta2 in cultured articular chondrocytes. Arthritis Rheum 42:148-156
4. Brand C, Snaddon J, Bailey M, Cicuttini F (2001) Vitamin E is ineffective for symptomatic relief of knee osteoarthritis: a six month double blind, randomised, placebo controlled study. Ann Rheum Dis 60:946-949
5. Cake MA, Read RA, Guillou B, Ghosh P (2000) Modification of articular cartilage and subchondral bone pathology in an ovine meniscectomy model of osteoarthritis by avocado and soya unsaponifiables (ASU). Osteoarthritis Cartilage 8:404-411
6. Felson DT, Zhang Y, Anthony JM, Naimark A, Anderson JJ (1992) Weight loss reduces the risk for symptomatic knee osteoarthritis in women. The Framingham Study. Ann Intern Med 116:535-539
7. Gibson RG, Gibson SL, Conway V, Chappell D (1980) Perna canaliculus in the treatment of arthritis. Practitioner 224:955-960
8. Hauselmann HJ (2001) Nutripharmaceuticals for osteoarthritis. Best Pract Res Clin Rheumatol 15:595-607
9. Henrotin YE, Labasse AH, Jaspar JM, et al. (1998) Effects of three avocado/soybean unsaponifiable mixtures on metalloproteinases, cytokines and prostaglandin E2 production by human articular chondrocytes. Clin Rheumatol 17:31-39
10. Hochberg MC (2001) What a difference a year makes: reflections on the ACR recommendations for the medical management of osteoarthritis. Curr Rheumatol Rep 3:473-478
11. Lequesne M, Maheu E, Cadet C, Dreiser RL (2002) Structural effect of avocado/soybean unsaponifiables on joint space loss in osteoarthritis of the hip. Arthritis Rheum 47:50-58
12. Loew D (2002) Phytoanalgetika und Phytoantiphlogistika. IGAS-Transactions 2:58-60
13. Maheu E, Mazieres B, Valat JP, et al. (1998) Symptomatic efficacy of avocado/soybean unsaponifiables in the treatment of osteoarthritis of the knee and hip: a prospective, randomized, double-blind, placebo-controlled, multicenter clinical trial with a six-month treatment period and a two-month followup demonstrating a persistent effect. Arthritis Rheum 41:81-91
14. Mauviel A, Loyau G, Pujol JP (1991) Effect of unsaponifiable extracts of avocado and soybean (Piascledine) on the collagenolytic action of cultures of human rheumatoid synoviocytes and rabbit articular chondrocytes treated with interleukin-1. Rev Rhum Mal Osteoartic 58:241-245
15. McAlindon TE, Felson DT, Zhang Y, et al. (1996) Relation of dietary intake and serum levels of vitamin D to progression of osteoarthritis of the knee among participants in the Framingham Study. Ann Intern Med 125:353-359
16. McAlindon TE, Jacques P, Zhang Y, et al. (1996) Do antioxidant micronutrients protect against the development and progression of knee osteoarthritis? Arthritis Rheum 39:648-656

17. Schnitzer TJ (2002) Update of ACR guidelines for osteoarthritis: role of the coxibs. J Pain Symptom Manage 23:S24–30; discussion S31–24
18. Stammers T, Sibbald B, Freeling P (1992) Efficacy of cod liver oil as an adjunct to non-steroidal anti-inflammatory drug treatment in the management of osteoarthritis in general practice. Ann Rheum Dis 51:128–129
19. Steinmeyer J (2001) [Drug therapy of arthrosis]. Orthopade 30:856–865
20. Willims RA, Foulsham BM (1981) Weight reduction in osteoarthritis using phentermine. Practitioner 225:231–232

13 Ionenkanalmodulation

D. Wohlrab, M. Vocke, W. Hein

Einleitung

An der Zellmembran tierischer und pflanzlicher Zellen sind transmembranäre Kanalproteine lokalisiert, welche vom extrazellulären Raum bis in das Zytoplasma reichen. Diese Proteine sind die strukturellen Bausteine für zentral gelegene, hochspezifische Poren, die auf den Transport von anorganischen Ionen spezialisiert sind. Sie werden deshalb als Ionenkanäle bezeichnet [1, 2].

Die Ionenkanäle besitzen eine Selektivität für bestimmte Ionensorten und sind nicht immer geöffnet. Sie besitzen so genannte Schleusentore (engl. gates), welche durch spezifische Reize kurzzeitig geöffnet werden können. Ionenkanäle sind in der Lage mehr als eine Million Ionen pro Sekunde zu transportieren und haben damit eine ca. 1000fach höhere Leistungsfähigkeit als die schnellsten Carriersysteme [1, 2].

Die Aufgabe der Ionenkanäle besteht somit darin, verschiedenen anorganischen Ionen, insbesondere Na^+, K^+, Ca^{2+} und Cl^- eine schnelle Diffusion durch die Lipiddoppelschicht der Zellmembran zu ermöglichen. Diese Diffusion erfolgt entlang dem elektrochemischen Gradienten [1, 2].

Der Ionentransport durch die Zellmembran kann durch verschiedene Mechanismen reguliert und beeinflusst werden. Als wichtigste Reizarten, welche zur Öffnung von Ionenkanälen führen, sind derzeit Spannungsänderungen zwischen beiden Seiten der Zellmembran (spannungskontrollierte Ionenkanäle), mechanische Reize, wie z. B. die Dehnung der Zellmembran (dehnungskontrollierte Ionenkanäle) sowie die Bindung eines Signalmoleküls (ligandenkontrollierte Ionenkanäle) bekannt. Bei letztgenanntem kann das Signalmolekül ein extrazellulärer Botenstoff (z. B. Hormone), welcher an der Außenseite der Zellmembran an das Kanalprotein bindet, ein membranassoziiertes Molekül (z. B. eine Untereinheit eines G-Proteins) oder aber ein intrazellulärer Botenstoff (sog. zweiter Bote) sein. Die Aktivität vieler Ionenkanäle wird durch Proteinphosphorylierung und -dephosphorylierung reguliert [1, 2].

Das Vorhandensein von Ionenkanälen an der Zellmembran ist für viele zellbiologische Prozesse unabdingbar. So ist bekannt, dass die Wirksamkeit von Ionenkanälen neben der Zellvolumenregulation die Aufrechterhaltung des Membranpotenzials sowie für die Aufnahme, Übertragung und Weiterleitung von Signalen z. B. von Nervenzellen verantwortlich sind. Darüber hinaus konnte für viele Zellsysteme auch ein Zusammenhang zwischen der Ionenkanalaktivität und dem Ablauf der Zellproliferation und der Apoptose nachgewiesen werden [1, 2].

Chondrozyten gehören zu den nichterregbaren Zellsystemen. Unter diesem Begriff werden alle lebenden Zellsysteme zusammengefasst, an deren Zellmembran unter physiologischen Bedingungen ein Ruhemembranpotenzial vorhanden ist, bei denen aber kein Aktionspotenzial (wie z. B. bei Nerven- oder Muskelzellen) ausgelöst werden kann.

Bei einer Vielzahl von Zellsystemen wurden bereits Ionenkanäle nachgewiesen. Bereits 1988 konnten Deutsch und Mitarbeiter [3] bei B-Lymphozyten und Schwann-Zellen nachweisen, dass eine Veränderung der K^+-Kanalaktivität Einfluss auf das Proliferationsverhalten dieser Zellen hat. Später wurden ähnliche Zusammenhänge u. a. auch bei Melanomzellen, Neuroblastomzellen, Astrozytomzellen, Keratinozyten von der Maus und des Menschen gefunden [4–7].

Wir konnten nachweisen, dass auch humane Chondrozyten ein Ruhemembranpotenzial an der Zellmembran besitzen und dass dieses durch verschiedene spezifische Ionenkanalmodulatoren beeinflusst werden kann [8–10]. Damit stellt sich die Frage, inwieweit durch gezielte Modulation der Ionenkanalaktivität ein Einfluss auf die Zellproliferation, die CD44-Rezeptorexpression sowie auf das Apoptoseverhalten bei humanen Chondrozyten nachgewiesen werden kann.

Material und Methoden

Ionenkanalmodulatoren

Als Modulatoren der Ionenkanalaktivität wurden Lidocain, Verapamil, 4-Aminopyridin (4-AP) und SITS (4-Acetamido-4'-Isothiocyano-2,2'-Disulfonsäure Stilben) eingesetzt. Lidocain ist als Na^+-blockierende Substanz bekannt und wird vielfach als Lokalanästhetikum eingesetzt [11]. Verapamil (ICN-Biomedicals Inc., Aurora, Ohio, USA) blockiert Ca^{2+}-Kanäle in glatten und Herzmuskelzellen. Diesem Effekt werden die vasodilatativen und antiarrhythmischen Eigenschaften des Verapamil zugeschrieben [12]. 4-AP (Sigma GmbH, Deisenhofen) ist ein bekannter unspezifischer K^+-Kanalblocker [3, 13, 14]. SITS (Sigma) blockiert Anionenkanäle mit Leitfähigkeiten für Cl^- und einige andere Anionen (z. B. Aspartat). Gleichzeitig besitzt sind hemmende Wirkung auf die Anionenaustauscherproteine [14].

■ Zellpräparation

Die vorliegenden Untersuchungen wurden an humanen Chondrozyten, welche aus arthrotisch verändertem Kniegelenksknorpel isoliert wurden, durchgeführt. Es wurde ausschließlich Knorpelgewebe der Femurkondylen und bei erheblicher Achsfehlstellung des jeweils geringer belasteten Areals verwandt. Da es sich bei der überwiegenden Mehrheit der Präparate um Knorpelgewebe aus Kniegelenken mit einer Varusgonarthrose handelte, wurde zumeist Knorpelgewebe aus dem lateralen Kompartment benutzt. Das Knorpelgewebe stammt von Patienten, welche nicht an relevanten Nebenerkrankungen, insbesondere nicht an rheumatoide Arthritis, erkrankt waren.

Intraoperativ wurden die Knochen-Knorpelfragmente zunächst in steriles L15 Medium (Seromed, Berlin, Deutschland) als Transportmedium überführt. Anschließend erfolgten unter sterilen Bedingungen die Ablösung des Knorpelgewebes von subchondralen Knochen mittels Skalpell sowie eine scharfe Durchtrennung des Gewebes in ca. 1 mm^3 große Fragmente. Anschließend wurden die Chondrozyten enzymatisch isoliert. Die Chondrozyten wurden in RPMI-Medium (Seromed) unter Zusatz von 10% fetales Kälberserum (Seromed) 50 µg/ml Gentamycinsulfat (Seromed) und 2 µg/ml Amphotericin B (Seromed) bei 37 °C und 5% Kohlendioxid im Brutschrank kultiviert. Der Wechsel des Kulturmediums erfolgte dreimal wöchentlich durch Absaugen des Mediums mittels Pipette vom Rand des Kulturgefäßes und anschließender Zugabe von frischem Kulturmedium.

■ Messung der Proliferation mit ^{3}H-Thymidin

Zur Messung der Proliferation wurden die Chondrozyten in 24-well-Platten (Greiner) für 3, 6, 9, 12, 15, 18 bzw. 21 Tage kultiviert. Anschließend wurde zu der Zellsuspension jeder Kammer 20 µl [^{3}H-methyl]-Thymidin (spezifische Aktivität 60,3 Ci/mmol; American Radiolabeled Chemicals Inc., St. Louis, USA) gegeben. Dieses wird statt der Base Thymidin während der S-Phase des Zellzyklus in die DNA eingebaut. Die gemessene Radioaktivität ist somit ein Maß für die DNA-Syntheseleistung der untersuchten Zellen, also ein Maß für deren Proliferationsrate. Als Ausgangswert wurden frisch eingesäte Zellen dem Einfluss von ^{3}H-Thymidin ausgesetzt. Zwei Stunden nach ^{3}H-Thymidinzugabe wurde das Medium aus den Kammern mit Hilfe eines „Cell Harvesters" (Berthold GmbH, Bad Wildbad) abgesaugt. Jede Kammer wurde mit 200 µl Trypsin 0,05% beschickt, welches die Zellen von den Gefäßwänden ablöste. Nach 20 min wurde die Suspension aus Trypsin 0,05% und Zellen wiederum mit dem „Cell Harvester" abgesaugt. Dabei wurden die Zellen der Wells in je einem Filterpapier des „Cell Harvesters" zurückgehalten. Die Filterpapiere gab man in kleine Plastikröhrchen. Diese wurden mit je 3 ml Szintillatorflüssigkeit Ultima Gold (Packard Bioscience B.V., Niederlande) aufgefüllt. Anschließend erfolgte die Messung der Radioaktivität der Zellen im Filterpapier mit Hilfe eines Flüssigkeitsszintillationszählers (Winspectral, Perkin Elmer Wallac GmbH, Freiburg). Um das Proliferationsverhalten von humanen Chondrozyten unter dem Einfluss verschiedener Testsubstanzen beurteilen zu können, erfolgte ab dem ersten Mediumwechsel die Zugabe des jeweiligen Ionenkanalmodulators in der entsprechenden Konzentration zum Kulturmedium.

Bestimmung der CD44-H-Expression

Der CD44-Rezeptor ist an der Oberfläche der Zellmembran lokalisiert. Er ist ein hyaluronsäurebindendes, membraninterkalierendes Glycoprotein, welches mit Zytoskelettproteinen interaktiert. Es ist an der intrazellulären Signalweiterleitung beteiligt, sodass man von einer Zell-Matrix-, Matrix-Zell-Interaktion sprechen kann. Diese ist bisher nicht vollständig aufgeklärt. CD44 besitzt eine hohe Affinität zur Hyaluronsäure. Geringere Affinitäten bestehen auch für Chondroitinsulfat und Heparansulfan [15].

Der Nachweis des CD44-Membranproteins bei humanen Chondrozyten erfolgte durchflusszytometrisch durch Vergleich mit der Isotypkontrolle (ms-IgG1-FITC, Mouse IgG1, DAKO Diagnostika GmbH, Mannheim). Dabei wurde die Anzahl der merkmalstragenden Zellen gegen die Fluoreszenzintensität des FITC-konjugierten CD44-Antikörpers (anti-CD44H-FITC, DAKO) aufgetragen.

Apoptose

Zur Detektion apoptotischer Zellen wurden in den letzten Jahren verschiedene Nachweisverfahren entwickelt. Diese beruhen auf dem Nachweis von Veränderungen der Zellmorphologie, der Zusammensetzung und Transportfunktion der Plasmamembran, der Funktion von Zellorganellen, der DNA-Stabilität gegenüber Denaturierung oder aber der endonukleolytischen DNA-Fragmentierung. Durchflusszytometrische Messverfahren besitzen hierbei eine große Sensitivität und Spezifität und sind anderen Nachweisverfahren, wie beispielsweise immunhistochemischen Methoden, überlegen.

Etablierte durchflusszytometrische Nachweisverfahren der Apoptose sind der Nachweis von DNA-Strangbrüchen (TUNEL-Assay), der Umlagerung von Phosphatidylserin (ANNEXIN V), der Nachweis des mitochondrales Membranproteins Apo2.7 sowie die Caspaseaktivierung.

Aufgrund der Tatsache, dass nicht bei jedem Zelltyp und jedem bekannten Apoptosestimulus sämtliche beschriebenen Apoptosemarker nachweisbar sind, sollten zum Nachweis des programmierten Zelltodes immer mehrere Messverfahren gleichzeitig angewandt und deren Ergebnisse verglichen werden.

Nachweis der Translokation von Phosphatidylserin

Bei intakten Zellen befindet sich das Phospholipid Phosphatidylserin nahezu ausschließlich auf der Innenseite der doppelschichtigen Zytoplasmamembran. Diese Polarität wird in einer sehr frühen Phase der Apoptose-Kaskade aufgehoben. In der Folge gelangt Phosphatidylserin auch an die Außenseite der Zytoplasmamembran [16].

Der Annexin-V-Assay (annexin-V-FITC-markierter Antikörper, Roche Diagnostics GmbH, Mannheim) beruht auf dem Nachweis des Phosphatidylserins an der Zellaußenseite. Annexin V bindet mit hoher Affinität an Phosphatidylserin. Voraussetzung für die Bindung ist allerdings eine geeignete Ca^{2+}-Konzentration (mindestens 2,5 mM). Über den Nachweis des gebundenen Annexin V können die apoptotischen Zellen dargestellt werden [16].

Zur Differenzierung von vitalen, apoptotischen und spätapoptotisch/nekrotischen Zellen wird als zweiter Parameter die Interkalation von Propidiumjodid in die DNA untersucht. Propidiumjodid kann intakte Zellmembranen nicht durchdringen. Somit zeigen vitale und apoptotische Zellen kein Fluoreszenzsignal für Propidiumjodid [16].

Die Auswertung der Messungen erfolgte mit Hilfe des Programms WinMDI 2.7. Der Dotplot wurde in 4 Quadranten aufgeteilt und den einzelnen Zellfraktionen (vitale, apoptotische und spätapoptotisch/nekrotische Zellen) zugeordnet.

Um Fehlinterpretationen zu vermeiden und eine Vergleichbarkeit der Messergebnisse zu erreichen, wurden für die Auswertung der Messungen nur die Messwerte ganzer Zellen (Einteilung nach FFC/SSC) berücksichtigt. So wurden apoptotische Partikel ohne Zellkern und Zelltrümmer ohne Zellkern ausgeschlossen, da diese annexin-V-positive und propidiumjodidnegative Zellen vortäuschen. Ebenso täuschen kleine Partikel, welche kein Fluoreszenzsignal für Annexin V und Propidiumjodid liefern, vitale Zellen vor.

Bestimmung des mitochondrienmembranspezifischen Proteins Apo2.7

Während des Apoptoseprozesses kommt es zur Bildung des mitochondralen Membranproteins Apo2.7. Es besitzt ein Molekulargewicht von 38 kD und wird auch als 7A6-Antigen bezeichnet. Seine Funktion ist bisher noch nicht geklärt. Der Klon 2.7A6A3 erkennt Apo2.7. Die Bindung des Apo2.7 Antikörpers korreliert mit dem Auftreten der DNA-Leiter in der Gelelektrophorese und Caspase-3-Aktivierung. Da es sich bei dem Apo2.7-Antigen um ein intrazelluläres Protein handelt, müssen die Zellen zur Detektion früher Apoptosephasen vor der Markierung mit dem Antikörper permeabilisiert werden. Zellen, bei denen die Apoptose bereits fortgeschritten ist bedürfen keiner Vorbehandlung, da hier die Zellmembran bereits desintegriert und für den Antikörper permeabel ist [16].

Zum durchflusszytometrischen Apo2.7-Nachweis wurde als Primärantikörper Anti-Apo2.7-PE (PN IM2088 Coulter-Immunotech, Marseille, Frankreich), als Isotypkontrolle X931 (DAKO Diagnostika GmbH, Mannheim) sowie als Sekundärantikörper: medac M35001 (DAKO) verwandt. Zur Auswertung wurde der Bereich der Apo2.7-positiven Zellen markiert und der prozentuale Anteil dieser Zellen an der Gesamtzellanzahl dargestellt. Die Auswertung der Messungen erfolgte mit Hilfe des Programms WinMDI 2.7.

Caspaseaktivität am Zytokeratin 18-M30

M30 ist ein Antikörper, der an ein caspasegeschnittenes, formalinresistentes Epitop des Zytokeratins 18 bindet. Dieses ist am nativen Zytokeratin 18 nicht detektierbar. Der Nachweis des Zytokeratins 18 ist ein frühes Ereignis der Apoptose. Dieses Messverfahren wurde für den Nachweis der Caspaseaktivität humaner Chondrozyten benutzt [16].

Zur durchflusszytometrischen Bestimmung der Caspaseaktivität wurde der „M30 CythoDeath Kit" (Boehringer Mannheim) verwandt.

Zur Auswertung wurde der Bereich der M30-positiven Zellen markiert und der prozentuale Anteil dieser Zellen an der Gesamtzellanzahl dargestellt. Die Auswertung der Messungen erfolgte mit Hilfe des Programms WinMDI 2.7.

Statistische Auswertung

Zur Auswertung der Daten wurden die Mittelwerte sowie die Standardabweichungen berechnet. Die Prüfung der Werte auf statistische Signifikanzen ($p < 0,05$) erfolgte mit Hilfe des t-Test bzw. der Einwegvarianzanalyse.

Ergebnisse

Messung der Proliferation von Chondrozyten mit ^{3}H-Thymidin

Um den Einfluss verschiedener Substanzen auf das Proliferationsverhalten der Chondrozyten zu untersuchen, wurde zunächst das Proliferationsverhalten in Abhängigkeit von der Wachstumszeit bestimmt.

Als Maß für die Proliferation wurde der ^{3}H-Thymidineinbau benutzt [5, 17–19].

Bei den Messungen der Einbaurate von ^{3}H-Thymidin in Chondrozyten in Abhängigkeit von der Kulturdauer konnte bereits am 6. Kulturtag ein gegenüber den Ausgangswerten erhöhter ^{3}H-Thymidineinbau nachgewiesen werden, der am 12. Kulturtag ein Maximum erreichte (Abb. 1). Im weiteren

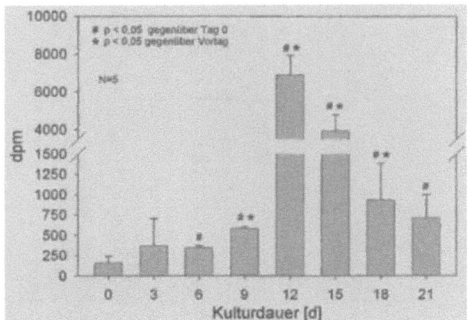

Abb. 1. Einbaurate von ³H-Thymidin in humane Chondrozyten in Abhängigkeit von der Kulturdauer. Messwerte in dpm. (N = 5)

Kulturverlauf ließ sich ein Absinken der Proliferationsrate beobachten, wobei aber auch noch nach 21 Kulturtagen eine im Vergleich zu den Ausgangswerten erhöhte ³H-Thymidineinbaurate gemessen wurde. Am 12. Kulturtag ist ein Anstieg des ³H-Thymidineinbaus um das 11,8Fache des Wertes gegenüber dem Vortag nachweisbar (Abb. 1).

Einfluss von Ionenkanalmodulatoren auf die Chondrozytenproliferation

In Anlehnung an die bekannten Reaktionen anderer Zellsysteme interessiert der Einfluss der Ionenkanalblocker auf das Proliferationsverhalten von Chondrozyten. Dazu wurde den sich in Kultur befindenden Chondrozyten beim ersten Mediumwechsel am 2. Kulturtag jeweils ein Ionenkanalblocker (0,1 mM Lidocain, 1,0 mM 4-AP, 0,08 mM Verapamil oder 0,25 mM SITS) zugegeben und ihr Proliferationsverhalten im Vergleich zu einer Kontrollgruppe am 6., 12. oder 18. Kulturtag mit Hilfe des ³H-Thymidineinbaus gemessen (Abb. 2).

Unter dem Einfluss von Lidocain zeigte sich am 6. Kulturtag eine deutliche Steigerung der Proliferation. Diese proliferationssteigenden Effekte ließen sich nach 12 und 18 Kulturtagen nicht mehr nachweisen (Abb. 2).

Die Blockade der Kaliumkanäle durch 4-AP führte ebenfalls nach 6 Kulturtagen zu einer Steigerung der Chondrozytenproliferation. Diese war jedoch nicht so deutlich wie beim Lidocain ausgeprägt und ist nach 12 und 18 Kulturtagen nicht nachweisbar (Abb. 2)

Der Calciumantagonist Verapamil zeigt am 12. Kulturtag eine Hemmung der Proliferation im Vergleich zur Kontrolle. Im gesamten Kulturverlauf waren unter dem Einfluss von Verapamil keine deutlichen Unterschiede im ³H-Thymidineinbau messbar (Abb. 2).

SITS führte wie auch Lidocain und 4-AP nach 6 Kulturtagen zur einer Proliferationssteigerung. Im weiteren Kulturverlauf war auch unter Einfluss dieses Ionenkanalmodulators eine geringere ³H-Thymidineinbaurate im Vergleich zur Kontrolle zu beobachten (Abb. 2).

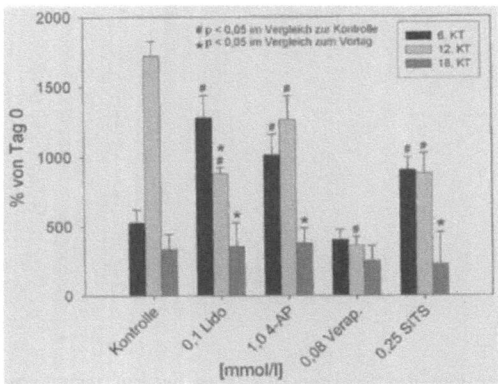

Abb. 2. Einbau von ^{3}H-Thymidin in in vitro kultivierte humane Chondrozyten unter dem Einfluss Lidocain, 4-AP, Verapamil oder SITS nach unterschiedlicher Kulturdauer. Zugabe des Ionenkanalblockers am 2. Kulturtag. Meßwerte in dpm. (N=5)

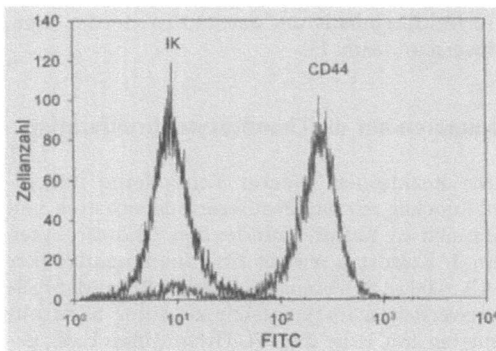

Abb. 3. Durchflusszytometrischer Nachweis des Hyaluronsäurerezeptors CD44 bei humanen Chondrozyten im Vergleich zur Isotypkontrolle (IK)

Einfluss von Ionenkanalmodulatoren auf die CD44-Expression

Der CD44-Rezeptor stellt den wichtigsten Hyaluronsäurerezeptor dar. Um den Einfluss von Ionenkanalmodulatoren auf die Expression des CD44-Rezeptors zu untersuchen, war der quantitative Nachweis des CD44-Rezeptors an humanen Chondrozyten notwendig.

Der Nachweis des CD44-Membranproteins bei Chondrozyten erfolgte durch den Vergleich mit der Isotypkontrolle. Dabei wurde die Anzahl der merkmalstragenden Zellen gegen die Fluoreszenzintensität des FITC-konjugierten CD44-Antikörpers aufgetragen (Abb. 3).

Die statistische Auswertung der Einzelexperimente zeigt den Unterschied zwischen der Isotypkontrolle und den mit CD44-Antikörper behandelten Proben jeweils mit und ohne Zusatz einer Ionenkanalblockers (Abb. 4). Dabei wurden die mit CD44-Antikörper behandelten Proben ohne Zusatz ei-

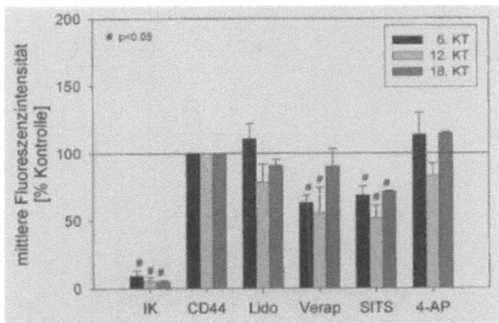

Abb. 4. Durchflusszytometrische Bestimmung der CD44-Rezeptorexpression humaner in vitro kultivierter Chondrozyten unter dem Einfluss eines Ionenkanalmodulators in Abhängigkeit von der Kulturdauer. Zugabe des Ionenkanalmodulators am 2. Kulturtag. Lidocain 0,1 mmol, Verapamil 0,08 mmol, SITS 0,25 mmol, 4-AP 1,0 mmol. (N=5)

nes Blockers (Kontrollgruppe) als 100% gesetzt. Alle anderen Werte wurden prozentual auf diese Kontrollgruppe bezogen und statistisch ausgewertet.

Eine Veränderung der Fluoreszenzintensität konnte lediglich bei Verapamil und SITS beobachtet werden. Unter dem Einfluss von Verapamil zeigte sich nach 6 und 12 Kulturtagen eine Verminderung der Fluoreszenzintensität. Bei dem Chlorid- und Anionenkanalblocker SITS war eine Abnahme der Fluoreszenzintensität als Maß für die CD44-Rezeptorexpression an allen Messtagen nachweisbar (Abb. 4).

Beeinflussung der Apoptose durch 4-Aminopyridin

Durchflusszytometrisch wurden anhand verschiedener Apoptosemarker der Einfluss von 4-AP als bekannten unspezifischen Kaliumionenkanalblocker auf die Induktion des programmierten Zelltodes untersucht. Es sollte untersucht werden, ob und in welchem Umfang 4-AP im Zusammenhang mit solchen Prozessen steht und wie sich deren zeitlicher Verlauf gestaltet.

Bestimmung der Translokation des Phosphatidylserin

Durch die simultane Präparation der Zellen mit Annexin-V-FITC und Propidiumjodid (PI) kann Phosphatidylserin an der Außenseite der Zellmembran von intakten Zellen (PI-negativ) bzw. bei membrangeschädigten Zellen (PI-positiv) auch an der Innenseite quantifiziert werden.

Bereits 24 h nach Zugabe des K^+-Kanalblocker 4-Aminopyridin ist für die Konzentrationen 2,5, 5 und 10 mM eine signifikante Abnahme der vitalen Zellpopulation festzustellen (Abb. 5). Die Verringerung dieses Anteils

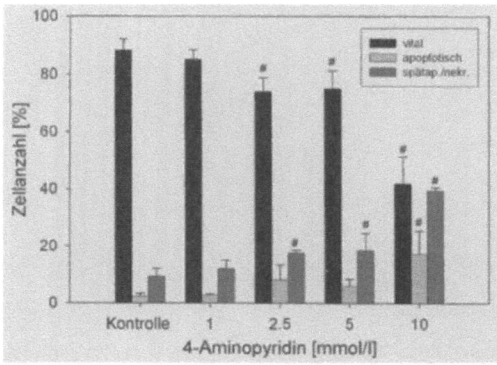

Abb. 5. Quadrantenanalyse der durchflusszytometrischen Messung von Annexin-V-FITC und Propidiumjodid bei humanen Chondrozyten nach 24-h-Exposition mit 4-Aminopyridin (N=3) (# signifikant im Vergleich zur unbehandelten Kontrolle, p<0,05)

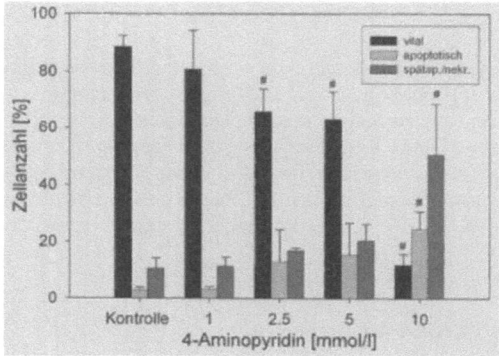

Abb. 6. Quadrantenanalyse der durchflusszytometrischen Messung von Annexin-V-FITC und Propidiumjodid bei humanen Chondrozyten nach 48-h-Exposition mit 4-Aminopyridin (N=3) (# signifikant im Vergleich zum unbehandelten Kontrolle, p<0,05)

steht im Zusammenhang mit der Erhöhung der spätapoptotisch/nekrotischen Zellanzahl für denselben Konzentrationsbereich. Die Zunahme des rein apoptotischen Anteils fiel im Vergleich zur unbehandelten Kontrolle nur gering aus.

Erst nach 48 h Inkubationzeit ist für die höchste Konzentration von 10 mM ein signifikanter Einfluss auf die Apoptoseauslösung zu verzeichnen. Für dieselbe Konzentration konnte dabei ein zunehmender Verlust der Membranintegrität nachgewiesen werden, der sich in einem erhöhten Anteil spätapoptotisch/nekrotischer Zellen ausdrückt (Abb. 6).

■ Bestimmung der Apo2.7-Expression

Einen weiteren Parameter zur Detektion von Apoptoseprozessen stellt die Bestimmung der Expression des Mitochondrienmembranproteins Apo2.7 dar. In Analogie zur Annexin-V-FITC-Bestimmung sind mit dieser Methode frühapoptotische Ereignisse nachweisbar (Tabelle 1).

Unter Zugabe von 4-Aminopyridin war nach 24 h für 10 mM 4-AP eine Zunahme der apoptotischen Zellen zu beobachten. Die Fluoreszenzintensität zeigte einen deutlichen Apo2.7-positiven Anteil im Vergleich zur unbehandelten Kontrolle. Abbildung 7 lässt erkennen, dass für 10 mM nach weiteren 24 h eine Steigerung der apoptotischen Zellzahl stattgefunden hat.

Tabelle 1. Darstellung der Messergebnisse für die durchflusszytometrische Bestimmung der Apo2.7-Expression in humanen Chondrozyten nach der Behandlung mit 4-AP

Konzentration [mM]	24-h-Behandlung pos. Anteil in %	48-h-Behandlung pos. Anteil in %
Kontrolle	5	5
1	4,52	9,0
2,5	5,37	6,89
5	6,68	7,24
10	24,51	38,52

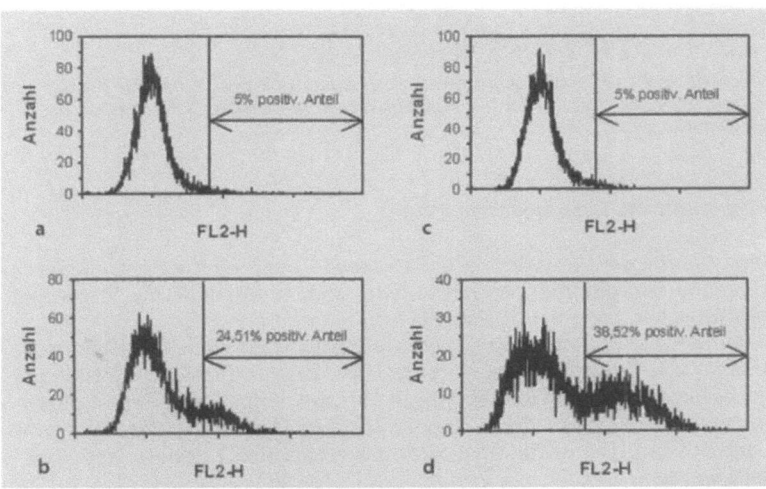

Abb. 7. Durchflusszytometrische Bestimmung der Apo.2.7-Expression in humanen Chondrozyten. **a** 24 h unbehandelte Kontrolle; **b** 24 h nach Exposition mit 10 mM 4-Aminopyridin; **c** 48 h unbehandelte Kontrolle; **d** 48 h nach Exposition mit 10 mM 4-Aminopyridin

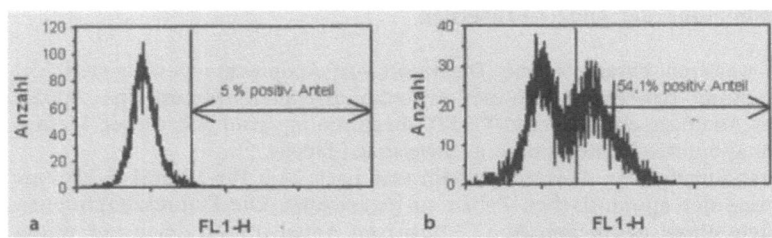

Abb. 8. Durchflusszytometrische Bestimmung der Caspase-3-Aktivierung in humanen Chondrozyten. **a** Unbehandelte Kontrolle; **b** 48 h nach Exposition mit 10 mM 4-Aminopyridin

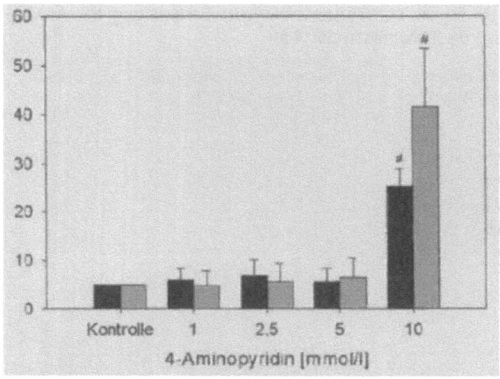

Abb. 9. Quantifizierung der durchflusszytometrischen Messung des aktivierten Caspase-3-Anteils humaner Chondrozyten nach Zugabe von 4-Aminopyridin (N=3) (# signifikant im Vergleich zur unbehandelten Kontrolle, $p < 0{,}05$)

Bestimmung der Caspaseaktivierung

Die Bestimmung der Aktivierung der Caspase 3 stellt eine weitere Methode zur Charakterisierung der Apoptose dar und ermöglicht die Erfassung spätapoptotischer Ereignisse (Abb. 8).

Die Abbildung 9 lässt erkennen, dass nach 24 h lediglich für die höchste 4-Aminopyridin-Konzentration von 10 mM eine signifikante Erhöhung nachgewiesen werden konnte. 48 h nach Zugabe zeigten für diese Konzentration bereits ca. 40% der Zellen mit dem Antiaktive-Caspase-3-Antikörper eine positive Reaktion und konnten somit als apoptotisch nachgewiesen werden.

Diskussion

Chondrozyten besitzen wie alle lebenden Zellen ein Ruhemembranpotenzial. Da an ihrer Zellmembran unter physiologischen Bedingungen keine Aktionspotentiale ausgelöst werden können, zählt man sie zu den nichterregbaren Zellen. Wesentliche Voraussetzung für die Entstehung des Ruhemembranpotenzials ist das Vorhandensein von Ionenkanälen an der Zellmembran [12].

Bei nichthumanen Chondrozyten wurden bereits verschiedene Ionenkanäle charakterisiert. Long und Mitarbeiter [20] wiesen bei Hühner-Chondrozyten einen Ca^{2+}-aktivierten Kaliumionenkanal nach, der sich durch Tetraethylammonium (TEA) bzw. durch Ba^{2+} blockieren lässt und durch eine katalytische Untereinheit der Proteinkinase A aktiviert werden kann. Des Weiteren beschrieben Sugimoto und Mitarbeiter [21] bei Kaninchen-Chondrozyten spezifische Ionenkanäle sowohl für Natrium-, Kalium- als auch für Chloridionen. Diese Ionenkanäle ließen sich durch die ionenkanalspezifischen Blocker Tetrodotoxin (TTX), TEA, 4-AP und SITS blockieren. Martina et al. [22] gelang es, bei Schweine-Chondrozyten einen K^+-Kanal zu identifizieren, welcher durch Dehnung des Chondrozyten aktiviert werden kann.

Wir konnten in früheren Untersuchungen zeigen, dass auch an der Zellmembran humaner Chondrozyten unter In-vitro-Bedingungen Ionenkanäle vorhanden sind und das verschiedene Ionenkanalmodulatoren das Membranpotenzial humaner Chondrozyten beeinflussen [8–10, 22].

Wesentlich erscheint uns der Zusammenhang zwischen Ionenkanalaktivität und der Zellproliferation, welcher bei einer Vielzahl von Zellsystemen vermutet wird. Bereits 1988 wiesen Deutsch et al. [3] einen Zusammenhang zwischen der Kaliumkanalaktivität und der Proliferation bei Schwann-Zellen und B-Lymphozyten nach. Später wurden ähnliche Zusammenhänge bei vielen anderen Zellsystemen, u. a. auch bei verschiedenen Tumorzellpopulationen, nachgewiesen. Bekannt ist auch bei verschiedenen Zellsystemen ein Zusammenhang zwischen der freien intrazellulären Ca^{2+}-Konzentration und der Zellproliferation [23, 24].

Die vorliegenden Ergebnisse zeigen, dass durch gezielte Steuerung der Ionenkanalaktivität an der Zellmembran humaner Chondrozyten unter In-vitro-Bedingungen das Proliferationsverhalten dieser Zellen reguliert wird. Insbesondere kann die Proliferation humaner Chondrozyten durch Blockierung von Na^+-Kanälen mit Lidocain, der K^+ Kanäle mit 4-AP oder der Cl^-- und Anionenkanäle mit SITS beeinflusst werden (Abb. 2). So führen diese zu einer temporären Steigerung des ^3H-Thymidineinbaus, welches ein Maß für die Zellproliferation darstellt. Die deutliche Proliferationszunahme der Kontrollgruppe am 12. Kulturtag wird durch die Blockierung der genannten Kanäle jedoch gehemmt. Unter dem Einfluss von Verapamil ließ sich keine Proliferationssteigerung nachweisen. Dies ist sicherlich mit der unter Verapamil zu beobachteten deutlichen Zunahme der Apoptose zu erklären.

An der Oberfläche vieler vitaler humanen Zellen ist ein membraninterkalierendes Glykoprotein lokalisiert, welches eine hohe Affinität zur Hyaluronsäure besitzt. Dieses Protein wird als CD44-Rezeptor bezeichnet und ist an einer Vielzahl von physiologischen Prozessen beteiligt [15].

Das CD44-Gen ist auf dem Chromosom 11 lokalisiert. Es besteht aus 20 Exons, davon werden immer 10 exprimiert (CD44H). Die anderen 10 kodieren extrazelluläre Regionen (genannt v1–v10). Diese werden als unterschiedliche Splicevarianten bezeichnet [15]. CD44-Isoformen sind in unterschiedlichen humanen Gewebearten (z. B. Tonsillen, Schilddrüse, Brust, Prostat, Cervix, Ösophagus, Epithel, Haut) nachgewiesen worden [15, 25].

Auch an der Zellmembran humaner Chondrozyten wurde bereits der CD44-Rezeptor nachgewiesen [26]. Die CD44-Expression der Chondrozyten im hyalinen Knorpelgewebe ist Voraussetzung für die Bindung von Hyaluronsäure. Die im Knorpelgewebe gebundene Hyaluronsäure ist in der Lage, die entsprechenden Funktionen als Matrixbaustein zu erfüllen.

Arbeiten anderer Autoren belegen, dass beispielsweise die durch IL-1β, TNF-α oder rheumatoide synoviale Fibroblasten verursachte Zerstörung der Knorpelmatrix durch Vorbehandlung der Chondrozyten mit Anti-CD44 verringert wird [27, 28]. Eine Verminderung der CD44-Expression, wie sie auch durch Ionenkanalmodulation erzielt werden kann, stellt somit einen Schutz vor der Degeneration der Knorpelmatrix dar [28, 29], ist aber nachweislich gleichzeitig auch mit dem Verlust an proteoglykanreicher Matrix verbunden. Der Schutz der Matrix ist aber auch durch Bindung von Hyaluronsäure an die CD44-Rezeptoren möglich. Des Weiteren wird diskutiert, ob CD44 auch als Adhäsionsrezeptor für andere Matrixbausteine (z. B. Kollagene und Firbonectin) dient [25].

Die Ergebnisse der vorliegenden Arbeit belegen, dass durch gezielte Regulation von Ionenkanälen die CD44-Expression humaner Chondrozyten moduliert werden kann. Daraus ist abzuleiten, CD44-vermittelete Prozesse, wie z. B. Signaltransduktionen und Steuerung von Prozessen zur Zellinteraktion, über die Aktivität von Ionenkanälen reguliert werden. Des Weiteren ist zu schlussfolgern, dass durch die Steuerung der Ionenkanalaktivität bei humanen Chondrozyten über eine Beeinflussung der CD44-Rezeptorexpression die Matrixdegeneration des hyalinen Knorpels sowie die Bindung der Hyaluronsäure im Knorpelgewebe beeinflusst wird. Damit könnte ein therapeutischer Ansatz zur gezielten Beeinflussung der Funktion der Knorpelmatrix über die Steuerung der Ionenkanalaktivität gegeben sein.

Die verschiedenen Möglichkeiten zur Apoptosebewertung beruhen auf der Vielfältigkeit der molekularen und morphologischen Veränderungen im Verlauf des Zellsuizids. Die Durchflusszytometrie stellt in diesem Zusammenhang ein etabliertes Verfahren dar und ermöglicht anhand einer Vielzahl von Parametern eine umfassende Charakterisierung der Apoptose. Der Vorteil gegenüber anderen Methoden liegt in der Erfassung jeder einzelnen Zelle einer Suspension und ermittelt demzufolge nicht nur den Mittelwert der Gesamtpopulation [16].

Bekanntermaßen sind nicht bei jedem Zelltyp und jedem bekannten Apoptosereiz alle Apoptosemaker nachweisbar. Deshalb sollten immer mehrere Messverfahren parallel zum Einsatz kommen. Für die Untersuchungen an humanen Chondrozyten wurden drei verschiedene Nachweisverfahren apoptotischer Prozesse ausgewählt. Zunächst wurden Veränderung von Zellmembranstrukturen nachgewiesen. Im Verlauf der Apoptose kommt es unter dem Einfluss proapoptotischer Signale zur Translokation des Aminophospholipids Phosphatidylserin an die Außenseite der Zellmembran ohne Verletzung der Membranintegrität. Daher kann Annexin-V, für die Durchflusszytometrie gekoppelt mit dem Fluoreszenzfarbstoff FITC, Ca^{2+}-abhängig an der Außenseite der Membran binden. Durch gleichzeitige Färbung mit dem DNA-Interkalator Propidiumjodid (PI) ist parallel die Detektion membrangeschädigter nekrotischer Zellen möglich. Als ein weiterer Parameter wurde die Expression des mitochondralen Proteins Apo2.7 bestimmt. Der Nachweis mittels des PE-markierten Anti-Apo2.7-Antikörpers dient ebenfalls der Detektion von Ereignissen im Frühstadium der Apoptose. Zusätzlich werden jedoch auch spätapoptotisch/nekrotische Zellen miterfasst [30]. Als dritter Parameter wurde die Aktivierung der Caspase 3 untersucht. Sie ist charakterisitisch für eine spätere Phase der Apoptose. Dieses Enzym gehört zur Familie der Cysteinproteasen, die unter Einfluss proapoptotischer Signale eine effektorische Wirkung entfalten. Die Caspase 3 nimmt dabei eine wesentliche Schlüsselposition ein [31] und führt u. a. durch die Aktivierung einer Endonuklease zu der für die Apoptose charakteristschen DNA-Fragmentierung. Synthetisiert als inaktives Proenzym wird die Caspase durch frühere Prozesse der Aktivierungskaskade in die aktivierte Form überführt, die mit Hilfe des Antiaktive-Caspase-3-Antikörpers (FITC-markiert) nachgewiesen werden kann.

Die in dieser Arbeit verwendeten Methoden zeichnen sich durch eine leichte Durchführbarkeit und gute Reproduzierbarkeit aus. Darüber hinaus gelingt es, verschiedene durch die Apoptose betroffene Strukturen zu erfassen und anhand derer eine zeitliche Einordnung des Apoptoseprozesses vorzunehmen.

Anhand der dargestellten Ergebnisse konnte gezeigt werden, dass der Ionenkanalblocker 4-AP in der Lage ist, den Funktionszustand der Chondrozyten zu beeinflussen und den Zelltod zu induzieren. Mit Hilfe der Durchflusszytometrie konnten unter Berücksichtigung der verschiedenen Apoptosemarker differenzierte Aussagen über zytotoxische Effekte von 4-AP getroffen werden.

Die Untersuchungen zum Einfluss von 4-Aminopyridin, einem K^+-Kanalblocker, der spannungsabhängig K^+-Kanäle blockiert [32], auf das Apoptoseverhalten ergaben eine Konzentrationsabhängigkeit in Bezug auf die Zellschädigung. Der Anteil annexin-V-FITC-positiver Zellen war im Vergleich zu den PI-positiven Zellen vermindert, was auf eine frühe Apoptoseinduktion hindeutet, die deutlich vor dem Zeitpunkt der Messung stattgefunden hat (Abb. 5, 6). Die Mehrheit der geschädigten Zellen befindet sich bereits im Stadium der Spätapoptose bzw. im Übergang zur Nekrose. Der Nachweis der aktivierten Caspase 3 unterstreicht diese Beobachtung (Abb. 9). Kim et al. [33] konnten mittels Untersuchungen an Hepatoblastomzellen bereits 16 h nach Zugabe bei einer Konzentration von 2,5 mM einen signifikanten Anstieg der apoptotischen Zellzahl nachweisen. Bei Chondrozyten muss die o.g. Reaktion auf 4-Ap ab einer Konzentration von 1 mM als toxisch gewertet werden.

K^+-Kanäle spielen sowohl bei der Steuerung des Membranpotenzials als auch bei der Volumenregulierung eine entscheidende Rolle [34]. Im Zusammenhang damit wird die Auslösung von Apopotose unter 4-AminopyridineEinfluss gesehen. Durch die Blockade der K^+-Kanäle kommt es zum Anstieg der intrazellulären K^+-Konzentration. Folge dessen ist die Depolarisierung der Zellmembran, die zur Aktivierung von nichtselektiven Kationenkanälen (NSCC) führt [33]. Dabei kommt es zum Ca^{2+}-Einstrom verbunden mit dem Anstieg der intrazellulären Ca^{2+}-Konzentration. Diese wiederum hat u.a. Einfluss auf die Aktivierung von hydrolytischen Enzymen, auf den Energieverbrauch der Zelle sowie auf die Zerstörung des Zytoskeletts [35]. Die Apoptoseinduktion beruht demzufolge auf der durch K^+-Kanalblockade vermittelten Wirkung des $[Ca^{2+}]i$. Ein ähnliches Prinzip formuliert Okada et al. [36]] im Zusammenhang mit der veränderten Zellvolumenregulierung nach 4-Aminopyridin-Behandlung. Durch die Suppression der auswärts gerichteten K^+-Ströme kommt es im weiteren Verlauf zur osmotischen Schwellung der Zelle [37]. Die Aktivierung von dehnungsabhängigen Ca^{2+}-Kanälen führt zum Ca^{2+}-Influx und entsprechend zum apoptoseinduzierenden Anstieg der intrazellulären Konzentration [38]. In der vorliegenden Arbeit konnten keine Aussagen darüber getroffen werden, welcher Mechanismus der Apoptose in den mit 4-Aminopyridin behandelten Chondrozyten zugrunde liegt. Es ist davon auszugehen, dass sowohl die Veränderung der Volumenregulierung als auch die des Membranpotenzials an der Auslösung des Zelltodes beteiligt sind.

Zusammenfassend lässt sich feststellen, dass die Ionenkanalmodulation an der Zellmembran humaner Chondrozyten unter In-vitro-Bedingungen eine Vielzahl von biologischen Prozessen beeinflusst wird. Sowohl das Proliferationsverhalten, als auch die Expression von CD44 und der programmierte Zelltod werden durch Ionenkanäle bzw. deren Aktivität beeinflusst und gesteuert.

Die vorliegenden Ergebnisse sind als Grundlage für weiterführende Untersuchungen zu verstehen, die der Erarbeitung therapeutischer Optionen für die Arthrosebehandlung durch gezielte Steuerung spezifischer Ionenkanäle dienen.

Literatur

1. Wohlrab D, Markwardt F, Hein W (2001) Der Einfluß von Ionenkanalmodulatoren auf humane Chondrozyten. In: Erggelet C, Steinwachs M (Hrsg) Gelenkknorpeldefekte. Steinkopff, Darmstadt, S 59-68
2. Scholz R (2002) Der Einfluß von Ionenkanalmodulatoren auf das Membranpotential und die Proliferation humaner dermaler mikrovaskulärer Endothelzellen. Diplomarbeit. Math Nat Tech Fakultät Universität Halle

3. Deutsch C (1990) K$^+$ channels and mitogenesis. Prog Clin Biol Res 334:2-21
4. Harmon SC, Lutz D, Ducote J (1993) Potassium channel openers stimulate DNA synthesis in mouse epidermal keratinocyte and whole hair follicle cultures. Pharmacol Rev 6:170-178
5. Nilius B, Droogmans G (1994) A role for potassium channels in cell proliferation? News in Physiological Sciences 16:1-12
6. Mauro MT, Isseroff RR, Lasarow R, Pappone AP (1993) Ion channels are linked to differentiation in keratinocytes. J Membrane Biol 132:201-209
7. Lee YS, Sayeed MM, Wurster RD (1993) Inhibition of cell growth by K$^+$ channel modulators is due to interference with agonist-induced Ca^{2+} release. Cellular Signaling 5:803-809
8. Wohlrab D, Hein W (2000) Der Einfluß von Ionenkanalmodulatoren auf das Membranpotential humaner Chondrozyten. Orthopäde 29:80-84
9. Wohlrab D, Wohlrab J, Reichel H, Hein W (2001) Is the proliferation of human chondrocytes regulated by ionic channels? J Orthop Sci 6:155-159
10. Wohlrab D, Lebek S, Krüger T, Reichel H (2002) Influence of ion channels on the proliferation of human chondrocytes. Biorheology 39:55-61
11. Mutschler E (1997) Arzneimittelwirkungen. Wissenschaftliche Verlagsgesellschaft mbH, Stuttgart
12. Schmidt RF, Thews G (1990) Physiologie des Menschen. Springer, Berlin Heidelberg New York, S 2-44
13. Inohara S (1992) Studies and perspectives of signal transduction in the skin. Exp Dermatol 1:207-220
14. Nilius B, Schwarz G, Droogmans G (1993) Control of intracellular calcium by membrane potential in human melanoma cells. Am J Physiol 265:1501-1510
15. Kreis T, Vale R (1999) Guidebook to the extracellular matrix and adhesion proteins. Oxford University Press, Oxford New York Tokyo, pp 158-162
16. Vocke M (2002) Untersuchungen zur Zytotoxizität von Ionenkanalmodulatoren an humanen Chondrozyten. Diplomarbeit. Math Nat Tech Fakultät Universität Halle
17. Hennings H, Michael D, Chengs C, Steinert P, Holbrook K, Yuspa SH (1980) Calcium regulation of growth and differentiation of mouse epidermal cells in culture. Cell 19:245-254
18. Nilius B, Wohlrab W (1992) Potassium channels and regulation of proliferation of human melanoma cells. J Physiol 445:537-548
19. Jones KT, Sharpe GR (1994) Intracellular free calcium and growth changes in single human keratinocytes in response to vitamin D and five 20-epi-analogues. Arch Dermatol Res 286:123-129
20. Long KJ, Walsh KB (1994) A calcium-activated potassium channel in growth plate chondrocytes: regulation by protein kinase A. Biochem Biophys Res Commun 201:776-781
21. Sugimoto T, Yoshino M, Nagao M, Ishii S, Yabu H (1996) Voltage-gated ionic channels in cultured rabbit articular chondrocytes. Comp Biochem Physiol 115C:223-232
22. Martina M, Mozrzymas JW, Vittur F (1997) Membrane stretch activates a potassium channel in pig articular chondrocytes. Biochim Biophys Acta 1329:205-210
23. Wohlrab D, Markwardt F (1999) The influence of ion channel blockers on proliferation and free intracellular Ca^{2+}-concentration of human keratinocytes. Skin Pharmacol Appl Skin Physiol 12:257-265
24. Wohlrab D, Wohlrab J, Markwardt F (2000) Electrophysiological characterisation of human keratinocytes. Exp Dermatol 9:219-223
25. Salter DM, Godolphin JL, Gourlay MS, Lawson MF, Hughes DE, Dunne E (1996) Analysis of human articular chondrocyte CD44 isoform expression and function in health and disease. J Pathol 179:396-402

26. Aguiar DJ, Knudson W, Knudson CB (1999) Internalization of the hyaluronan receptor CD44 by chondrocytes. Exp Cell Res 252:292–302
27. Jiang H, Knudson CB, Knudson W (2001) Antisense inhibition of CD44 tailless splice variant in human articular chondrocytes promotes hyaluronan internalization. Arthritis Rheum 44:2599–2610
28. Neidhart M, Gay RE, Gay S (2000) Anti-interleukin-1 and anti-CD44 interventions producing significant inhibition of cartilage destruction in an in vitro model of cartilage invasion by rheumatoid arthritis synovial fibroblasts. Arthritis Rheum 43:1719–1728
29. Chow G, Nietfeld JJ, Knudson CB, Knudson W (1998) Antisense inhibition of chondrocyte CD44 expression leading to cartilage chondrolysis. Arthritis Rheum 41:1411–1419
30. Sedlak J, Hunakova L, Duraj J, Sulikova M, Chovancova J, Novotny L, Chorvath B (1999) Detection of apoptosis in a heterogenous cell population using flow cytometry. Gen Physiol Biophys, pp 147–154
31. Higuchi M, Honda T, Proske RJ, Yeh ET (1998) Regulation of reactive oxygen species-induced apoptosis and necrosis by caspase 3-like proteases. Oncogene 17:2753–2760
32. Yao X, Kwan HY (1999) Activity of voltage-gated K^+ channels is associated with cell proliferation and Ca^{2+} influx in carcinoma cells of colon cancer. Life Sci 65:55–62
33. Kim JA, Kang YS, Jung MW, Kang GH, Lee SH, Lee YS (2000) Ca^{2+} influx mediates apoptosis induced by 4-aminopyridine, a K^+ channel blocker, in HepG2 human hepatoblastoma cells. Pharmacology 60:74–81
34. Noulin JF, Brochiero E, Coady MJ, Laprade R, Lapointe JY (2001) Molecular identity and regulation of renal potassium channels. Jpn J Physiol 51:631–647
35. Nicotera P, Orrenius S (1998) The role of calcium in apoptosis. Cell Calcium 23:173–180
36. Okada Y, Maeno E, Shimizu T, Dezaki K, Wang J, Morishima S (2001) Receptor-mediated control of regulatory volume decrease (RVD) and apoptotic volume decrease (AVD). J Physiol 532:3–16
37. Chin LS, Park CC, Zitnay KM, Sinha M, DiPatri AJ Jr, Perillan P, Simard JM (1997) 4-Aminopyridine causes apoptosis and blocks an outward rectifier K^+ channel in malignant astrocytoma cell lines. J Neurosci Res 48:122–127
38. Speake T, Douglas IJ, Brown PD (1998) The role of calcium in the volume regulation of rat lacrimal acinar cells. J Membr Biol 164:283–291

Operative Behandlungsmöglichkeiten

14 Pridie-Bohrung

H. Madry, D. Kohn

Einleitung

Die Arthrose betrifft eine größere Anzahl von Patienten als jede andere muskuloskeletale Erkrankung [1–4]. Bei diesem komplexen Prozess verlieren die Proteoglykanmoleküle des hyalinen Gelenkknorpels zunehmend ihre Fähigkeit, Wasser zu binden, die Kollagenarchitektur wird fortschreitend zerstört, während die Chondrozyten eine nicht hinreichende Reparaturreaktion ausführen [5, 6]. Das daraus resultierende Ersatzgewebe vermag den normalen Belastungen des Gelenkes nicht auf Dauer standzuhalten, und die Oberflächenzerstörung schreitet weiter fort. Die Ziele einer operativen Behandlung sind die Verminderung von Schmerz und die Verbesserung der Gelenkfunktion. Der große Erfolg der Endoprothetik in den letzten Jahrzehnten [7] hat dazu geführt, dass der endoprothetische Oberflächenersatz heute als einziges Mittel zur definitiven Behandlung der Arthrose angesehen wird [8]. Alternativen zur Endoprothetik sind für eine große Gruppe von Patienten wünschenswert. Hierzu zählen Patienten mit wenig fortgeschrittener Arthrose, junge Patienten und sehr aktive Patienten [9, 10]. Das Spektrum derartiger operativer Methoden beinhaltet u. a. subchondrale Bohrungen [11], die Abrasionsarthroplastik [12], Mikrofrakturierungen [13] und periostale [14], perichondriale [15] bzw. osteochondrale [16, 17] Transplantate. In diesem Beitrag soll die subchondrale Knorpelanbohrung dargestellt werden.

Biologische Grundlagen der Reparatur

■ Geschichte

In der Zeit vor Pridie war besonders das Débridement [18], im angelsächsischen Sprachraum auch als „housecleaning"-Operation bezeichnet, zur operativen Behandlung der Gonarthrose verbreitet [19, 20]. Ihr Ziel ist, Unebenheiten der Gelenkoberflächen zu glätten. Dahinter verbarg sich die

Auffassung, dass mechanische Hindernisse als Irritationspunkte das Fortschreiten der arthrotischen Knorpelzerstörung beschleunigen würden [19]. Auch Kenneth H. Pridie, seinerzeit am Bristol Royal Infirmary in England tätig, wendete diese Technik an. Im Jahre 1959 führte er, als Zusatz zu diesem Verfahren, erstmalig das Prinzip der Anbohrung von freiliegendem, eburnisiertem subchondralen Knochen ein [11].

Prinzip der Reparaturknorpelbildung

Die Wirkung der Anbohrung des subchondralen Knochens besteht in der Ausbildung eines faserknorpeligen Reparaturgewebes auf der Basis eines Blutgerinnsel, welches sich nach der siebartigen Eröffnung des subchondralen spongiösen Raumes durch Bohrungen bildet [11]. In seiner Erstarbeit empfahl Pridie ein prograges Anbohren durch den geschädigten Knorpel und sklerosierten subchondralen Knochen hindurch bis in den gut durchbluteten spongiösen Knochen. Dieses Verfahren fand generell im Rahmen eines Gelenkdébridement statt und wurde angewendet, wenn sich subchondraler Knochen während der chirurgischen Inspektion oder nach dem Débridement zeigte [21]. Pridie verwendete hierbei einen ¼-Inch-Bohrer (Durchmesser ca. 6,4 mm). Bei einer Zweitoperation fand sich in den in der Arbeit vorgestellten vier arthrotischen Kniegelenken neues, makroskopisch knorpelartiges Gewebe im Bereich der Anbohrungszone. Als Erfolgskriterium führte Pridie die postoperative Erweiterung des radiologischen Gelenkspaltes an. Insall wies schon 1967 auf die faserknorpelige Natur des Reparaturgewebes hin [21], welches strukturell und funktionell dem originalen hyalinen Knorpel unterlegen ist.

Die zellulären Vorgänge, die zur Bildung des Reparaturknorpels führen, sind gut bekannt [22–24]. Während des Bohrvorgangs durchdringt die Bohrspindel folgende Zonen: (1) Ggf. noch vorhandener Knorpel, (2) Lamina ossea subchondralis, (3) kortikaler subchondraler Knochen und eröffnet anschließend die (4) spongiösen subchondralen Knochen. Dadurch entstehen im angebohrten arthrotischen Bereich genau definierte osteochondrale Defekte, durch welche der Knochenmarkraum mit dem Gelenkraum kommuniziert. Es steigt Blut aus dem Subchondralraum auf, füllt den Bohrkanal aus und gerinnt. Das nach etwa 1½ Stunden so entstandene Blutgerinnsel beherbergt Erythrozyten, Leukozyten, pluripotente Stammzellen der Erythropoese, Granulopoese, Megakaryopoese, Lymphopoese sowie Fettzellen, Bindegewebszellen und Endothelzellen. Obwohl die Zellen zum größten Teil mesenchymalen Ursprungs sind [23], können zusätzlich auch Synoviozyten aus dem Gelenkraum in das aufgebohrte Areal einwandern [25]. Die sich nun anschließenden Vorgänge sind mit der Spontanheilung von osteochondralen Defekten vergleichbar, über die sehr gute Daten aus Tiermodellen [24] vorliegen: Bereits nach 10 Tagen ist dieses Gewebe positiv für Safranin-O, einem histochemischen Marker für Proteoglykane [23, 26]. Nach 2 Wochen sind spindelförmige Zellen, charakteristisch für Faserknorpel, zu finden [23]. Nach 3 Wochen besteht das Reparaturgewebe vorwiegend aus Typ-I-Kollagen, während mit zunehmender Dauer der Typ-II-Kollagengehalt steigt [22]. Die Neubesiedlung des Defektes ist nach etwa 1–2 Monaten abgeschlossen, und eine knorpelartige Matrix wird aufgebaut. Chondrozyten des umgebenden hyalinen Knorpels, die sich in unmittelbarer Nähe zu den Wänden des Bohrkanals befindlichen, sterben interessanterweise ab [23]. Sie werden weder im weiteren Verlauf ersetzt [23], noch nehmen die übrigen Chondrozyten des umgebenden, nicht angebohrten hyalinen Gelenkknorpels an der Neubesiedlung des Defektes teil [24]. Es findet auch keine Integration der neuen Matrix in die bereits vorhandene Knorpelmatrix statt [23]. Nach etwa 6 Monaten ist die Oberfläche des neuen Gewebes ausgefranst und es werden zunehmend Zeichen der Degeneration sichtbar [23]. Ob die Ursache dieser degenerativen Veränderungen auf einem Verlust an Proteoglykanen beruhen, ist unklar [22]. Nach einem Jahr resultiert ein faserknorpeliges Gewebe aus diesen Auf- und Umbauprozessen, welches reich an Typ-I-Kollagen und arm an Typ-II-Kollagen ist [22]. Diese unterschiedliche biochemische Zusammensetzung allein lässt vermuten, dass sich kein originaler hyaliner Gelenkknorpel entwickelt. Weitere Gründe für die geringe Widerstandsfähigkeit des Ersatzgewebes gegenüber den langjährigen mechanischen Belastungen können in der unvollständigen Wiederherstellung des subchondralen Knochens, der Qualität seiner Bindung zum umgebenden hyalinen Knorpel, im Absterben der Zellen in einer ca. 3–8 Zellen breiten Schicht im hyalinen Knorpel und in der mangelhaften Verzahnung der Matrix des neuen Gewebes mit der originalen hyalinen Matrix liegen [23]. Eine Restitutio ad integrum ist daher durch Knorpelanbohrungen nicht erzielbar. Jedoch verzahnt sich dieses Reparaturgewebe mit dem umgebenden, originalen Knorpelgewebe besser als das nach Abrasionsarthroplastik entstandene Gewebe. Die Bedeutung dieser Tatsache wird durch eine Arbeit von Jackson et al. [24] an einem Tiermodell der spontanen Reparatur von großen osteochondralen Defekten verdeutlicht: Im noch intakten, den Defekt umgebenden hyalinen Gelenkknorpel finden progressive und zerstörerische Prozesse statt: der Knorpel wird zunehmend deformiert, flacht ab und wird schließlich abgebaut, während der subchondrale Knochen ebenfalls kollabiert und resorbiert wird. Diese Prozesse vergrößern schließlich den Durchmesser des Defektes, und die Knorpelzerstörung schreitet fort [24]. Daher ist die Abstützung von benachbarten, unter Belastung stehenden Knorpelbezirken die unseres Erachtens nach wichtigste Aufgabe des faserknorpeligen Reparaturgewebes nach Pridie-Bohrung [22, 24].

In Abbildung 1 ist das Resektat eines Tibiaplateaus ein Jahr nach Pridie-Bohrung von bereits freiliegendem Knochen (medial) dargestellt. Die pilzförmigen Faserknorpelnarben im Bereich der Bohrlöcher sind gut erkennbar.

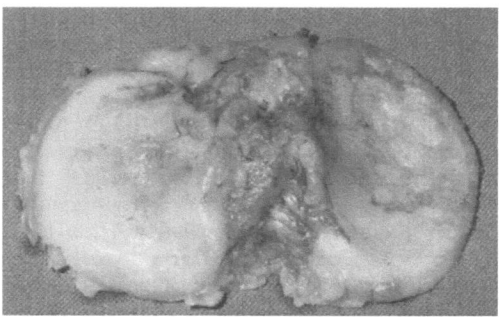

Abb. 1

Tierexperimentelle Studien

Erste tierexperimentelle Studien zur Evaluation dieser Technik wurden bereits gegen Ende der 60er Jahre publiziert [27, 28]. Das Kaninchenmodell fand und findet hierbei vorwiegend Verwendung. Aufgrund seiner sehr guten intrinsischen Heilungskapazität und der strukturellen Unterschiede des Kaninchenknorpels im Vergleich zu humanem hyalinen Gelenkknorpel wurde die Aussagekräftigkeit dieses Modells relativiert [29]. Dennoch haben gut geplante Studien mit einer oder mehreren rigid definierten Negativkontrollgruppen unsere Kenntnisse über die Reparaturvorgänge nach subchondralen Bohrungen deutlich erweitert [22–24, 28, 30–33].

Meachim und Roberts [28] haben subchondrale Bohrungen mit Durchmessern von jeweils 2,0 mm im femoralen Teil des Femoropatellargelenkes in 21 Kaninchenkniegelenken untersucht. Nach 2 Monaten waren fast alle Bohrlöcher von einem faserknorpeligen Gewebe bedeckt, welches sich in seinem Zellreichtum und in seiner histochemischen Anfärbbarkeit vom benachbarten hyalinen Gelenkknorpel unterschied.

In einer vergleichbaren Studie studierten Mitchell und Shepard die Reparatur von vollschichtigen (full-thickness) Defekten in den Femurkondylen erwachsener Kaninchen durch 20–30 subchondrale Bohrungen von jeweils 1,0 mm Durchmesser [30]. Die Negativkontrolle dieser Studie bestand aus unbehandelten, identischen Defekten im kontralateralen Kniegelenk. In dieser Kontrollgruppe erfolgte keine Defektfüllung zu keinem Zeitpunkt. In der behandelten Gruppe füllte ein neues Gewebe nach 2 Monaten die Defekte aus. Dieses Gewebe glich hyalinem Knorpel hinsichtlich der Zellmorphologie, der Anfärbbarkeit mit Safranin-O und der Mitoserate. Nach einem Jahr füllte dieses neue Gewebe weiterhin den Defekt aus. Zu diesem Zeitpunkt hatte es jedoch eine bindegewebige Struktur, beurteilt nach der Kollagenausrichtung, und war nicht mehr mit Safranin-O anfärbbar. Dieses Tierexperiment zeigt, dass das neue Gewebe aus Faserknorpel besteht, noch nach einem Jahr vorhanden ist und die artikulierende Oberfläche bedeckt.

In einer sehr detaillierten Arbeit zur Herkunft der Zellen im neuen Gewebe berichteten Shapiro et al. vom fortschreitenden Abbau des Reparaturgewebes in Kaninchen, welches durch subchondrale Bohrungen (Durchmesser: je 3,0 mm) erzeugt wurde [23]. Bereits nach 12 Wochen traten Spalten zwischen dem originalen und Reparaturgewebe und andere Zeichen der Degeneration auf.

Shamis et al. vergleichen den Effekt von subchondralen Bohrungen mit der Spontanheilung auf die Heilung von 10 mm im Durchmesser großen chondralen Defekten im mittleren Karpalgelenk von Pferden [32]. Nach fünf Monaten wurde der Defekt in der Gruppe mit subchondralen Bohrungen durch ein größeres Volumen an Faserknorpel im Vergleich mit der Kontrollgruppe ausgefüllt. Interessanterweise fand sich kein Unterschied zu diesem Zeitpunkt zwischen zwei Gruppen, bei denen der Defekt entweder durch 5 oder durch 11 Bohrlöcher (Durchmesser der Bohrlöcher: je 1.0 mm) behandelt wurde.

In einer Untersuchung von Vachon et al. wurde der Effekt der subchondralen Bohrung (5 Bohrungen, Durchmesser je 1 mm) hinsichtlich der Heilung von 10 mm im Durchmesser messenden (chondralen) karpalen Knorpeldefekten bei erwachsenen Pferden untersucht [31]. Hier zeigte sich nach 5 Monaten eine größere Dicke der Gewebsdeckung des Defektes sowie ein besseres Anheftungsverhaltens an den darunterliegenden Knochen im Vergleich zur Kontrollgruppe im kontralateralen Gelenk, bei welcher der Defekt nicht angebohrt wurde. Während sich in dieser Kontrollgruppe ein bindegewebsartiges Gewebe fand, heilten die Defekte in der Behandlungsgruppe mit Faserknorpel. Obwohl es sich hierbei um das Anbohren von normalen Gelenkknorpel und nichtarthrotisch verändertem Gelenkknorpel handelte, und aufgrund dieser Studie keine Aussage zum Langzeitverhalten des neuen Gewebes möglich ist, zeigt sie eine verbesserte Heilung dieser angebohrten Defekte im Vergleich zu unbehandelten Defekten.

Menche et al. verglichen die Heilung von „full-thickness"-Defekten in den Femurkondylen von erwachsenen Kaninchen durch subchondrale Bohrungen mit einer großflächigen Abrasionsarthroplastik [12] im kontralateralen Gelenk, welche nicht die subchondrale Knochenlamelle perforierte („burr arthroplasty over the entire surface denuded of cartilage until punctuate bleeding occurred without perforation of the subchondral plate") [33]. Diese Studie wurde durch eine semiquantitative Skala auf Basis von Safranin-O- und Hämatoxylin-Eosin (HE)-Färbung, Osteophytenbildung und anderen degenerativen Zeichen ausgewertet. Nach sechs Monaten waren die Defekte nach subchondraler Bohrung in der behandelten Gruppe mit einem neuen Gewebe bedeckt, welches weniger degenerative Veränderungen als das Gewebe in der Abrasionsarthroplastikgruppe aufwies.

Indikationsstellung

Präzise Angaben zur Indikation hinsichtlich des Alters der Patienten, der Schwere der Symptome, des Aktivitätsniveaus sowie des Grades und Ausdehnung der Knorpelschädigung fehlen in der Literatur. Am sinnvollsten erscheint die subchondrale Bohrung im Frühstadium der Arthrose [34]. Aufgrund der progressiven Zunahme des Defektdurchmessers [24] ist ein wesentliches Ziel die Verhinderung einer Vergrößerung des ursprünglichen Defektes [22, 24]. Die Konsequenz dieser Betrachtungsweise beinhaltet die frühzeitige Behandlung auch kleiner Knorpeldefekte, um zumindest durch die mechanische Stabilisierung des umgebenden, bereits arthrotisch veränderten Knorpels eine Abstützung zu erreichen. Prognostisch günstige Faktoren sind ein niedriges Lebensalter, ein kleiner und begrenzter Knorpeldefekt und das Fehlen von Begleitläsionen. Wichtige funktionelle Erfordernisse sind gerade Beinachsen, eine hinreichend straffe Bandführung des Gelenkes, das Fehlen einer zusätzlichen Gelenkpathologie (wie z.B. Meniskusläsionen) und die Abwesenheit von systemischen, die Gelenke betreffenden Krankheiten (wie z.B. die Gichtarthropathie).

Idealerweise wird die Pridie-Bohrung demzufolge bei Patienten im mittleren Lebensalter durchgeführt, bei denen man eine lokal begrenzte, unikompartimentale Arthrose mit noch gut erhaltenem angrenzendem Knorpel findet. Die Versorgung mit einem endoprothetischen Oberflächenersatz ist wegen der relativ hohen Rate von aseptischen Frühlockerungen bei diesem Patientenkollektiv problematisch. Aufgrund des im Vergleich zum endoprothetischen Oberflächenersatz geringeren Operationstraumas, der kürzeren Rehabilitationszeit und der Scherzreduktion ist die Pridie-Bohrung besonders für aktive Patienten geeignet. Eine weitere, relative Indikation ist die unikompartimentale Arthrose des älteren Patienten, die nicht mit anderen Verfahren behandelt werden kann. Aufgrund der noch ungeklärten Natur des Arthroseschmerzes kann die Pridie-Bohrung bei starken Schmerzen, die im Rahmen einer unikompartimentalen Gonarthrose auftreten, sinnvoll sein. Die pathophysiologische Grundlage der postoperativ häufig erfahrenen Schmerzreduktion ist bis heute jedoch nicht bekannt.

Technik

In seiner Originalarbeit beschrieb Pridie das Anbohren von bereits eburnisiertem Knochen während des offenen Gelenkdébridements mit der Zielstellung der Anregung der Knorpelregeneration [11]. Die Anbohrung fand nicht isoliert statt, sondern zeitgleich mit dem Entfernen freier Gelenkkörper, abgerissener Anteile degenerierter Menisci, einer partiellen Synovektomie sowie der Abtragung störender Osteophyten (insbesondere an den Rändern der Kondylen) [21, 35]. Bisher wurden nur wenige systematische Untersuchungen zur Technik der Pridie-Bohrungen vorgenommen. Obwohl die Anzahl der

Bohrungen per Fläche eine eher untergeordnete Bedeutung zu haben scheint [32], existieren keine wissenschaftlich gesicherten Daten über die Verteilung und Anzahl der Bohrlöcher bzw. ihren optimalen Durchmesser [36].

Wenn möglich sollte die Pridie-Bohrung unter arthroskopischer Sicht ohne Blutleere erfolgen. Die Vorteile dieser Technik beinhalten ein exakteres Arbeiten (unter etwa 25facher Vergrößerung) als bei offen chirurgischen Verfahren, die andauernde Kühlung des Bohrers durch die arthroskopische Spülflüssigkeit sowie die geringe Zugangsmorbidität. Nach Darstellung, Inspektion und Palpation des betroffenen Areals mit dem Tasthaken sollte ein Débridement des zu bearbeitenden Areals stattfinden. Dann erfolgt das systematische Perforieren des geschädigten Knorpelareals durch mehrere versetzt voneinander gesetzte prograde Bohrungen. Aufgrund der Gefahr des Verwindungsbruches sollte unter arthroskopischer Sicht mit starken Bohrern oder Kirschner-Drähten gearbeitet werden [37]. Folgende Prinzipien erscheinen hier als sinnvoll: es sollte der größtmögliche Bohrer und eine möglichst dichte Position der Bohrlöcher gewählt werden, wobei der begrenzende Faktor lediglich die Stabilität des betreffenden Gelenkabschnittes ist. Das Bohren sollte niedrigtourig und mit einer guten Kühlung erfolgen, um die Hitzenekrosezone [38] so klein wie möglich zu halten. Das senkrechte Auftreffen des Bohrers muss in jedem Fall erreicht werden. Da das Prinzip der Technik die Schaffung einer Kommunikation zwischen Gelenkraum und subchondralem Knochenmark beinhaltet, ist der Endpunkt der jeweiligen Bohrung durch das Austreten von Blutfäden aus dem Bohrloch definiert.

Aus den Abbildungen der Insall-Arbeiten ist zu erkennen, dass die Bohrlöcher in einem Abstand angebracht wurden, der etwa ihrem Durchmesser entspricht. Dieses Prinzip erscheint auch heute noch als sinnvoll, um die Tragfähigkeit des subchondralen Knochens nicht zu gefährden. Insall [21] beschreibt das Verfahren in Anwendung auf Arthrosen mit bloßliegendem subchondralen Knochen. Über einen medialen parapatellaren Zugang erfolgte die Durchtrennung des Streckapparates und das Umklappen der Kniescheibe. Bentley [39] exponierte die Patella über einen medialen parapatellaren Zugang, rotierte sie um die vertikale Achse und verwendete einen 2.0er Bohrer. Childers und Ellwood entfernen den gesamten noch im Defektbereich verbliebenen Knorpel, schaffen senkrechte Knorpelwände und perforieren den subchondralen Knochen mit einer kleinen motorgetriebenen Kugelkopffräse (small, ball-shaped tips) unter Schaffung einer Vielzahl von Löchern sehr kleinen Durchmessers [40]. Derzeit geeignete Instrumente zum Anbohren sind Kirschner-Drähte (Durchmesser 1,5, 1,8 oder 2,0 mm) oder ein 3,2er Bohrer [36]. Blauth und Schuchardt haben empfohlen, die beim offen chirurgischen Bohren entstehenden Gewebsbröckel und das Bohrmehl zu entfernen [41].

In den frühen Arbeiten wurde mit einer Mobilisation einen Tag nach der Operation begonnen, gefolgt von einem schmerzadaptierten Übergang zur Vollbelastung, welche nach etwa 2 Wochen erreicht wurde [39, 40]. Heute favorisieren wir die sofortige kontinuierliche passive Bewegung (continuous passive motion, CPM) des operierten Kniegelenkes durch eine Motorschiene zur Stimulation von Proliferation und Matrixproduktion im Reparaturgewebe [42–45]. Ähnlich wie für Mikrofrakturierungen sollte die kontinuierliche passive Bewegung ab dem ersten postoperativen Tag beginnen [46], ca. 6–8 h pro Tag durchgeführt werden [47], begleitet von einer Entlastung des operierten Beines für mindestens 6, optimal 8 Wochen.

Klinische Ergebnisse

Retrospektive Studien mit Kontrollgruppe

Nach unserem Wissen sind die Daten, die retrospektiv den Erfolg der Pridie-Bohrung mit einer unbehandelten Kontrollgruppe vergleichen, sehr spärlich [36, 48].

Erwähnenswert ist eine Arbeit von Pedersen et al., in der von 77 Patienten mit moderater Gonarthrose, welche arthroskopisch durch subchondrale Bohrungen behandelt wurden, berichtet wurde [48]. Das subjektive Schmerzempfinden war nach 2–7 Jahren reduziert im Vergleich zu einer Kontrollgruppe, welche nur eine diagnostische Arthroskopie erhielt. Der Effekt der subchondralen Bohrungen war bei Patienten mit moderater generalisierter Arthrose mehr ausgeprägt als bei Patienten mit einer unikompartimentalen Arthrose.

Retrospektive Studien ohne Kontrollgruppe

Insall berichtete im Jahre 1974 über 64 Patienten, welche durch Pridie-Bohrung behandelt wurden [35]. Nach 6,5 Jahren gaben 62% ein gutes Ergebnis hinsichtlich des behandelten Kniegelenkes an, und 72% aller Patienten sprachen von einer erfolgreichen Operation. In 81% aller operierten Kniegelenke wurde 90°-Flexion oder mehr erreicht, was hinreichend für die meisten Erfordernisse des Alltags ist.

Auch Goodfellow et al. stellten klinische Ergebnisse nach der Behandlung von 23 Patienten mit osteochondralen Läsionen durch Débridement und subchondrale Bohrung vor [49]. Nach einem Jahr oder länger wurde in 78% der Fälle Beschwerdefreiheit erreicht.

Bentley berichtete 1978 über vier verschiedene chirurgische Behandlungsmethoden der Chondromalacia patellae [39]. Die subchondrale Bohrung von arthrotisch veränderten Bezirken der Patella wurde verglichen mit (1) der medialen Raffung und lateralem Release, (2) der Abrasionsarthroplastik und (3) der Patellektomie. Befriedigende Ergebnisse nach subchondraler Bohrung von 20 Patienten wurden in 35% der Fälle erzielt. Bentley empfiehlt die Anwendung der Technik für junge Patienten mit begrenzten (< 1,3 cm Durchmesser) und geringgradigen Defekten (Fissuren, Fibrillationen).

Childers und Ellwood verglichen die alleinige partielle Chondrektomie mit subchondraler Bohrung nach Abrasionsarthroplastik als Behandlung für die Chondromalacia patellae bei 25 Patienten (29 operierte Gelenke) [40]. Nach medialem parapatellarem Zugang wurde die Patella retrahiert und das betroffene Knorpelareal mit dem Skalpell bis auf den subchondralen Knochen kürettiert. Reichte die Läsion bis weit lateral, erfolgte die Abtragung des residualen Knorpels mit einer Kürette nach kleiner lateraler parapatellarer Inzision. Die Bohrlöcher wurden hochtourig mit einer nicht näher bezeichneten kleinen Bohrspindel gesetzt. In dieser Studie fanden sich gute bis exzellente Resultate bei fast allen Patienten unter 30 Jahren. Die Autoren schlussfolgerten, dass die subchondrale Bohrung nach partieller Chondrektomie insbesondere für Patienten unter 30 Jahren und weniger für ältere Patienten geeignet ist.

Zorman et al. beschreiben eine arthroskopische Technik zur subchondralen Anbohrung zur Behandlung von posttraumatischen, retropatellaren Knorpelschäden [50]. Die Autoren sprechen von befriedigenden Ergebnisse in 24 Patienten nach einem Nachuntersuchungszeitraum von 12 Monaten.

Fallberichte

Galloway und Noyes berichten 1992 über das Entstehen einer degenerativen Knochenzyste als Komplikation einer arthroskopischen Voroperation, welche eine Abrasionsarthroplastik und Pridie-Bohrung der Patella beinhaltete [51]. Diese patellare Zyste kommunizierte mit dem Gelenkraum durch drei Bohrlöcher und war mit gelbem schleimigen Material gefüllt. Diese Zyste wurde durch direkten Kontakt der Synovialflüssigkeit mit dem Knochen erklärt, hervorgerufen durch die Pridie-Bohrung.

Childers und Ellwood stellen eine histologische Untersuchung des neuen Gewebes zwei Jahre nach subchondraler Bohrung bei Chondromalacia patellae vor [40]. Das histologische Präparat zeigt Zellen in einer Matrix, die Lakunen, eine rundliche Gestalt und rundliche Zellkerne besitzen, damit morphologisch Chondrozyten gleichen. Es wurde keine Aussage gemacht, durch welche Färbetechnik die Proteoglykane im neuen Gewebe nachgewiesen wurden. In all diesem Studien wurde zum Teil eine Reduktion des Arthroseschmerzes erzielt. Da der hyaline Gelenkknorpel keine Nerven besitzt, ist die Ursache für dieses Phänomen, genauso wie die anatomische Ursache des Arthroseschmerzes überhaupt, unbekannt.

Zusammenfassung

Obwohl Pridie-Bohrungen seit etwa 40 Jahren durchgeführt werden, fehlen weiterhin randomisierte, prospektive Langzeitsuden mit hinreichenden Negativkontrollgruppen. Das Resultat einer Pridie-Bohrung ist ein neues Gewebe aus Faserknorpel im Bereich des Bohrkanals, welches den physiologischen Belastungen auf Dauer nicht standzuhalten vermag. Damit führt diese Methode nicht zu einer Restitutio ad integrum. Jedoch kann durch diese Methode die Gelenkfunktion zumindest für eine begrenzte Zeit verbessert werden. Zudem kann durch die Anbohrung oftmals der arthrotische Schmerz verringert werden. Die Vorteile der Pridie-Bohrung liegen in ihrer einfachen Durchführbarkeit, die keine aufwendigen Zusatzinstrumente erfordert. Insbesondere am Kniegelenk sollte sie in der Regel arthroskopisch angewendet werden. Hinsichtlich ihrer Durchführung und Ergebnisse konkurriert die subchondrale Bohrung mit der Technik der Mikrofrakturierung [13]. Spätere Folgeeingriffe sind uneingeschränkt möglich.

Ausblick

Eine weitere Verbesserung oder Verfeinerung der Technik der subchondralen Anbohrung erscheint zum jetzigen Zeitpunkt unwahrscheinlich. Große Fortschritte in der muskuloskeletalen Forschung wurden im letzten Jahrzehnt insbesondere in der Regulation von Chondrozyten durch Wachstumsfaktoren [52] und dem Gentransfer in Chondrozyten [53–55] erzielt. Denkbar für die Zukunft sind additive Maßnahmen auf der Basis dieser Prinzipien, die den Effekt der subchondralen Anbohrung modulieren. Es wird daher sehr interessant sein zu erfahren, ob durch diese Ansätze strukturelle und funktionelle Verbesserungen des Regeneratknorpels nach der Pridie-Bohrung erreichbar sind.

Literatur

1. Buckwalter JA, Mankin HJ (1998) Articular cartilage repair and transplantation. Arthritis Rheum 41(8):1331–1342
2. Buckwalter JA, Mankin HJ (1998) Articular cartilage: degeneration and osteoarthritis, repair, regeneration, and transplantation. Instr Course Lect 47:487–504
3. O'Driscoll SW (1998) The healing and regeneration of articular cartilage. J Bone Joint Surg Am 80(12):1795–1812
4. Mankin HJ, Buckwalter JA (1996) Restoration of the osteoarthrotic joint. J Bone Joint Surg Am 78(1):1–2
5. Trippel SB (1990) Articular cartilage research. Curr Opin Rheumatol 2(5):777–782
6. Martel-Pelletier J (1998) Pathophysiology of osteoarthritis. Osteoarthritis Cartilage 6(5):374–376
7. Kohn D, Rupp S (1999) Alloarthroplastik des Kniegelenkes. Orthopäde 28(11):975–995
8. Vince KG, Insall JN (1988) Long-term results of cemented total knee arthroplasty. Orthop Clin North Am 19(3):575–580
9. Porsch M, Siegel A (1998) Künstlicher Hüftgelenkersatz bei jugendlichen Patienten mit Hüftdysplasie-Langzeitergebnisse nach über 10 Jahren. Z Orthop Ihre Grenzgeb 136(6):548–553

10. Diduch DR, Jordan LC, Mierisch CM, Balian G (2000) Marrow stromal cells embedded in alginate for repair of osteochondral defects. Arthroscopy 16(6):571–577
11. Pridie KH (1959) A method of resurfacing osteoarthritic knee joints. Proceedings of the British Orthopaedic Association. J Bone Joint Surg (Br) 41:618
12. Johnson LL (1986) Arthroscopic abrasion arthroplasty historical and pathologic perspective: present status. Arthroscopy 2(1):54–69
13. Steadman JR, Rodkey WG, Briggs KK, Rodrigo JJ (1999) Die Technik der Mikrofrakturierung zur Behandlung von kompletten Knorpeldefekten im Kniegelenk. Orthopäde 28(1):26–32
14. O'Driscoll SW, Salter RB (1984) The induction of neochondrogenesis in free intraarticular periosteal autografts under the influence of continuous passive motion. An experimental investigation in the rabbit. J Bone Joint Surg [Am] 66(8):1248–1257
15. Bulstra SK, Homminga GN, Buurman WA, Terwindt-Rouwenhorst E, van der Linden AJ (1990) The potential of adult human perichondrium to form hyalin cartilage in vitro. J Orthop Res 8(3):328–335
16. Wilson WJ, Jacobs JE (1952) Patellar graft for severely depressed comminuted fractures of the lateral tibial condyle. J Bone Joint Surg 34:436–442
17. Hangody L, Kish G, Karpati Z, Udvarhelyi I, Szigeti I, Bely M (1998) Mosaicplasty for the treatment of articular cartilage defects: application in clinical practice. Orthopedics 21(7):751–756
18. Goymann V (1999) Abrasionsarthroplastik. Orthopäde 28(1):11–18
19. Magnuson PB (1941) Joint debridement: Surgical treatment of degerative arthritis. Surg Gynecol Obstet 73(1):47–53
20. Haggart GE (1947) Surgical treatment of degenerative arthritis of the knee joint. N Engl J Med 236:971
21. Insall JN (1967) Intra-articular surgery for degenerative arthritis of the knee. A report of the work of the late KH Pridie. J Bone Joint Surg [Br] 49B(2):211–228
22. Furukawa T, Eyre DR, Koide S, Glimcher MJ (1980) Biochemical studies on repair cartilage resurfacing experimental defects in the rabbit knee. J Bone Joint Surg Am 62(1):79–89
23. Shapiro F, Koide S, Glimcher MJ (1993) Cell origin and differentiation in the repair of full-thickness defects of articular cartilage. J Bone Joint Surg Am 75(4):532–553
24. Jackson DW, Lalor PA, Aberman HM, Simon TM (2001) Spontaneous repair of full-thickness defects of articular cartilage in a goat model. A preliminary study. J Bone Joint Surg Am 83A(1):53–64
25. Hunziker EB, Rosenberg LC (1996) Repair of partial-thickness defects in articular cartilage: cell recruitment from the synovial membrane. J Bone Joint Surg Am 78(5):721–733
26. Shepard N, Mitchell N (1976) The localization of proteoglycan by light and electron microscopy using safranin O. A study of epiphyseal cartilage. J Ultrastruct Res 54(3):451–460
27. DePalma AF, McKeever CD, Subin DK (1966) Process of repair of articular cartilage demonstrated by histology and autoradiography with tritiated thymidine. Clin Orthop 48:229–242
28. Meachim G, Roberts C (1971) Repair of the joint surface from subarticular tissue in the rabbit knee. J Anat 109(2):317–327
29. Hunziker EB (1999) Articular cartilage repair: are the intrinsic biological constraints undermining this process insuperable? Osteoarthritis Cartilage 7(1):15–28
30. Mitchell N, Shepard N (1976) The resurfacing of adult rabbit articular cartilage by multiple perforations through the subchondral bone. J Bone Joint Surg 58A(2):230–233

31. Vachon A, Bramlage LR, Gabel AA, Weisbrode S (1986) Evaluation of the repair process of cartilage defects of the equine third carpal bone with and without subchondral bone perforation. Am J Vet Res 47(12):2637-2645
32. Shamis LD, Bramlage LR, Gabel AA, Weisbrode S (1989) Effect of subchondral drilling on repair of partial-thickness cartilage defects of third carpal bones in horses. Am J Vet Res 50(2):290-295
33. Menche DS, Frenkel SR, Blair B, Watnik NF, Toolan BC, Yaghoubian RS, Pitman MI (1996) A comparison of abrasion burr arthroplasty and subchondral drilling in the treatment of full-thickness cartilage lesions in the rabbit. Arthroscopy 12(3):280-286
34. Buckwalter JA, Martin J, Mankin HJ (2000) Synovial joint degeneration and the syndrome of osteoarthritis. Instr Course Lect 49:481-489
35. Insall JN (1974) The Pridie debridement operation of osteoarthritis of the knee. Clin Orthop 101:61-67
36. Müller B, Kohn D (1999) Indikation und Durchführung der Knorpel-Knochen-Anbohrung nach Pridie. Orthopäde 28(1):4-10
37. Kohn D (1997) Diagnostische Arthroskopie großer Gelenke, 1 Auflage, Thieme, Stuttgart, New York, S 156
38. Matthews LS, Hirsch C (1972) Temperatures measured in human cortical bone when drilling. J Bone Joint Surg Am 54(2):297-308
39. Bentley G (1978) The surgical treatment of chondromalacia patellae. J Bone Joint Surg Br 60(1):74-81
40. Childers JC Jr, Ellwood SC (1979) Partial chondrectomy and subchondral bone drilling for chondromalacia. Clin Orthop (144):114-120
41. Blauth W, Schuchardt E (1986) Orthopädisch-chirurgische Operationen am Knie, vol. 1. Thieme, Stuttgart New York, pp 9-11
42. Bonassar LJ, Grodzinsky AJ, Frank EH, Davila SG, Bhaktav NR, Trippel SB (2001) The effect of dynamic compression on the response of articular cartilage to insulin-like growth factor-I. J Orthop Res 19(1):11-17
43. Buschmann MD, Gluzband YA, Grodzinsky AJ, Hunziker EB (1995) Mechanical compression modulates matrix biosynthesis in chondrocyte/agarose culture. J Cell Sci 108(Pt 4):1497-1508
44. Quinn TM, Grodzinsky AJ, Buschmann MD, Kim YJ, Hunziker EB (1998) Mechanical compression alters proteoglycan deposition and matrix deformation around individual cells in cartilage explants. J Cell Sci 111(Pt 5):573-583
45. Lee RC, Frank EH, Grodzinsky AJ, Roylance DK (1981) Oscillatory compressional behavior of articular cartilage and its associated electromechanical properties. J Biomech Eng 103(4):280-292
46. Salter RB (1989) The biologic concept of continuous passive motion of synovial joints. The first 18 years of basic research and its clinical application. Clin Orthop (242):12-25
47. Steadman JR, Rodkey WG, Briggs KK, Rodrigo JJ (1999) Die Technik der Mikrofrakturierung zur Behandlung von kompletten Knorpeldefekten im Kniegelenk. Orthopäde 28(1):26-32
48. Pedersen MS, Moghaddam AZ, Bak K, Koch JS (1995) The effect of bone drilling on pain in gonarthrosis. Int Orthop 19(1):12-15
49. Goodfellow J, Hungerford DS, Woods C (1976) Patello-femoral joint mechanics and pathology. 2. Chondromalacia patellae. J Bone Joint Surg Br 58(3):291-299
50. Zorman D, Prezerowitz L, Pasteels JL, Burny F (1990) Arthroscopic treatment of posttraumatic chondromalacia patellae. Orthopedics 13(5):585-588
51. Galloway MT, Noyes FR (1992) Cystic degeneration of the patella after arthroscopic chondroplasty and subchondral bone perforation. Arthroscopy 8(3):366-369

52. Trippel SB (1997) Growth factors as therapeutic agents. Instr Course Lect 46:473–476
53. Baragi VM, Renkiewicz RR, Jordan H, Bonadio J, Hartman JW, Roessler BJ (1995) Transplantation of transduced chondrocytes protects articular cartilage from interleukin 1-induced extracellular matrix degradation. J Clin Invest 96(5):2454–2460
54. Smith P, Shuler FD, Georgescu HI, Ghivizzani SC, Johnstone B, Niyibizi C, Robbins PD, Evans CH (2000) Genetic enhancement of matrix synthesis by articular chondrocytes: comparison of different growth factor genes in the presence and absence of interleukin-1. Arthritis Rheum 43(5):1156–1164
55. Madry H, Zurakowski D, Trippel SB (2001) Overexpression of human insulin-like growth factor-I promotes new tissue formation in an ex vivo model of articular chondrocyte transplantation. Gene Therapy 8(19):1443–1449

15 Mikrofrakturierung
Eine knochenmarkstimulierende Technik zur Behandlung von Knorpeldefekten
H. H. PÄSSLER

Einführung

Ein intakter Gelenkknorpel ist essentiell für die normale Gelenkfunktion. Unglücklicherweise ist der Knorpel relativ leicht verletzbar, sei es durch Traumen oder infolge degenerativer Einflüsse. Während die verletzte Haut oder der gebrochene Knochen folgenlos ausheilen können, besitzt die Natur beim geschädigten Knorpel nur eine sehr begrenzte Möglichkeit der Heilung, sodass häufig die Entwicklung einer schmerzhaften Arthrose droht. Die mangelhafte Regenerationsfähigkeit des Knorpel ist seit dem 18. Jahrhundert bekannt [18].

Definition des Knorpelschadens

Nach Frenkel [13] lässt sich der Knorpelschaden in zwei Formen unterteilen (Tabelle 1):
- Die arthrotische Degradation und
- die traumatische Degradation

Bewusst vermeidet Frenkel den Begriff der Degeneration.

Arthrotische Degradation

Die ersten arthrotischen Veränderungen an der Gelenkoberfläche sind als Fibrillationen und Auffaserungen der Knorpeloberfläche zu erkennen. Anfänglich kann man Versuche der Gewebereparatur beobachten. Chondrozyten können proliferieren und Cluster bilden. Außerdem findet sich eine vermehrte Matrixsynthese. Aufgrund der fortbestehenden chronischen mechanischen Überlastungskräfte (z. B. Verlust eines Meniskus ± Achsfehlstellung, berufsbedingte Überlastung wie in der Landwirtschaft, im Bergbau etc.) machen degradative Enzyme und Zytokine den Versuch der Selbstheilung zunichte.

Tabelle 1.

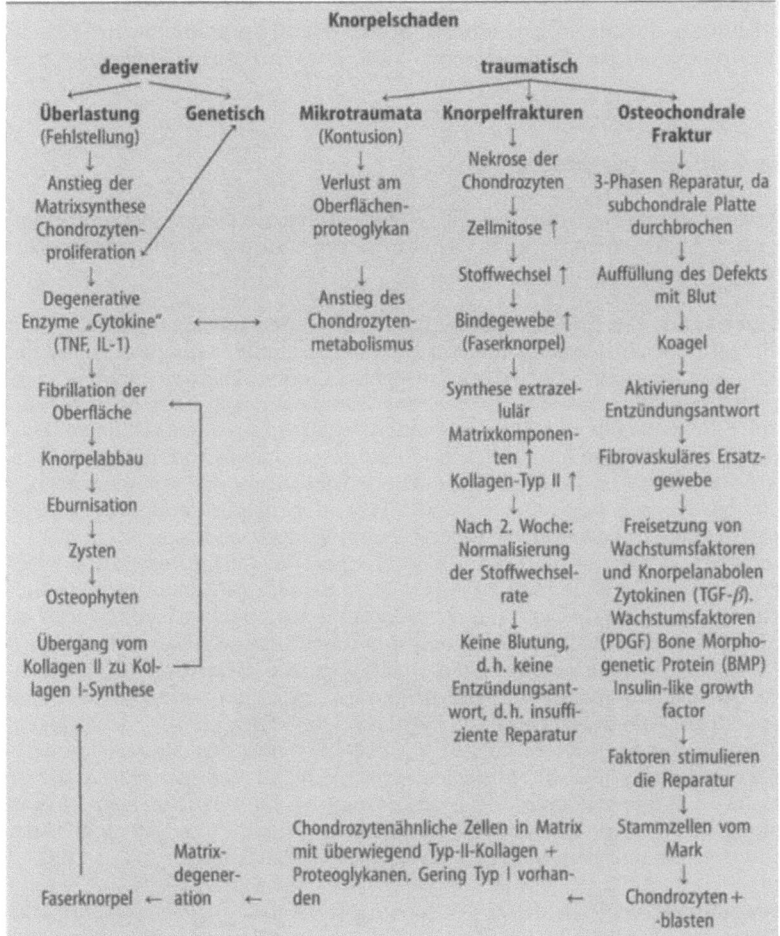

In Abwesenheit traumatischer oder destabilisierender Einflüsse ist es allerdings schwierig, die Ursache zu identifizieren, die den Degenerationsprozess in Gang setzt. Schon lange wird eine genetische Komponente vermutet. Die Vererbung einer Mutante für das Typ-II-Prokollagen-Gen (COL2A1)wurde bei mehreren Personen und Familien identifiziert [21].

Mit der Zeit penetriert der Degradationsprozess in die Tiefe mit Verlust von Knorpelmasse. Der subchondrale Knochen nimmt an Dicke zu und eburnisiert schließlich. Knochenzysten können sich in der Nachbarschaft des eburnisierten Knochens bilden, die wiederum mit der Gelenkoberfläche über schmale Spalten in der subchondralen Platte kommunizieren [13]. In der Peripherie an der Knorpelgrenze kommt es zur Ausbildung von Osteophyten.

Traumatische Degradation

Knorpelverletzungen kann man in 3 Kategorien einteilen: Mikrotraumen oder stumpfe Traumen, reine Knorpelfrakturen und osteochondrale Frakturen.

Mikrotrauma. Ein Mikroschaden an Chondrozyten und Knorpelmatrix ist die Folge einer einzelnen Kontusion oder wiederholter stumpfer Traumata. Dabei muss zunächst die Gelenkoberfläche nicht unbedingt sichtbar verletzt sein. Am Knorpel des Kaninchens konnte gezeigt werden, dass wiederholte Belastungen des Knorpels einen Verlust von oberflächlichen Proteoglykanen zur Folge hat [28], was wiederum zu einer erhöhten Stoffwechselaktivität der Chondrozyten führt. Diese Veränderungen stimmen mit jenen metabolischen und biochemischen Veränderungen überein, die man in den Frühstadien degenerativer Gelenkveränderungen beobachtet hat.

Demnach können wiederholte Überlastungen des Gelenkknorpels zur Degeneration der Zellen bis hin zu deren Tod führen, mit Zerstörung der Kollagenultrastrukturen, vermehrter Wasseraufnahme, Bildung von Fissuren an der Gelenkoberfläche und Verdickung des subchondralen Knochens [11].

Die frühe Arthrose unterscheidet sich somit in diesem Stadium in keinster Weise von den Folgen der Mikrotraumata. Auch hier lassen sich erhöhte Spiegel degradativer Enzyme und Zytokine wie TNF und IL-1 nachweisen, die Ursache für die weitere Zerstörung der angrenzenden Matrix sein können. Zwar können die Chondrozyten wie auch bei der initialen Arthrose Verlust von Proteoglykanen und Matrixkomponenten auf niedrigem Niveau ausgleichen, aber mit zunehmendem Schaden wird der Verlust nicht mehr kompensierbar und resultiert in irreversibler Degradation.

Knorpelfrakturen. Bei dieser Verletzungsform ist die Gelenkoberfläche eröffnet ohne Verletzung der darunterliegenden subchondralen Platte. Innerhalb weniger Tage nach der Verletzung kommt es zu einer Chondrozytennekrose an der traumatisierten Stelle gefolgt von wachsender mitotischer und metabolischer Aktivität der überlebenden Chondrozyten in den Randbezirken des Defekts [6, 24]. Die Oberfläche wird mit Bindegewebe überzogen. Wie oben, findet sich auch hier eine erhöhte Synthese von extrazellulären Matrixkomponenten und Typ-II-Kollagen. Diese anabolische Antwort wird etwa 2 Wochen lang nach der Verletzung beobachtet, danach kehrt die Stoffwechselrate zur Norm zurück.

Da Blutungen bei dieser Verletzung fehlen, bleibt die Reparaturantwort bei dieser oberflächlichen Verletzung suboptimal. In dem avaskulären Knorpel kann es nicht zur notwendigen Entzündungsantwort kommen, um den Gewebedefekt zu heilen. Tierexperimentelle Arbeiten über den natürlichen Verlauf von halbtiefen Knorpeldefekten haben beim unreifen Tier eine nur geringe Ausbildung von Ersatzknorpel gezeigt, der nach 6 Monaten bereits deterioriert mit deutlich unregelmäßiger Oberfläche [32].

■ Osteochondrale Frakturen. Bei der osteochondralen Fraktur wird die subchondrale Platte durchbrochen. Der Defekt füllt sich mit Blut. Das entstehende Blutkoagel aktiviert eine Entzündungsreaktion und wird in ein bindegewebiges Ersatzgewebe umgewandelt [12], in dem Wachstumsfaktoren und Zytokine einschließlich TGF-β, PDGF, BMP und IGF freigesetzt werden und die weitere Reparatur stimulieren.

Innerhalb der ersten 2 Wochen proliferieren und differenzieren sich die bis dahin undifferenzierten Zellen in chondrozytenähnliche Zellen. Stammzellen werden im Fibrinnetzwerk eingelagert, welche eine fibrocartilaginöse Zone bilden können [25, 32]. Diese Stammzellen kommen ursprünglich aus dem darunterliegenden Knochenmark [32]. Sie differenzieren sich zunehmend in Chondroblasten und Chondrozyten. Nach 6 Wochen enthält das Ersatzgewebe bereits chondrozytenähnliche Zellen in einer Matrix aus Proteoglykanen und überwiegend Typ-II-Kollagen mit geringen Mengen an Typ-I-Kollagenanteil [7, 15].

Allerdings hat die neue Matrix die Tendenz zu degenerieren, indem das eher chondroide Gewebe in Faserknorpel umgewandelt wird. Gleichzeitig findet eine Umwandlung des Kollagens vom Typ II in Typ I statt [6, 25, 32]. Nach einem Jahr ähnelt das Ersatzgewebe einer Mischung von Faserknorpel und hyalinem Knorpel mit einem hohen Anteil von Typ-I-Kollagen.

Dieses Ersatzgewebe mag für lange Zeit klinisch eine ausreichende Funktion ausüben. Man darf aber nicht vergessen, dass es sich um ein Ersatzgewebe handelt, das in seinen biologischen und biomechanischen Eigenschaften nicht an die Qualität des primären hyalinen Knorpels heranreicht. So haben die Kollagenfasern des Ersatzgewebes einen niedrigeren Elastizitätsmodulus als diejenigen des ursprünglichen Knorpels [8]. Auch zeichnet sich das Ersatzgewebe durch eine erhöhte viskoelastische Deformation aus, wodurch es weniger widerstandsfähig gegen wiederholte Überlastungen ist als der gesunde Knorpel.

Die Größe des Knorpeldefektes scheint ein bestimmender Faktor bei der Qualität des Ersatzgewebes zu sein. Während zumindest beim Pferd kleinere Defekte (3 mm im Durchmesser und darunter) nach 9 Monaten komplett ausheilen, konnte dies für größere Defekte nicht nachgewiesen werden [9].

Möglichkeiten der chirurgischen Therapie

Zahlreiche Operationsverfahren wurden entwickelt, um eine Knorpelneubildung zu stimulieren, doch keine Methode war bisher in der Lage, günstige Ergebnisse zu produzieren, wenn sie auf der Basis eines funktionellen Outcomes und hinsichtlich ihrer Anwendbarkeit untersucht wurden. Die verschiedenen Verfahren haben unterschiedliche Ansatzpunkte. Am häufigsten angewendet werden so genannte knochenmarkstimulierende Verfahren.

Wie schon oben bei der osteochondralen Fraktur beschrieben, gilt es pluripotente Stammzellen aus dem Knochenmark zur Stimulierung eines Ersatzknorpels in den Defekt zu bringen. Das älteste Verfahren ist die von Pridie 1959 beschriebene Anbohrung des Markraums durch den sklerosierten subchondralen Knochen [27]. Auch der Abrasionsarthroplastik nach Lanny Johnson [19] liegt die Stimulierung der subchondralen Schicht mit breiter Eröffnung von gut durchblutetem Knochen zu Grunde.

Richard Steadman [33] entwickelte 1985 ein weiteres Verfahren zur Markstimulierung, in dem er in den freiliegenden subchondralen Knochen mit einer dornbesetzten Ahle zahlreiche Perforationen einbringt. Da randständig an den Löchern durch die konische Form des Dorns feine Fissuren entstehen, aus denen zusätzlich Blut aus dem Mark treten kann, nannte er das Verfahren „Mikrofrakturierung".

Die primitiven Stammzellen des Knochenmarks können sich unter dem Einfluss biologischer und mechanischer Faktoren in Knochen und Knorpel differenzieren. Durch die Eröffnung des vaskularisierten Knochengewebes entsteht im Knorpeldefekt ein Blutkoagel („super clot"), das die Stammzellen enthält. Auf Grund der rauen Oberfläche des Defektes nach der Mikrofrakturierung bleibt das entstehende Koagel haften. Es differenziert und remodelliert sich mit dem Ergebnis eines den Defekt füllenden Faserknorpels [4].

Ein wesentlicher Vorteil gegenüber der Pridie-Bohrung ist das Fehlen thermischer Schäden des subchondralen Knochens [17]. Vorteilhaft erscheint auch die fehlende negative Beeinflussung der biomechanischen Stabilität zu sein.

Techniken mit Penetrierung der subchondralen Schicht (Abrasion, Pridie-Bohrung) führten in veterinärmedizinischen Studien beim Pferd zu keinem besseren Ersatzgewebe als bei der unbehandelten Kontrollgruppe [17, 22, 34]. Die Unterbrechungen der subchondralen Knochenschicht waren sogar von biomechanischen Veränderungen begleitet mit der Folge von Zerreißungen des Ersatzknorpels [17].

Kritisch werden auch die Ergebnisse nach der Abrasionsarthroplastik gesehen [1, 2, 5, 10]. Vor allem scheint es schwierig zu sein, eine gleichmäßige Tiefe des Debridements der subchondralen Knochenschicht zu realisieren [20, 29]. Frisbie und Mitarbeiter [14] haben bei 10 Pferden die Wirkung der Mikrofrakturierung untersucht. Um Renntraining zu simulieren, wurden die Pferde präoperativ an eine Hochgeschwindigkeitstretmühle gewöhnt, die dann postoperativ für das Training eingesetzt wurde. Es wurde arthroskopisch ein 1×1 cm großer Defekt bis auf den subchondralen Knochen in den gewichtstragenden Teil des radialen Karpalknochens einerseits und des medialen Femurkondylus des Femorotibialgelenkes andererseits gesetzt. Mit einer Ahle, deren Spitze dornartig auslief und 35° abgewinkelt war (Linvatec), wurden entsprechend der Mikrofraktur-Technik von Steadman 3 mm tiefe Perforationen im Abstand von 2–3 mm in den Knochen eingebracht. Dies reichte aus, um eine gute Blutung zu erzeugen. Der zweite unbehandelte Defekt diente als Kontrolle, wobei randomisiert wurde, ob es sich um das Radiokarpalgelenk oder das Femorotibialgelenk handelte.

Alle Pferde blieben für zwei Monate postoperativ in einer Stallbox. 5 randomisiert ausgewählte Pferde wurden 4 Monate lang auf der Tretmühle trainiert, die anderen 5 Pferde 12 Monate lang.

Die Autoren fanden makroskopisch ein signifikant höheres Volumen an Ersatzfaserknorpel in den behandelten Defekten (74%) gegenüber den Unbehandelten (45%). Beim Femurkondylus war das Verhältnis noch günstiger (83% vs. 36%, p=0,01).

Die histologische Untersuchung ergab an der Oberfläche Bindegewebe mit tangentialer Orientierung der Fasern. In der Tiefe wurden unterschiedliche Prozentanteile von Faserknorpel und hyalinem Knorpel nachgewiesen. Dabei fand sich kein Unterschied in der relativen Zusammensetzung des Reparaturgewebes in beiden Gruppen. Es wurde ein höherer Anteil an Typ-II-Kollagen in den behandelten Defekten gegenüber den unbehandelten gemessen. Dabei stieg der Gehalt an Typ-II-Kollagen von 4 Monaten nach 12 Monaten signifikant an. Schließlich fand sich mehr Typ-II-Kollagen im Femurkondylus gegenüber dem Karpalknochen. Schließlich ergaben histomorphometrische Untersuchungen eine frühere Knochenremodellierung in den behandelten Gelenken.

Diese erste tierexperimentelle Studie hat die positive Wirkung der Mikrofrakturierung nachgewiesen, wie sie von Steadman beim Menschen beobachtet wurde. Negative Effekte traten in der Studie nicht auf.

Neue Perspektiven zur Knorpelersatzchirurgie könnten die Implantation von Matrizes z. B. aus Kollagen II oder aus Hyaluronsäure ohne oder mit zuvor eingezüchteten Knorpelzellen mittels autologer Knorpelzelltransplantation (ACT) bieten. Lee et al. [23] haben kürzlich eine interessante tierexperimentelle Studie zur Frage des Wertes der Mikrofrakturierung im Vergleich zur autologen Chondrozytentransplantation (ACT) veröffentlicht. Drei Knorpelreparaturtechniken wurden miteinander verglichen: Mikrofraktur, Mikrofraktur und Implantation einer Typ-II-Kollagen-Matrix, sowie Implantation einer mit autologen Knorpelzellen angezüchteten Typ-II-Kollagen-Matrix. Gleichzeitig wurden die physikalischen Eigenschaften des Spenderareals (Trochlearand) bestimmt, von dem zuvor Material für die ACT gewonnen worden war. Die physikalischen Eigenschaften wie Knorpeldicke, statische Druckstabilität, dynamische kompressive Steifigkeit, Strömungspotenzial und die biochemische Zusammensetzung wie Hydration, Gehalt an Glykosaminglycan und DNA-Gehalt des Knorpels in Bereichen außerhalb der chirurgischen Behandlungsareale wurden verglichen mit Werten von gleichartig lokalisierten Knorpelarealen unbehandelter Kniegelenke. Keine signifikanten Unterschiede fanden sich in den 3 Behandlungsgruppen. Auffällig waren hingegen eine Anzahl von Veränderungen in den Gelenken der Knorpelentnahmeoperation. Die größten Veränderungen (bis 3facher Anstieg) betraf die dynamische Steifigkeit und das Strömungspotenzial des Patellagleitweges Knorpels jener Gelenke, bei den Knorpel zur ACT entnommen worden war. Diese Ergebnisse können einen ersten Hinweis dafür geben, dass die Entnahme von Knorpel aus gesunden Gebieten möglicherweise eine spätere Arthrose induzieren können.

Ein zweiter Teil der Studie diente der Untersuchung der Defektauffüllung nach den genannten 3 Knorpelreparaturtechniken. Dabei zeigte es sich überraschenderweise, dass hinsichtlich der Zusammensetzung des Ersatzknorpels – in allen 3 Gruppen überwiegend Faserknorpel – kein signifikanter Unterschied festzustellen war, hingegen die Auffüllung des Defektes mit Ersatzknorpel in der Gruppe der Mikrofakturierung mit Typ-II-Kollagen-Matrix am höchsten war ($p < 0,05$)

Nicht untersucht wurde die Abhängigkeit der Defektauffüllung von der Defektgröße, so dass nach wie vor über die Anwendbarkeit des Verfahrens bei größeren Defekten (> 4 cm^2) spekuliert werden muss.

Indikation für eine Mikrofrakturierung

Grundsätzlich kommen alle viertgradigen, also bis auf den Knochen reichenden Knorpeldefekte vor allem traumatischer Ursache für eine Mikrofrakturierung in Betracht. Relative Kontraindikationen stellen Achsfehlstellungen von mehr als 5° dar. In diesen Fällen sollte die Mikrofrakturierung mit einer korrigierenden Osteotomie einhergehen. Da bei Defekten in der Belastungszone der Femurkondylen eine 6-wöchige Teilbelastung erforderlich ist, muss auch die Compliance der Patienten gesichert sein.

Bei über 60 Jahre alten Patienten ist die Stammzellaktivität deutlich reduziert, mit entsprechend geringeren Heilungschancen.

Technik der Mikrofrakturierung

Wir verwenden 2 Zugänge für den Eingriff. Da wir Rollenpumpen einsetzen, können wir auf den Spülzugang verzichten. Eine Blutsperre wird nicht verwendet, um das Austreten von Blut und damit des Perforationserfolges sofort beurteilen zu können. Nach einer eingehenden Untersuchung des Kniebinnenraumes wird die Ausdehnung des Knorpeldefektes beurteilt. Instabile und lose Knorpelrandbereiche werden mit einer Ringkürette (Abb. 1a, Fa. Richard Wolf) und einem schmalen scharfen Raspatorium (Abb. 1b) abgetragen. Der verbleibende Rand sollte im gesunden Knorpel liegen

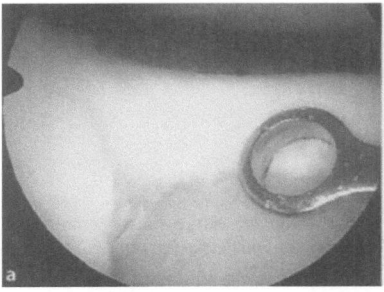

Abb. 1. Knorpelkürette (Richard Wolf) im Einsatz; schmales, scharfes Raspatorium zur Feinbearbeitung

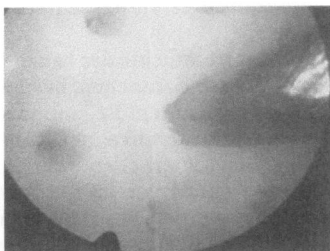

Abb. 2. Dornförmige Spitze einer Mikrofrakturahle beim Einschlagen in einen viertgradigen Knorpeldefekt am medialen Femurcondylus

und einen senkrechten Rand haben. Mit der oben geschilderten dorntragenden Ahle (z. B. Mikrofrak, Fa. Richard Wolf; Chondropik, Fa. Arthrex und andere) werden 3 mm tiefe Perforationen in den subchondralen Knochen im Abstand von 3–4 mm eingebracht, wobei die erste Serie zirkulär dicht an den Knorpelrand gesetzt wird (Abb. 2). Unterschiedliche Abwinkelungen des Dorns und Biegungen des Instrumentenschafts erlauben die Erreichung nahezu aller Knorpelbezirke des Gelenkes. Häufig kommt es trotz Nichtverwenden einer Blutsperre zu keinem Blutaustritt. Ursache ist in der Regel ein zu hoher Druck der Rollenpumpe. Durch Reduzierung auf etwa 40 mmHg und gleichzeitigen Sog wird das Austreten von Blut sichtbar (Abb. 3). Bei sklerosiertem subchondralen Knochen im Rahmen degenerativer Defekte ist oft eine tiefere Perforation zur Erreichung des vaskularisierten Bereiches erforderlich, erkenntlich am Austreten von Blut. Die konische Spitze der Instrumente bewirkt neben der Perforation feine radiäre Fissuren mit zusätzlichem Austritt von Blut.

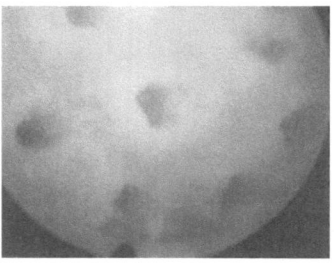

Abb. 3. Austreten von Blut aus den Perforationen nach Absaugen der Spülflüssigkeit

Nachbehandlung nach Mikrofrakturierung

Für alle knorpelchirurgischen Eingriffe ist ein postoperatives Rehabilitationsprogramm essentiell. Dieses gilt in gleicher Weise für die Mikrofrakturierung.

1975 veröffentlichte der kanadische Arzt Salter [31] eine experimentelle Untersuchung am Kaninchen, bei der künstliche Knorpeldefekte bis auf den Knochen gesetzt wurden. Er konnte nachweisen, dass es zu einer Ausheilung der Knorpeldefekte mit hyalinem Knorpel kam. In der nichtbewegten Gruppe blieben die Defekte erhalten oder wurden nur von Faserknorpel aufgefüllt. Die positive Wirkung von CPM (Continuous Passive Motion), auch in der Knorpelheilung, wurde von zahlreichen Autoren bestätigt [26, 30]. Salters Konzept bildet die Grundlage der heutigen Rehabilitation von Knorpelschäden.

Zyklische Gelenkbewegungen sind demnach essentiell für den Nährstofftransport zu den Knorpelzellen und dienen der Entfernung von Stoffwechselabfallprodukten.

Auch bei der Arthrose haben verschiedene Autoren die Beobachtung gemacht, dass ein verminderter Kontaktdruck der Gelenkflächen durch Teilbelastung kombiniert mit Bewegung die Wiederherstellung der Gelenkoberfläche stimulieren könne [4].

Bei der Rehabilitation von Operationen am Knorpel ist zu unterscheiden, ob es sich um einen belasteten oder unbelasteten Gelenkabschnitt handelt und wie groß der behandelte Defekt war. Da das Femoropatellargelenk beim normalen Laufen nur gering und erst beim in die Hocke gehen oder beim Treppensteigen stärker belastet wird, erlauben wir bei Operationen an diesem Gelenkabschnitt die sofortige volle Belastung, empfehlen jedoch, jegliches Hinhocken, Treppensteigen oder das Heben schwerer Gegenstände, je nach Defektgröße, für 6–10 Wochen zu vermeiden. Steadman [33] empfiehlt eine Orthese mit Einstellung eines Bewegungsfreiraums von 0–20°, um den Druck auf den regenerierenden Knorpelanteil der Trochlea und/oder der Patella zu verringern. Er lässt die Orthese konsequent über 8 Wochen tragen. Die Orthese sollte dabei die physiologische Überstreckung nicht einschränken (z. B. Hypex, Fa. Albrecht, Stefanskirchen). Passive Bewegungsübungen sind ohne Orthese erlaubt.

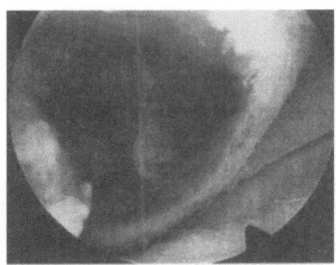

Abb. 4. Blutkoagel („super clot") auf dem Bereich der Mikrofrakturierung (4 Tage postoperativ)

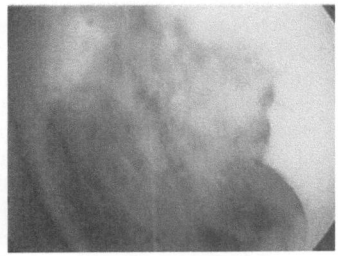

Abb. 5. Blutkoagel in Organisation befindlich. Man erkennt bereits die faserknorpelartige Struktur (4 Wochen postoperativ anlässlich Valgisationsosteotomie)

Bei Befall des Femorotibialgelenkes kommt der Knorpeldefekt durch die Körperbelastung unter hohen Druck. Der „super clot" (Abb. 4) ist noch sehr weich und würde zerdrückt oder weggedrückt werden. Daher darf der Patient in diesem Fall für zwei bis vier Wochen, je nach Defektgröße, nur abrollen. Eine Teilbelastung mit etwa 20 kg ist für weitere 2-4 Wochen gestattet, nach dem der „super clot" sich durch Bildung von Kollagenfasern gefestigt hat (Abb. 5). Es sollten keine schweren Gegenstände gehoben werden. Das Bewegungsausmaß ist nicht limitiert. Bezüglich einer Kräftigung der Muskulatur kann nach Erreichen der Schmerzfreiheit sofort mit einem Quadrizeps- und Hamstringtraining begonnen werden. Aquajogging empfehlen wir ab dem 7. Tag, Radfahren mit geringem Widerstand ab der 3. Woche. Isokinetische Kraftübungen sollten nicht vor der 8. Woche begonnen werden.

Die wichtigste Rehabilitationsmaßnahme betrifft die passive Bewegung mit der CPM-Maschine. Diese sollte mindestens 6 Stunden täglich (z. B. 3×2 Stunden), abzüglich der aufgewendeten Zeit für Aquajogging und Radfahren benutzt werden. Aktive Bewegungsgeräte, wie die neu entwickelte CAMOPED® (Fa. Oped), sind ebenfalls hervorragend für die Bewegungstherapie geeignet, doch verlangen diese aktiven Geräte einen hohen persönlichen Einsatz des Patienten, da er schließlich mehrere Stunden täglich trainieren muss.

Rodrigo et al. [30] haben in einer prospektiven Studie an 77 Patienten u. a. die Frage untersucht, ob die kontinuierliche passive Bewegung mit ei-

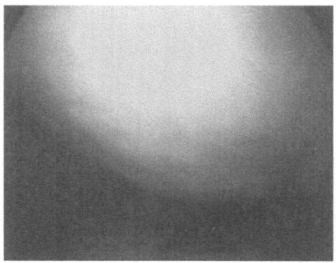

Abb. 6. Stabiler Faserknorpel 18 Monate nach Mikrofrakturierung

ner CPM-Maschine einen positiven Einfluss auf die Neubildung von Ersatzknorpel hat. Hierzu wurden 46 Patienten mit und 31 Patienten ohne CPM nachbehandelt. Alle Patienten wurden arthroskopisch nachuntersucht. Dabei zeigten nur 15% in der CPM-Gruppe keine Besserung des Knorpelbefundes, während dies in der Gruppe ohne CPM 45% waren.

Als medikamentöse Unterstützung hat sich die Verwendung von Voltaren oral oder ähnlichen NSAR bewährt. Bei Unverträglichkeit verwenden wir Enzymderivate wie Phlogenzym.

Patellastabilisierende Bandagen können beim Femoropatellargelenk, vor allem bei instabiler Patella, z. B. Patella alta oder Patellalateralisation, sinnvoll eingesetzt werden, während sie bei Knorpeloperationen am Femorotibialgelenk nicht nötig sind. Längeres Spazieren gehen und Stehen kann erst nach 2 Monaten begonnen werden. Radfahren mit vollem Krafteinsatz und Jogging sollten nicht vor 3 Monaten gestartet werden. Nach unseren Erfahrungen auf Grund zahlreicher Kontrollarthroskopien dauert es ca. 6 Monate, bis der Ersatzknorpel palpatorisch fest und voll belastbar ist (Abb. 6). Kontaktsportarten wie Fußball, Handball oder Basketball sollen die Patienten daher in den ersten 6 Monaten strikt vermeiden.

Klinische Ergebnisse

Steadman [33] berichtete kürzlich über erste Langzeitergebnisse mit mittleren Follow-up von 11,2 Jahren. Präoperativ hatten alle Patienten einen Fragebogen ausgefüllt, in dem u. a. nach Schmerz, Aktivitäten des täglichen Lebens, Arbeit und sportlichen Tätigkeiten gefragt wurde. Diese Fragebögen wurden postoperativ jährlich erneut verschickt. Es zeigte sich, dass der Schmerz sich im Laufe der Zeit bei 75% der Patienten besserte, bei 20% unverändert blieb. 5% klagten über eine Verschlechterung. Bei der Frage nach Aktivitäten des täglichen Lebens, Arbeit und sportlichen Tätigkeiten gaben 67% der Patienten eine Verbesserung, 20% keine Veränderung und 13% eine Verschlechterung an. Wir selbst haben zwischen 1992–1999 401 Patienten nach diesem Verfahren behandelt. 162 Patienten wurden mit dem

Steadmam-Fragebogen nach 4,4 Jahren (3-6 Jahre) nachuntersucht. 149 Patienten (92%) sandten den ausgefüllten Fragebogen zurück. Bei der Frage nach Schmerz gaben 78% der Patienten eine Verbesserung an, 18% waren unverändert und 4% verschlechterten sich. Bei der Frage nach Schmerzverbesserung im Rahmen täglicher Aktivitäten meinten 69%, eine Verbesserung verspürt zu haben, für 20% blieben die Schmerzen gleich und für 11% verschlechterten sie sich. Patienten, die Wettkampfsport ausübten, verzeichneten in 64% eine Besserung, in 22% blieb es gleich und in 14% nahmen die Beschwerden zu. Patienten mit lediglich leichter Tätigkeit wiesen den geringsten Erfolg auf. Nur in 31% kam es zu einer Besserung, während 56% keine Veränderung angaben und 13% eine Verschlechterung nannten.

Insgesamt konnten wir die Ergebnisse von Steadman zumindest nach subjektiven Kriterien bestätigen.

Welche alternativen Techniken zur Reparatur von Knorpeldefekten sind in diesem Zusammenhang zu nennen?

Gegenwärtig sind die osteochondrale Transplantation (OCT) und die schon oben erwähnte autologe Knorpelzelltransplantation (ACT) im breiten klinischen Einsatz, zwei Verfahren mit grundsätzlich unterschiedlichen Ansätzen.

Die anfängliche Begeisterung für die OCT nach den ermutigenden Frühergebnissen von Hangody [16] und Bobic [3] unterlag in jüngster Zeit einer mehr kritischen Betrachtung der möglichen Induktion einer Spätarthrose im Spenderbereich. Darauf deuten nicht nur die Ergebnisse tierexperimenteller Arbeiten, sondern auch klinische Beobachtungen hin.

Durch die Verwendung von osteochondralen Allografts lassen sich die Donorside-Probleme umgehen. Bugbee und Convery berichteten über 86% gute Ergebnisse nach 10 Jahren. In der Serie von Garret über 17 frische Allografttransplantationen fand sich nach 2-9 Jahren nur ein Versager. Die frische osteochondrale Allografttransplantation ist in unseren Augen das Verfahren der ersten Wahl bei sehr großen Defekten, insbesondere bei ausgedehnter OD. Allerdings sind die logistischen Probleme groß (Verfügbarkeit, kostenintensives Spezialinstrumentarium, aufwändige und juristisch noch nicht endgültig abgesicherte Aufklärung).

Die autologe Chondrozytentransplantation (ACT), über die Brittberg et al. 1994 erstmals berichteten, stellt eine attraktive Alternative dar. Bei tiefen OD-Herden kann die ACT in einer zweizeitigen Operation mit vorausgehender Spongiosaplastik verbunden werden (Minas, Pässler). Hinderungsgründe für die zögernde Ausbreitung dieses Verfahrens sind die noch sehr hohen Kosten der Zellanzüchtung, die erheblich höhere Morbidität gegenüber der Mikrofrakturierung (Arthrotomie, zwei Operationen, bis 3 Monate Entlastung, fehlende Langzeitergebnisse).

In jüngster Zeit gelang es, autologe Knorpelzellen auf eine Kollagen-Type-II-Matrix bzw. eine Matrix aus Hyaluronsäure zu züchten und diese lebende Matrix arthroskopisch zu implantieren (Marcacci, pers. Mitteilung). Dieses Vorgehen hat mehrere gewichtige Vorteile gegenüber der ACT mit Periostlappenverschluss: Entfallen der Arthrotomie, keine zeitaufwändige Naht eines

Periostlappens, Wegfall der Gefahr der Periostlappenhypertrophie mit erforderlicher Reoperation (nach Warren in 50% der Fälle seiner prospektiven Studie gegenüber nur 20% bei Mikrofrakturierung). Die Matrixtechnik hat zweifellos das Potenzial, auch in Verbindung mit Stammzellen statt mit autologen Knorpelzellen, zumindest die herkömmliche ACT in Zukunft abzulösen.

Zusammenfassung

Vollständige auf den Knochen reichende Knorpeldefekte heilen selten spontan. Sie sind häufig symptomatisch und führen meistens langfristig zu vorzeitigem Knorpelverschleiß der anliegenden oder gegenüberliegenden Knorpelbereiche. Die subchondrale Mikrofrakturierung (Steadman) hat sich als eine viel versprechende Operationsmethode zur Bildung eines Ersatzknorpels bei viertgradigen Knorpelschäden herausgestellt. Das Verfahren nutzt dabei das körpereigene Selbstheilungspotenzial aus. Unter arthroskopischer Kontrolle wird die subchondrale Schicht mit Küretten gereinigt bis an die stabile Randzone. In Abständen von 3-4 mm werden mit einer dornförmigen Ahle 3 mm tiefe Perforationen in den subchondralen Knochen eingebracht. Das entstehende Blutkoagel („super clot") bleibt an der rauen Oberfläche hängen. Die darin befindlichen Stammzellen differenzieren sich und bilden einen festen und belastbaren Ersatzfaserknorpel. Die im Blutkoagel sich befindlichen mesenchymalen Stammzellen sind in der Lage einen sehr stabilen und auch belastbaren Ersatzknorpel zu bilden. Im Gegensatz zur Pridie-Bohrung entsteht keine Hitzenekrose. Auch lassen sich mit den unterschiedlich gebogenen Ahlen alle Gelenkbereiche, auch im Sprunggelenk und an der Schulter, erreichen.

Zwischen 1992-1998 haben wir bei 351 Patienten dieses Verfahren angewandt. 162 Patienten wurden mit dem Steadmam-Fragebogen nach 4,4 Jahren (3-6 Jahre) nachuntersucht. Es zeigte sich, dass Schmerz der wichtigste Parameter war. 78% der Patienten gaben eine Verbesserung an, 18% waren unverändert und 4% verschlechterten sich. Bei geringeren Aktivitäten waren die Ergebnisse etwas weniger günstig. Insgesamt gesehen handelt es sich um ein technisch einfaches und komplikationsarmes Verfahren zur Therapie viertgradiger Knorpelschäden und gilt für uns derzeit als Verfahren der Wahl.

Schlussfolgerungen

Die Mikrofrakturierung stellt eine markstimulierende Methode zur Bildung eines Ersatzknorpels bei viertgradigen Knorpelschäden dar, die technisch einfach ist und stets im Rahmen eines arthroskopischen Eingriffs durchgeführt werden kann. Der Vorteil gegenüber der Pridiebohrung ist das Fehlen jeglicher Hitzeentwicklung, wodurch die Bildung einer Nekrose verhindert wird. Die verschiedenen Ahlen erlauben im Gegensatz von Bohrern alle Bereiche des Kniegelenkes und auch des oberen Sprunggelenkes zu behandeln. Das beim Bohren häufig zu beobachtende Eindrehen von Weichteilgewebe kommt bei der Mikrofrakturierung nicht vor. Die oberflächlichen Perforationen von nur 3 mm beeinträchtigen nicht die Stabilität der subchondralen Schicht. Die im Blutkoagel sich befindenden mesenchymalen Stammzellen sind in der Lage, einen sehr stabilen und auch belastbaren Ersatzknorpel zu bilden.

Literatur

1. Bert JM (1993) Role of abrasion arthroplasty and debridement in the management of osteoarthritis of the knee. Rheum Dis Clin North Am 19(3):725-739
2. Bert JM, Maschka K (1989) The arthroscopic treatment of unicompartmental gonarthrosis: a five- year follow-up study of abrasion arthroplasty plus arthroscopic debridement and arthroscopic debridement alone. Arthroscopy 5(1):25-32
3. Bobic V, Noble J (2000) Articular cartilage-to repair or not to repair. J Bone Joint Surg Br 82(2):165-166
4. Buckwalter JA, Lohmander S (1994) Operative treatment of osteoarthrosis. Current practice and future development. J Bone Joint Surg Am 76(9):1405-1418
5. Casscells SE (1990) What, if any, are the indications for arthroscopic debridement of the osteoarthritic knee? Arthroscopy 6:169-170
6. Cheung HS, Cottrell WH, Stephenson K, Nimni ME (1978) In vitro collagen biosynthesis in healing and normal rabbit articular cartilage. J Bone Joint Surg Am 60(8):1076-1081
7. Cheung HS, Lynch KL, Johnson RP, Brewer BJ (1980) In vitro synthesis of tissue-specific type II collagen by healing cartilage. I. Short-term repair of cartilage by mature rabbits. Arthritis Rheum 23(2):211-219
8. Coletti JM Jr, Akeson WH, Woo SL (1972) A comparison of the physical behavior of normal articular cartilage and the arthroplasty surface. J Bone Joint Surg Am 54(1):147-160
9. Convery F, Akeson WH, A, Keown GH, K (1972) The repair of large osteochondral defects. An experimental study in horses. Clin Orthop Relat Res 82:253-262
10. Dandy DJ (1986) Abrasion chondroplasty. Arthroscopy 2(1):51-53
11. Dekel S, Weissman SL (1978) Joint changes after overuse and peak overloading of rabbit knees in vivo. Acta Orthop Scand 49(6):519-528
12. DePalma AF, McKeever CD, Subin DK (1966) Process of repair of articular cartilage demonstrated by histology and autoradiography with tritiated thymidine. Clin Orthop 48:229-242
13. Frenkel SR, Di Cesare PE (1999) Degradation and repair of articular cartilage. Front Biosci 4:D671-685
14. Frisbie D, Trotter GW, Powers BE, Rodkey WG, Steadman JR, Howard RD, Park RD, McIlwraith CW (1999) Arthroscopic subchondral bone plate mircrofracture technique augments healing of large chondral defects in the radial carpal bone and medial femoral condyle of horses. Veterinary Surgery 28:242-255
15. Furukawa T, Eyre DR, Koide S, Glimcher MJ (1980) Biochemical studies on repair cartilage resurfacing experimental defects in the rabbit knee. J Bone Joint Surg Am 62(1):79-89

16. Hangody L, Sukosd L, Szabo Z (1999) Repair of cartilage defects. Technical aspects. Rev Chir Orthop Reparatrice Appar Mot 85(8):846–857
17. Howard R, Mc Ilwraith CW, Trotter GW, et al. (1994) Long-term fate and effects of exercise on sternal cartilage autografts used for repair of large osteochondral defects in horses. Am J Vet Res 55:1158–1168
18. Hunter W (1997) Of the structure and diseases of articulating cartilages. Philosophical Transactions 470:514 (1743)
19. Johnson LL (1986) Arthroscopic abrasion arthroplasty historical and pathologic perspective: present status. Arthroscopy 2(1):54–69
20. Johnson LL (1991) Characteristics of the immediate postarthroscopic blood clot formation in the knee joint. Arthroscopy 7(1):14–23
21. Knowlton R (1990) Genetic linkage in the polyprphism of the type II procollagen gene to primay osteoarthritis associated with mild chondrodysplasia. N Eng J Med 322:526–530
22. Shamis LD Shamis LD, Bramlage LR, Gabel AA, et al. (1989) Effect of subchondral drilling on repair of partial-thickness cartilage defects of third carpal bones in horses. Am J Vet Res 50:290–295
23. Lee CR, Grodzinsky AJ, Hsu HP, Martin SD, Spector M (2000) Effects of harvest and selected cartilage repair procedures on the physical and biochemical properties of articular cartilage in the canine knee. J Orthop Res 18(5):790–799
24. Mankin HJ (1982) The response of articular cartilage to mechanical injury. J Bone Joint Surg Am 64(3):460–466
25. Mitchell N, Shepard N (1976) The resurfacing of adult rabbit articular cartilage by multiple perforations through the subchondral bone. J Bone Joint Surg Am 58(2): 230–233
26. O'Driscoll S, Keeley FW (1986) The chondrogenic potential of free autogenous periosteal grafts for biological resurfacing of major full-thickness defects in joint surfaces under the influence of continuous passive motion. J Bone Jt Surg 68-A:1017–1034
27. Pridie K (1959) A method of resurfacing osteoarthitic knee joints. J Bone Joint Surg [Br] 41:618–619
28. Radin EL, Ehrlich MG, Chernack R, Abernethy P, Paul IL, Rose RM (1978) Effect of repetitive impulsive loading on the knee joints of rabbits. Clin Orthop 131:288–293
29. Richmond J, Gambardella PG (1985) A canine model of osteoarthritis with histologic study of repair tissue following abrasion arthroplasty. Proceedings Am Arthritis Assoc, p 99
30. Rodrigo J, Steadman JR, Fulstone HA (1994) Improvement in full-thickness chondral defect healing in the human knee after debridement and microfracture using continuous passive motion. Am J Knee Surg 7:109–116
31. Salter R, Simmonds DF, Rumble EJ, MacMichael D (1975) The effects of continuous passice motion on the healing of articular cartilage defects: an experimental investigation in rabbits (abstract). J Bone Jt Surg 57-A:570
32. Shapiro F, Koide S, Glimcher MJ (1993) Cell origin and differentiation in the repair of full-thickness defects of articular cartilage. J Bone Joint Surg Am 75(4): 532–553
33. Steadman JR, Rodkey WG, Briggs KK, Rodrigo JJ (1999) The microfracture technic in the management of complete cartilage defects in the knee joint. Orthopade 28(1):26–32
34. Vachon A, Bramlage LR, Gabel AA, Weisbrode S (1986) Evaluation of the repair process of cartilage defects of the equire third carpal bone with and without subchondral bone perforation. Am J Vet Res 47:2637–2645

16 Periostlappenplastik und Perichondriumlappenplastik

J. Steinhagen, J. Bruns

Theoretische Grundlagen und Indikation der Periostlappen- und Perichondriumlappenplastik

Die operativen Versorgungsmöglichkeiten bei Schäden des hyalinen Gelenkknorpels sind in den letzten Jahren erweitert worden. Die unter dem Überbegriff des „tissue engineering" zusammengefassten neuen Techniken haben einerseits die Hoffnung auf einen biologischen Knorpelersatz genährt, andererseits aber auch zu einer häufig unkritischen Anwendung der Verfahren geführt [37].

Die strukturellen Besonderheiten des hyalinen Gelenkknorpels sind für seine hoch spezialisierten mechanischen Eigenschaften von Bedeutung, gleichzeitig stellen sie aber auch eine Ursache der schlechten Heilung des Gewebes dar. Während man bei kleinsten Knorpelverletzungen davon ausgeht, dass eine Spontanheilung möglich ist, gelten Defekte ab einer Größe von etwa 3 mm als nicht spontan regenerationsfähig [21]. Geht die Knorpelverletzung mit Eröffnung der subchondralen Platte einher, ist zumindest die Bildung eines mechanisch minderwertigen faserknorpeligen Regenerates durch mesenchymale Stammzellen aus dem Knochenmarksraum möglich [21, 25, 39].

Von einem isolierten, häufig traumatisch bedingten Knorpelschaden, sind besonders junge, sportlich aktive Menschen betroffen. Eine vollständige Wiederherstellung der Gelenkfläche wird gerade bei diesem Patientenkollektiv angestrebt, um eine mögliche, wenn auch nicht zwangsläufige, Arthroseentstehung abzuwenden [22, 25]. In diesem Zusammenhang kommt Methoden wie der Periost-/Perichondriumlappenplastik auch eine „prophylaktische" Bedeutung zu. Mittlerweile ist das ursprünglich enge Indikationsspektrum auch auf lokal umschriebene Arthrosen erweitert worden. Da traumatischer Knorpelschaden und lokal umschriebene Arthrose ätiologisch und pathogenetisch sehr verschieden sein können, bleibt der Nutzen dieses erweiterten Indikationsspektrums abzuwarten. Fortgeschrittene Arthosen, metabolische Arthropathien oder entzündlich bedingte Gelenkerkrankungen stellen eine sichere Kontraindikation für eine Periost- bzw. Perichondriumlappenplastik dar.

Periostlappen- und Perichondriumlappenplastik werden unter dem Begriff der „Transplantation chondrogener Gewebe" zusammengefasst. Dieser

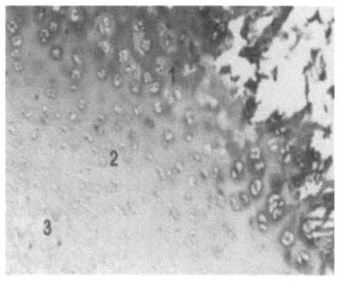

Abb. 1. Rippenperichondrium vom Schaf (Tolouidinblau ×32). Der hier verbliebenen Knorpelschicht (1) folgt das Stratum cellulare (2), das auch als germinative Zone bezeichnet wird. Knorpelabgewandt bildet das Stratum fibrosum (3) den Verbund zum umgebenden Bindegewebe

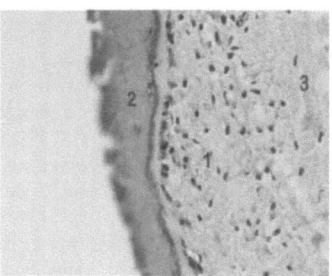

Abb. 2. Periost vom OS metatarsale I des Rindes (HE-Färbung ×25). Die Kambiumschicht (Stratum osteogenicum) (1) liegt der Kompakta des Knochens (2) fest an. Das Stratum fibrosum (3) stellt wie beim Perichondrium den Übergang zum umgebenden Bindegewebe dar

zunächst wenig aussagende Terminus unterstellt beiden Geweben, unter bestimmten Bedingungen eine dem Knorpel ähnliche Morphologie anzunehmen bzw. knorpelähnliches Gewebe synthetisieren zu können.

Das Perichondrium stellt eine bindegewebige Schicht auf dem hyalinen Knorpel der sternalen Rippenenden, der Trachea sowie des Ohr- und Nasenknorpels dar. Unter deskriptiven Aspekten besteht eine Dreiteilung des Gewebes mit einer dem Knorpel unmittelbar aufliegenden germinativen Zone (Stratum cellulare), einer Übergangszone und einem faserreichen Stratum fibrosum [8] (Abb. 1). Bereits frühe Arbeiten von Doerner [12] und Tizzoni [40] konnten zeigen, dass perichondrales Gewebe eine knorpelähnliche Matrix bilden kann.

Auch für das Periost, das als Bindegewebsschicht nahezu die gesamte Oberfläche der Knochen bedeckt, ist neben der im Rahmen der Knochenbruchheilung beschriebenen osteogenen auch eine chondrogene Potenz seit langem bekannt und wurde von zahlreichen Autoren in vivo und in vitro gezeigt [31–34]. Histologisch ist eine Zweiteilung des periostalen Gewebes erkennbar. Die unmittelbar dem Knochen aufliegende Zone wird als so genannte Kambiumschicht (Stratum osteogenicum) bezeichnet und von dem faserreichen, knochenabgewandten Stratum fibrosum abgegrenzt (Abb. 2).

Perichondrales Stratum cellulare und periostales Stratum osteogenicum verfügen über einen Pool von Zellen mesenchymalen Ursprungs, die unter bestimmten lokalen Situationen (z.B. einem Knochenbruch) in der Lage sind, sich zu Osteoblasten bzw. Chondroblasten zu differenzieren [9, 10]. Die Ausnutzung dieser „biologischen Plastizität" ist die grundlegende Idee der Periost-/Perichondriumlappenplastik.

Technik der Periostlappen- und Perichondriumlappenplastik

Für eine Perichondriumlappenplastik zur Behandlung von Gelenkknorpeldefekten steht ausschließlich das perichondrale Gewebe im Bereich der sternalen Rippenenden zur Verfügung. Sowohl das Perichondrium am Ohr und Nasenseptum als auch im Bereich der Trachea dienen überwiegend experimentellen Zwecken [13–16]. Einen Nachteil der Verwendung von Rippenperichondrium stellt somit der zweite Eingriff sowie die kosmetisch störende Entnahmelokalisation dar. Im Gegensatz zum Perichondrium ist das Periost nahezu „ubiquitär" verbreitet. Ein zweiter Eingriff kann in der Regel dadurch vermieden werden, dass gelenknahes Periost (z. B. proximale Tibia bei Knorpelschäden des Kniegelenkes) verwendet wird.

Beide operativen Techniken beginnen mit der Freilegung des Perichondriums bzw. des Periostes unter Abtragung der oberflächlichen Zonen des Stratum fibrosums. Anschließend wird zunächst mit einem Skalpell das Entnahmeareal umfahren und markiert. Es empfiehlt sich aufgrund der elastischen Schrumpfungsneigung das Explantat größer zu wählen als es dem zu versorgenden Defekt entspricht. Gelegentlich müssen bei größeren Defekten zwei Perichondrium-/Periosttransplantate entnommen werden, die miteinander vernäht werden können. Das Abschieben des Perichondriums vom Knorpel bzw. des Periostes vom Knochen erfolgt mit dem Raspatorium. Zwar wird eine „natural line of dissection" insbesondere für das Perichondrium angegeben, dennoch verlangt dieser Präparationsschritt besondere Aufmerksamkeit. Es gilt, sowohl beim Periost als auch beim Perichondrium das Stratum cellulare sorgfältig zu erhalten ohne Knorpel bzw. Knochen mit aufzunehmen. Arbeiten von O'Driscoll [26, 27] sowie eigene Kontrollhistologien zeigen eine Abhängigkeit der Explantatqualität von der methodischen Erfahrung des Operateurs.

Während die Transplantatgewinnung von verschiedenen Arbeitsgruppen übereinstimmend durchgeführt wird, zeigen sich bei der Einbringung der Transplantatlappen in den Defekt abweichende Vorgehensweisen. Unterschiede bestehen zum einen in der Behandlung der subchondralen Knochenplatte, die von einigen Autoren intakt belassen wird, von anderen hingegen trepaniert wird, um ein zusätzliches Regenerationspotenzial des subchondralen Markraumes zu nutzen [11]. Die Ausrichtung des Transplantates (Stratum cellulare gelenkwärts oder mit Ausrichtung zum Defektgrund) sowie die Fixation des Periost-/Perichondriumlappens sind weitere Beispiele unterschiedlicher Operationsverfahren. Die eigene Technik sieht in der Regel die Belassung der unversehrten subchondralen Knochenplatte vor. Lediglich bei der Osteochondrosis dissecans im Stadium III/IV mit nicht replantierbarem Dissekat wird die Sklerose eröffnet und eine Spongiosaplastik durchgeführt. Für die Fixation haben sich die besten Ergebnisse bei Verwendung eines Fibrinklebers (Tissucol®, Fa. Immuno) [7] gezeigt. Der Defekt wird dabei mit der Fibrinogenkomponente, das Transplantat mit der Thrombinlösung bedeckt und unter leichter Kompression eingebracht. Das Stratum cellulare wird dabei zum Defektgrund ausgerichtet.

Das Nachbehandlungskonzept sieht zunächst eine einwöchige Immobilisation des Gelenkes vor. Mit Beginn der zweiten postoperativen Woche wird für einen Zeitraum von 6-12 Wochen eine CPM-Behandlung angeschlossen [35, 36]. Ab der 10. postoperativen Woche erfolgt der sukzessive Belastungsaufbau mit Teilbelastung. Sportkarenz wird für ein Jahr empfohlen.

Eigene Ergebnisse mit der Perichondriumtransplantation

Über einen Zeitraum von 10 Jahren wurden insgesamt 31 Patienten mit einer autologen Perichondriumtransplantation behandelt. Die traumatische Knorpelläsion stellte dabei die häufigste Ursache (19 Patienten) dar (Abb. 3). Es sei bereits an dieser Stelle darauf hingewiesen, dass seltenere Diagnosen, wie z.B. die Osteochondrosis dissecans oder benigne subchondrale Tumoren, die Heterogenität des Patientenkollektivs deutlich machen. Das Patientenalter variierte zwischen 12-55 Jahren (Durchschnittsalter 33 Jahre). Die Knorpelläsionen waren überwiegend im Bereich des medialen (18 Patienten) und lateralen (5 Patienten) Femurkondylus lokalisiert (Abb. 4). Insgesamt musste in vier Fällen eine ergänzende operative Maßnahme (Umstellungsosteotomie bzw. Kreuzbandplastik) durchgeführt werden.

In einem Nachuntersuchungskollektiv mit einem postoperativen Zeitraum von mindestens 12 Monaten (24/31 Patienten) zeigte sich sowohl im Lysholm- als auch im Ranawat-Score eine signifikante Verbesserung des Befundes (Abb. 5 u. 6). Langfristige Ergebnisse mit einer Nachuntersuchungszeit von 24-93 Monaten (im Durchschnitt 53 Monate) zeigen eine Konstanz der klinischen Verbesserung beider Scores.

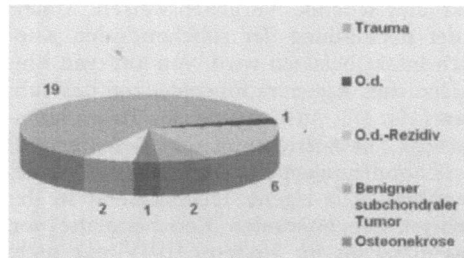

Abb. 3. Die traumatische Läsionen des Gelenkknorpels war im eigenen Patientenkollektiv die häufigste OP-Indikation. Seltene Diagnosen, wie z.B. eine Osteonekrose oder ein subchondraler Tumor machen die Heterogenität des Kollektivs deutlich

16 Periostlappenplastik und Perichondriumlappenplastik 165

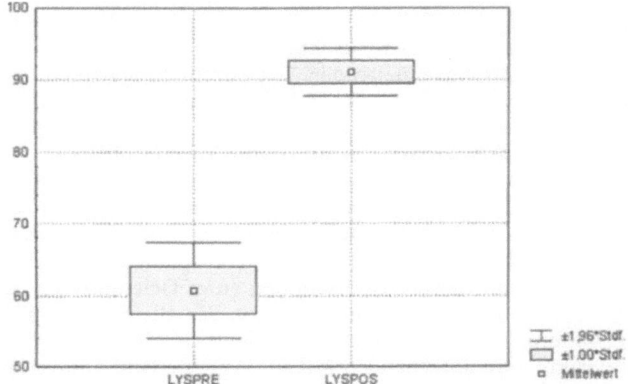

Abb. 4. Die Verteilung der Lokalisation von Gelenkknorpeldefekten im eigenen Patientenkollektiv zeigt die exponierte Stellung des medialen Femurkondylus des Kniegelenkes

➤ Femurkondylus medial	18/31
➤ Femurkondylus lateral	5/31
➤ Patella und Femurkondylus med.	3/31
➤ Tibiaplateau	2/31
➤ Patellagleitlager	1/31
➤ Acetabulum	1/31
➤ Talus	1/31

Abb. 5. Gegenüberstellung des prä- und postoperativen Lysholm-Scores (n=24) in summarischer Darstellung nach Perichondriumtransplantation

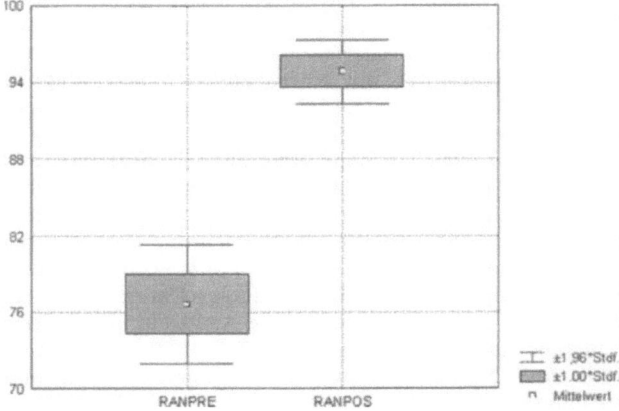

Abb. 6. Summarische Darstellung des prä- und postoperativen Ranawat-Scores nach Perichondriumtransplantation (n=24)

Diskussion

Die verschiedenen, zum Teil konkurrierenden Verfahren bei der Behandlung von Gelenkknorpeldefekten verfolgen unterschiedliche Strategien. Während bei der Transplantation osteochondraler Zylinder eine unmittelbare Wiederherstellung der Gelenkoberfläche erzielt werden soll [17, 29], zeigen sowohl die knochenmarkstimulierenden Techniken (z. B. Pridie-Bohrung, Mikrofrakturierung, etc.), die Transplantation chondrogener Gewebe als auch die Transplantation autologer Chondrozyten als übereinstimmendes Merkmal, dass Zellen oder Gewebe erst im Laufe der postoperativen Phase zu einer definitiven Defektauffüllung führen.

Es ist bereits im einleitenden Teil darauf hingewiesen worden, dass Periost und Perichondrium über eine Population von Zellen verfügen, die unter bestimmten Milieubedingungen in der Lage sind, eine Differenzierung zum Chondroblasten und Chondrozyten zu durchlaufen.

Die experimentellen Vorarbeiten im Bereich der Periosttransplantation gehen u. a. auf die Arbeiten von Cohen [10] und Morito [24] zurück, die zeigen konnten, dass Periostexplantate in der Lage sind, sowohl Knochen- als auch Knorpelgewebe zu bilden. Poussa [31] transplantierte autologe Periostlappen in verschiedene Gewebelokalisationen (u. a. Gelenkcavum, Ohrperichondrium) beim Kaninchen und interpretierte das alleinige Ausbleiben einer Knochenbildung bei Transplantaten im Gelenk als Abhängigkeit der Gewebedifferenzierung vom umgebenden Milieu. Verschiedene Autoren konnten derartige Milieufaktoren näher benennen. Bassett [4] zeigte, dass ein verringerter Sauerstoffpartialdruck eine Ossifikation des neu gebildeten Knorpels verhindern kann. O'Driscoll [25-27] zeigte in verschiedenen Arbeiten, dass sowohl biomechanische Faktoren in Form von intermittierendem hydrostatischen Druck als auch biochemische Faktoren, wie die Gabe von Wachstumsfaktoren (z. B. TGF-β) Ausmaß und Qualität der Knorpelneosynthese beeinflussen.

Die klinischen Erfahrungen mit der Periostlappenplastik sind weltweit gering. Angermann [2] wertete die klinischen Ergebnisse aus 10 Publikationen von insgesamt 137 mit einer autologen Periostlappentransplantation behandelten Patienten aus. Es zeigte sich, dass die postoperativen Ergebnisse bei Vorliegen einer Osteochondrosis dissecans auffällig schlechter waren (excellent/good 58%, fair/poor 42%) als bei sonstigen Knorpelschäden im Bereich des Femurs (excellent/good 82%, fair/poor 18%). Erschwerend kommen zu dieser geringen Fallzahl sehr unterschiedliche Behandlungstechniken hinzu. So variierte die Ausrichtung des Transplantates (Kambiumschicht knochenwärts/gelenkwärts), die Fixationstechnik (Naht/Fibrinkleber) und die Art der Nachbehandlung (Dauer und Form der Immobilisation). Es ist somit für die klinische Anwendung der Periostlappenplastik festzuhalten, dass aufgrund geringer Fallzahlen, sehr variabler Operationstechnik und Nachbehandlung selbst tendentielle Ergebnisse mit großer Zurückhaltung zu bewerten sind.

Skoog, Ohlsén und Engkvist [13, 14, 28, 38] lieferten Mitte der 70er Jahre experimentelle Grundlagenarbeiten zur Perichondriumlappenplastik. Im

Gegensatz zu den Ergebnissen bei der Verwendung von Periost deutete sich dabei an, dass das Perichondrium auch unter ganz unterschiedlichen Milieubedingungen in der Lage ist, neuen Knorpel zu bilden. Im Kaninchenmodell erfolgten erste autologe Transplantationen zur Behandlung von Knorpelläsionen [13, 14, 23]. Während zunächst die Perichondriumlappen eingenäht wurden, zeigten die Arbeiten von Homminga [18, 19] sowie eigene Arbeiten [6–8] eine bessere Fixationsmöglichkeit mit Fibrinklebern auf. Coutts [11] berichtete, dass in den Transplantatregeneraten das für hyalinen Knorpel spezifische Typ-II-Kollagen nachweisbar war. Biomechanische Prüfungen an Transplantaten wurden u. a. von Kwan [20] durchgeführt, der eine annähernd gleiche Scherfestigkeit wie beim hyalinen Knorpel feststellte. Auf eine Besonderheit bei der Perichondriumtransplantation wies Bab [3] hin, der eine Kalzifikation von Matrixvesikeln beobachtete.

Auch bei der Perichondriumlappenplastik leidet die Interpretation *klinischer Ergebnisse* an den wenigen Langzeituntersuchungen und kleinen Patientenkollektiven [1, 18, 30]. Homminga [18] berichtete von 30 Patienten, die bei vorliegendem Knorpeldefekt mit einer autologen Perichondriumlappenplastik behandelt wurden. Sowohl die Nachuntersuchungen nach einem Jahr als auch nach zwei Jahren ergaben eine signifikante Verbesserung im Ranawat-Score. Bouwmeester [5] führte die Transplantation bei 88 Patienten durch. Bei einer mittleren Nachbeobachtungszeit von 52 Monaten zeigte sich, dass eine sorgfältige Selektion bei der Indikationsstellung über den Erfolg der Behandlung entschied. Isolierte Knorpeldefekte im Bereich des medialen Femurkondylus zeigten bessere Ergebnisse als Defekte sonstiger Lokalisation. Eigene Untersuchungen unterstützen diese Ergebnisse.

Sowohl die Transplantation chondrogener Gewebe, die Transplantation osteochondraler Zylinder als auch neuere Techniken, wie die autologe Chondrozytentransplantation müssen experimentell und klinisch den Beweis erbringen, Vorteile gegenüber der technisch einfachen und ökonomisch günstigen Technik der Knochenmarkstimulation zu haben. Für die Periost-/Perichondriumlappenplastiken konnte experimentell gezeigt werden, dass eine Defektdeckung mit einem Transplantat möglich ist, das erst postoperativ den Defekt vollständig auffüllt. Einerseits lässt sich in dem neu gebildeten Knorpelgewebe das für hyalinen Knorpel typische Typ-II-Kollagen nachweisen, andererseits erlaubt dieser Umstand keine Aussagen über die Funktionsfähigkeit des Kollagens. Bereits histologische Untersuchungen machen deutlich, dass das Transplantat weder die Zonierung des hyalinen Gelenkknorpels noch die hochkomplexe Strukturierung der extrazellulären Matrix erreicht. Wenn man postuliert, dass ein Knorpeldefekt zur Arthrose führt, so müssen Periost- und Perichondriumtransplantation zeigen, dass sie eine solche Entwicklung verzögern oder gar verhindern können. Hierzu wären aber größere Patientenkollektive, standardisierte Techniken und Nachbehandlungsstrategien erforderlich. Immerhin sind die klinischen Ergebnisse derart zufriedenstellend, dass aus Sicht der Autoren die experimentelle Forschung und klinische Anwendung der Techniken forciert werden sollten.

Zusammenfassung

Für die Behandlung von Knorpelschäden und isolierten zirkumskripten Arthrosen wird eine morphologisch und funktionell weitgehende Wiederherstellung der Gelenkfläche angestrebt. Periost- und Perichondriumlappenplastik stellen Verfahren dar, bei denen eine experimentell gut belegte chondrogene Potenz der Gewebe ausgenutzt wird, um eine Defektdeckung zu erlangen. Die mechanischen Eigenschaften der Transplantate sollen denen der spontanen Faserregenerate nach Eröffnung des subchondralen Raumes überlegen sein.

Kurz- und mittelfristige Ergebnisse zeigen eine signifikante Verbesserung der Scores im Rahmen der klinischen Nachuntersuchungen, die mit den Resultaten anderer Verfahren, u. a. auch der autologen Chondrozytentransplantation, vergleichbar sind. Histomorphologisch können für den hyalinen Knorpel typische extrazelluläre Matrixprodukte, wie z. B. das Typ-II-Kollagen, nachgewiesen werden, ohne jedoch Aussagen über die Funktionsfähigkeit dieser Strukturen zuzulassen. Es bleiben Fragen unbeantwortet. So konnte bisher nicht gezeigt werden, dass die Periost- bzw. Perichondriumlappenplastiken in der Lage sind, die Entwicklung einer Arthrose abzuwenden. Studien an größeren Patientenkollektiven oder gar Multizenterstudien fehlen. Es ist unklar, ob ein Eröffnen oder Belassen der subchondralen Platte, eine Fixation des Transplantates mit Fibrinklebern oder durch Nahtmaterial sowie die Ausrichtung des Transplantates (Kambiumschicht gelenkwärts/knochenwärts) wesentliche Einflüsse auf das Operationsergebnis haben. Als Vorteile der Methode sind neben den guten klinischen Ergebnissen die leicht erlernbare Technik sowie die geringen Kosten aufgrund der autologen Verfügbarkeit des Transplantates zu nennen. Es bleibt abzuwarten, ob nach Vorliegen von Langzeitergebnissen technisch und ökonomisch aufwendigere Verfahren Vorteile gegenüber der Periost-/Perichondriumlappenplastik zeigen können.

Literatur

1. Amiel D, Coutts RD, et al. (1988) The chondrogenesis of rib perichondrial grafts for repair of full thickness articular cartilage defects in a rabbit model: a one year postoperative assessment. Connect Tissue Res 18(1):27–39
2. Angermann P (2000) Periosteal transplantation in the treatment of cartilage defects in the knee. ICRS Newsletter III:8–9
3. Bab I, Sela J, et al. (1982) Transplantation of free perichondrial grafts into rabbit articular cartilage is associated with matrix vesicle calcification. Acta Anat 113(1): 53–60
4. Bassett CAL (1962) Currentconcepts of bone formation. J Bone Joint Surg Am 44A:1217–1244
5. Bouwmeester SJ, Beckers JM, et al. (1997) Long-term results of rib perichondrial grafts for repair of cartilage defects in the human knee. Int Orthop 21(5):313–317

6. Bruns J, Kersten P, et al. (1992) Autologous rib perichondrial grafts in experimentally induced osteochondral lesions in the sheep-knee joint: morphological results. Virchows Arch A Pathol Anat Histopathol 421(1):1-8
7. Bruns J, Kersten P, et al. (1994) The in vitro influence of different culture conditions on the potential of sheep rib perichondrium to form hyaline-like cartilage. Evaluation of gluing materials used for in vivo graft fixation. Virchows Arch 424(2):169-175
8. Bruns J, Meyer-Pannwitt U, et al. (1992) The rib perichondrium. An anatomical study in sheep of a tissue used as transplant in the treatment of hyaline-cartilage defects. Acta Anat 144(3):258-266
9. Bulstra SK, Homminga GN, et al. (1990) The potential of adult human perichondrium to form hyalin cartilage in vitro. J Orthop Res 8(3):328-335
10. Cohen J (1955) Bone and cartilage formation by periosteum. Assay of experimental autogenous grafts. J Bone Joint Surg Am 37A:717
11. Coutts RD, Woo SL, et al. (1992) Rib perichondrial autografts in full-thickness articular cartilage defects in rabbits. Clin Orthop (275):263-273
12. Doerner (1798) De gravioribus quibusdam cartilaginum mutationibus. In: Mori M (ed) Studien über Knorpelregeneration (1905). Dtsch Z Chir 76:220-234
13. Engkvist O (1979) Reconstruction of patellar articular cartilage with free autologous perichondrial grafts. An experimental study in dogs. Scand J Plast Reconstr Surg 13(3):361-369
14. Engkvist O, Ohlsen L (1979) Reconstruction of articular cartilage with free autologous perichondrial grafts. An experimental study in rabbits. Scand J Plast Reconstr Surg 13(2):269-274
15. Engkvist O, Skoog V, et al. (1979) The cartilaginous potential of the perichondrium in rabbit ear and rib. A comparative study in vivo and in vitro. Scand J Plast Reconstr Surg 13(2):275-280
16. Engkvist O, Wilander E (1979) Formation of cartilage from rib perichondrium grafted to an articular defect in the femur condyle of the rabbit. Scand J Plast Reconstr Surg 13(3):371-376
17. Hangody L, Kish G, et al. (1997) Arthroscopic autogenous osteochondral mosaicplasty for the treatment of femoral condylar articular defects. A preliminary report. Knee Surg Sports Traumatol Arthrosc 5(4):262-267
18. Homminga GN, Bulstra SK, et al. (1990) Perichondral grafting for cartilage lesions of the knee. J Bone Joint Surg Br 72(6):1003-1007
19. Homminga GN, van der Linden TJ, et al. (1989) Repair of articular defects by perichondrial grafts. Experiments in the rabbit. Acta Orthop Scand 60(3):326-329
20. Kwan MK, Coutts RD, et al. (1989) Morphological and biomechanical evaluations of neocartilage from the repair of full-thickness articular cartilage defects using rib perichondrium autografts: a long-term study. J Biomech 22(8-9):921-930
21. Mankin HJ (1982) The response of articular cartilage to mechanical injury. J Bone Joint Surg Am 64(3):460-466
22. Messner K, Gillquist J (1996) Cartilage repair. A critical review. Acta Orthop Scand 67(5):523-529
23. Moran ME, Kim HK, et al. (1992) Biological resurfacing of full-thickness defects in patellar articular cartilage of the rabbit. Investigation of autogenous periosteal grafts subjected to continuous passive motion. J Bone Joint Surg Br 74(5):659-667
24. Morito T (1980) An experimental study on bone and cartilage formation in autogenous periosteal transplantation (author's transl). Shikwa Gakuho 80(12):1723-1737
25. O'Driscoll SW (1998) The healing and regeneration of articular cartilage. J Bone Joint Surg Am 80(12):1795-1812

26. O'Driscoll SW, Keeley FW, et al. (1988) Durability of regenerated articular cartilage produced by free autogenous periosteal grafts in major full-thickness defects in joint surfaces under the influence of continuous passive motion. A follow-up report at one year. J Bone Joint Surg Am 70(4):595–606
27. O'Driscoll SW, Recklies AD, et al. (1994) Chondrogenesis in periosteal explants. An organ culture model for in vitro study. J Bone Joint Surg Am 76(7):1042–1051
28. Ohlsen L, Widenfalk B (1983) The early development of articular cartilage after perichondrial grafting. Scand J Plast Reconstr Surg 17(3):163–177
29. Outerbridge HK, Outerbridge AR, et al. (1995) The use of a lateral patellar autologous graft for the repair of a large osteochondral defect in the knee. J Bone Joint Surg Am 77(1):65–72
30. Pastacaldi P, Engkvist O (1979) Perichondrial wrist arthroplasty in rheumatoid patients. Hand 11(2):184–190
31. Poussa M, Rubak J, et al. (1981) Differentiation of the osteochondrogenic cells of the periosteum in chondrotrophic environment. Acta Orthop Scand 52(3):235–239
32. Ritsila VA, Santavirta S, et al. (1994) Periosteal and perichondral grafting in reconstructive surgery. Clin Orthop 302:259–265
33. Rubak JM (1982) Reconstruction of articular cartilage defects with free periosteal grafts. An experimental study. Acta Orthop Scand 53(2):175–180
34. Rubak JM, Poussa M, et al. (1982) Chondrogenesis in repair of articular cartilage defects by free periosteal grafts in rabbits. Acta Orthop Scand 53(2):181–186
35. Rubak JM, Poussa M, et al. (1982) Effects of joint motion on the repair of articular cartilage with free periosteal grafts. Acta Orthop Scand 53(2):187–191
36. Salter RB, Simmonds DF, et al. (1980) The biological effect of continuous passive motion on the healing of full-thickness defects in articular cartilage. An experimental investigation in the rabbit. J Bone Joint Surg Am 62(8):1232–1251
37. Sittinger M (2001) Tissue engineering. In: Erggelet/Steinwachs (eds) Gelenkknorpeldefekte. Steinkopff, Darmstadt, pp 29–39
38. Skoog T, Johansson SH (1975) New articular cartilage from transplanted perichondrium. Lakartidningen 72(17):1789–1792
39. Steadman JR, Rodkey WG, et al. (1999) The microfracture technic in the management of complete cartilage defects in the knee joint. Orthopade 28(1):26–32
40. Tizzoni AR (1930) The regeneration of hyalin cartilage in joints. Arch Surg 22:137

17 Autologe osteochondrale Mosaikplastik*

Experimentelle und klinische Erfahrungen über 10 Jahre

L. Hangody

Einführung

Die Behandlung von osteochondralen Knorpeldefekten gewichtstragender Gelenke stellt ein alltägliches orthopädisches Problem dar. Fokale chondrale und osteochondrale Defekte lasttragender Gelenkoberflächen sind häufige Ursachen für Beschwerden für den Patienten (Schmerz, Schwellung, Gelenksperre, Instabilität etc.) und können zu vorzeitigen degenerativen Veränderungen führen. Es existieren einige chirurgische Techniken zur Oberflächenrekonstruktion dieser Defekte, die bezüglich des klinischen Outcomes kontrovers diskutiert werden. Traditionelle Techniken, wie Debridement, subchondrale Penetration und Abrasionsarthroplastik, haben nur eine begrenzte Möglichkeit der Oberflächenrekonstruktion wegen der Minderwertigkeit und schlechteren biomechanischen Eigenschaften des reparativen Faserknorpels [1]. In den vergangenen 20 Jahren haben zahlreiche Autoren neue Techniken zur Beschaffung von hyalinem oder hyalinartigem Knorpel für die Reparatur dieser Defekte entwickelt. Diese führten jüngst Oberflächenersatzstoffe als Alternative inklusive periostaler und perichondraler Grafts, gemörserter autologe osteochondraler Mixturen, Biomaterialien, autologer Chondrozytentransplantation, osteochondraler Allografts und autologer osteochondraler Transplantationen [2-18] ein. Die meisten dieser Techniken sind auf dem Boden experimenteller Daten entstanden, aber lediglich die autologe Chondrozytentransplantation und autologe osteochondrale Transplantationen sind ausführlich klinisch erprobt.

Vorausgegangene Experimente und limitierte klinische Erfahrung über autogene osteochondrale Transplantationen zeigten gute Überlebensraten des hyalinen Knorpels. Aber es existieren zwei Probleme, die bei der Entwicklung beobachtet wurden: Die Entnahmestellen müssen aus nicht gewichtstragenden Gelenkanteilen gewählt werden, welches das Vorgehen einschränkt, und es kann durch die Entfernung von großen Spenderarealen eine Inkongruenz im aufzufüllenden Defektbereich aufgrund unterschiedlicher Radien kommen, was zu einer vorzeitigen Gelenkalteration führt [15-18].

---

* Übersetzt aus dem Englischen von G. Wendt

In Übereinstimmung zu unseren Überlegungen sollte der Gebrauch von vielen, kleinen, zylindrischen Grafts erlauben, mehr Gewebe für eine Transplantation zu gewinnen und damit die Entnahmestelle zu schonen. Ebenso sollte eine mosaikförmige Implantation eine gute Konturierung der Gelenkoberfläche ermöglichen [19-21].

Prinzipen der Mosaikplastik

1991 wurden anhand von Tierexperimenten sowie Kadaverstudien die Technik der Mosaikplastik ausgearbeitet. In Bezug auf unsere These wurden viele, kleine, zylindrische, osteochondrale Grafts aus nicht gewichtstragenden Gelenkanteilen peripher des patello-femoralen Gelenks entnommen, um eine kongruente Oberflächenrekonstruktion zu erschaffen. Der transplantierte hyaline Knorpel hat eine gute Überlebenschance und kann eine bessere Festigkeit erreichen als ein fibrokartilaginärer Ersatzknorpel. Die Entnahmestelle sollte durch primäre Knochenheilung und mit reparativer fibrocartilaginären Überdeckung erfolgen.

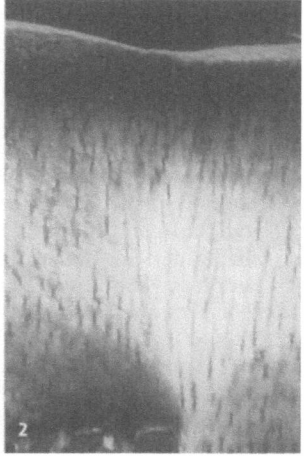

Abb. 1. Übergangsregion von hyalinem zu hyalinem Pferdeknorpel eines einjährigen osteochondralen Transplantates (20×); der transplantierte Graft befindet sich links, der originäre Knorpel rechts – deutliche Matrixintegration zwischen beiden Geweben in den tiefen Schichten

Abb. 2. Übergangsregion von hyalinem zu hyalinem Pferdeknorpel eines einjährigen osteochondralen Transplantates (20×, rotes polarisierendes Licht); der transplantierte Graft befindet sich links, der originäre Knorpel rechts – deutliche Matrixintegration zwischen beiden Geweben in den tiefen Schichten

Histologische Ergebnisse der Tierexperimente

Die Mosaikplastik wurde in der präklinischen Phase und in späteren experimentellen Kontrollen an deutschen Schäferhunden, an Pferden und an Kadavern getestet [20, 22, 23]. Makroskopische und histologische Evaluationen der Empfänger- und Entnahmestellen zeigten (Abb. 1-4.):
- Konsistentes Überleben des transplantierten hyalinen Knorpels;
- Formationen des transplantierten hyalinen Knorpels und fibrokartilaginäres Einwachsen von Seiten der knöchernen Basis des Defektes;
- tiefe Integration der Matrix des transplantierten Knorpels in das umgebende Gewebe an der Empfängerstelle;
- gute knöcherne Heilung und fibrokartilaginärer Überzug nach 8 Wochen im Bereich der Entnahmestelle. Dieser fibrocartilaginäre Überzug des Spenderknorpels sollte akzeptabel für eine gute Gleitfähigkeit in diesen wenig beanspruchten Gelenkabschnitten sein.

Nach sorgfältiger Auswertung dieser reproduzierbaren Experimente und Bestätigung des Konzeptes der Mosaikplastik, wurde sie am 06. 02. 1992 klinisch eingeführt. In Verlauf der folgenden 10 Jahre konnten die tierexperimentelle Ergebnisse von zahlreiche Autoren bestätigt werden. Seit 1995

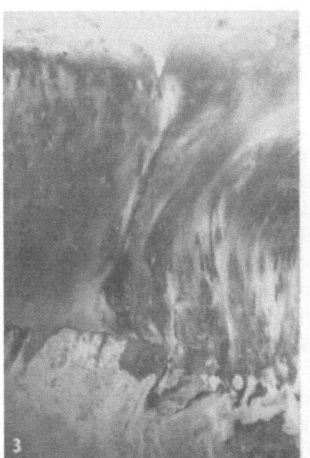
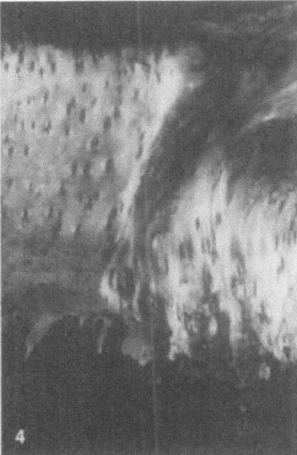

Abb. 3. Übergangsregion von hyalinem zu fibrösem Pferdeknorpel eines einjährigen osteochondralen Transplantates (20×); der transplantierte Graft befindet sich links, der originäre Knorpel rechts – inkomplette Integration zwischen beiden Geweben, unterbrochene Formation an der Basis

Abb. 4. Übergangsregion von hyalinem zu fibrösem Pferdeknorpel eines einjährigen osteochondralen Transplantates (20×, rotes polarisierendes Licht); der transplantierte Graft befindet sich links, der originäre Knorpel rechts – inkomplette Integration zwischen beiden Geweben, unterbrochene Formation an der Basis

wurde dieses Verfahren in vielen Zentren weltweit erfolgreich eingesetzt. Die Ergebnisse der weltweit durchgeführten Nachuntersungen waren identisch mit unseren Ergebnissen [23, 24].

Die Weiterentwicklung des Instrumentariums sowie spezielle Modifikationen wurden durch weitergeführte Tierexperimente an Hunden und Pferden sowie Kadaverstudien ausgearbeitet.

Indikationen

Initial wurde die autologe, osteochondrale Mosaikplastik nur bei relativ kleinen und mittleren, fokal begrenzten, chondralen und osteochondralen Defekten der gewichtstragenden Femurkondylen und des patello-femoralen Gelenks eingesetzt. Nach Bestätigung des Erfolges in diesem Gelenken wurde die Indikation auf andere Gelenkflächen erweitert: Läsionen des Talus, Tibia, Capitulum humeri und zuletzt des Femurkopfes. Theoretische und praktische Überlegungen führten zu einer Idealgröße des Defektes zwischen 1–4 cm^2. Die Verfügbarkeit seitens der Entnahmestelle und andere technische Umstände limitierten den Eingriff im Wesentlichen. In der Regel konnte Spendermaterial aus der Peripherie beider patello-femoraler Gelenkanteile für ein Defekt von 3–4 cm^2 gewonnen werden. Bei bestimmten Bedingungen konnte die Mosaikplastik für Defekte bis zu einer Größe von 8 bzw. 9 cm^2 durchgeführt werden. Doch musste bei so einer Erweiterung der Indikation eine höhere Rate der Morbidität im Bereich der Entnahmestelle berücksichtigt werden [34]. Das Lebensalter scheint ein limitierender Faktor zu sein. 50 Jahre sollten als oberes Limit für dieses Vorgehen respektiert werde. Dieses Grenze konnte schon in den klinischen Erfahrungen mit dem „single block"-Osteochondraltransfer beobachtet werden.

Bei der Behandlung dieser Patienten ist es besonders wichtig, dass die Oberflächenrekonstruktion nur ein Teil der Therapie ist. In jedem Fall ist es notwendig andere Gelenkabnormalitäten mitzubehandeln, da es sonst zum Untergang des Gelenkes kommen kann. Daher müssen Lösungen für Instabilitäten, Malalignments, Meniskusläsionen und ligamentäre Probleme in die operative und postoperativen Rehabilitationsmaßnahmen einbezogen werden. Die Rehabilitation der autologen osteochondralen Defekte durch die Mosaikplastik erfordert die direkt postoperative funktionelle Übungsbehandlung mit vollem Bewegungsumfang (ROM) bei Entlastung für 2 Wochen und Teilbelastung für weitere 2–3 Wochen (30–40 kg). Dieses Protokoll kann leicht modifiziert werden in Übereinstimmung mit den bestehenden Schemata für die vordere Kreuzbandplastik, hohe Tibiaosteotomie, Meniskusreinsertion oder Resektion.

Theoretische Kontraindikationen für die Mosaikplastik beziehen sich auf Infektionen, Tumoren und generalisierte oder rheumatoide Arthritis, da hier die biochemischen Alterationen und Gelenkmilieuveränderungen keine gute Restitution erwarten lassen.

Operationstechnik

Die autologe osteochondrale Mosaikplastik beginnt mit der Entnahme kleiner zylindrischer osteochondraler Grafts (2,7, 3,5, 4,5, 6,5, und 8,5 mm im Durchmesser) aus den peripheren Anteilen der Femurkondylen in Höhe des patello-femoralen Gelenkes. Dann werden sie in die vorbereiteten Defekte transplantiert. Die Kombination verschiedener Größen erlaubt eine 90–100% Auffüllrate. Fibrocartilaginäres Ersatzgewebe, stimuliert durch eine Abrasionarthroplastik oder scharfe Kürettage an der Basis des Defektes komplettiert die neue Oberfläche.

Die Mosaikplastik kann als offene Operation, durch eine Miniarthrotomie oder durch die Arthroskopie (Abb. 5 u. 6) durchgeführt werden. Die Technik dieser Verfahren ist einfach durchzuführen. Es existieren nur kleine technische Unterschiede an bestimmten Schritten jeder Operation.

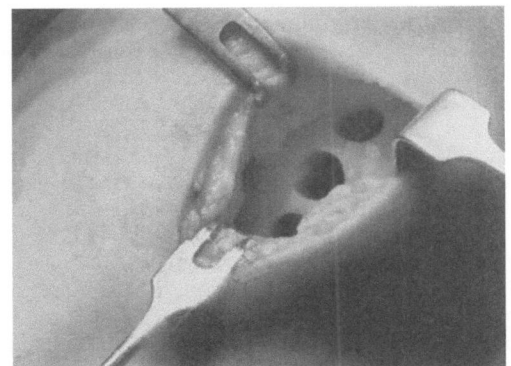

Abb. 5. Miniarthrotomie bei Mosaikplastik: Die Entnahmestelle kann in Flexion des Kniegelenkes erreicht werden

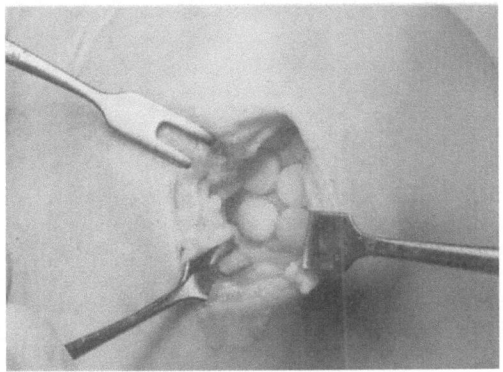

Abb. 6. Miniarthrotomie bei Mosaikplastik: Der Defekt kann in Extension des Kniegelenkes erreicht werden

Kartilaginäre Läsionen werden ausschließlich während Arthroskopien definiert. Wenn die präoperative Differenzialdiagnose diese Läsion einschließt, dann sollte der Patient für die Durchführung einer Mosaikplastik aufgeklärt werden. Der Patient sollte ebenfalls auf die Notwendigkeit eines offenen Verfahrens aufgeklärt werden, wenn es sich um eine nicht erreichbare Seite des Gelenkes handelt oder wegen der insuffizienten Beugefähigkeit des Kniegelenkes. Dieses Verfahren kann zu einem verlängertem Aufenthalt im Krankenhaus führen und der Patient wird unter Entlastung bzw. Teilbelastung für einige Wochen mobilisiert. Allgemein- oder Regionalanästhesie, sowie Anlage einer Oberschenkelblutleere sind für das Verfahren ebenso unerlässlich wie die prophylaktische Antibiotikumgabe.

Die Lagerung des Patienten sollte die freie Beweglichkeit des Kniegelenkes und eine Beugefähigkeit bis 120° erlauben. Die kontralaterale Extremität wird in eine Beinhalterung gelagert. Nachdem der Defekt identifiziert ist, werden die Ränder bis zum hyalinen Knorpel mit einer Kürette, einem Skalpell oder einem Arthroskopieresektor debridiert. Die Basis der Läsion wird bis zum Knochen abradiert oder kürettiert. An dieser Stelle wird eine Bohrlehre zur Bestimmung der Anzahl und Größe der Grafts benutzt.

Bei einem offenen Verfahren können beide Femurkondylen in Höhe des patello-femoralen Gleitlagers als Entnahmestelle dienen. Die arthroskopische Technik nutzt den medialen Anteil der medialen Femurkondyle als primäre Entnahmestelle, da durch die Arthroskopie die Patella lateralisiert wird und somit der Zugang zur medialen Femurkondyle erleichtert wird. Wenn es nötig sein sollte, mehr Material zu gewinnen, dann kann die laterale Femurkondyle hinzugezogen werden.

Der Hohlmeißel passender Größe wird senkrecht zur Entnahmestelle eingeführt und mit dem Hammer vorsichtig eingeschlagen. Ein Dicke von 15 mm werden im Regelfall für kartilaginäre Defekte und für osteochondrale Defekte eine Dicke von 25 mm benötigt, da in letzteren Fällen der knöcherne Defekt ebenfalls aufgefüllt werden muss. Nach dem Einschlagen und vorsichtigen, kreisenden Bewegungen wird der Hohlmeißel entfernt und die osteochondralen Blöcke mit dem Führungsstab ausgeschlagen. Es ist sehr wichtig, dass die Grafts am knöchernen Ende ausgeschlagen werden, um einer Zerstörung des hyalinen Knorpels vorzubeugen.

Die Insertion der Grafts gelingt durch ein universelles Instrumentarium, genannt Guide. Der erste Schritt der Implantation besteht in der Einkerbung dieses „Guides" durch die knöcherne Basis des Defekts. Die 3 mm lange Schnittkante wird in die knöcherne Basis eingebracht und die Schulter dieses Instrumentes definiert einen senkrechten Zugang im Bereich des Defektes. Mit Hilfe dieses universellen Guides wird durch einen Bohrer ein kleiner Tunnel im Bereich des Defektes gesetzt und ein konischer Dilatator formt diesen Tunnel für das einfache Einsetzen des Transplantates. Zuletzt wird nach Einbringen des Grafts dieser an die benachbarte Oberfläche durch vorsichtiges Anmodellieren angepasst. Schritt für Schritt werden diese Sequenzen durchgeführt (Bohren, Dilatieren, Einbringen) und alle Grafts platziert. Die Behandlung von randständigen Läsionen erfolgt durch das senkrechte Implantieren der Grafts. Wenn alle Löcher aufgefüllt sind, wird das Kniegelenk im Varus- und Valgusstress durchbewegt, damit sich die Implantate setzen und die „press fit"-Stabilität kontrolliert werden kann. Danach werden die operativen Zugangswege verschlossen und eine Redondrainage wird in den oberen Rezessus eingelegt. Nun erfolgt ein elastokompressiver Verband, damit es nicht zu Nachblutungen aus den Entnahmestellen kommt.

Material und Methoden

Zwischen 6. Februar 1992 und 28. Februar 2002 wurden 831 Mosaikplastiken in der Klinik des Autors durchgeführt: 597 Implantationen im Bereich der Femurkondylen, 118 im patello-femoralen Gelenk, 25 am Tibiaplateau, 76 am talaren Dom, 6 am Capitulum humeri, 3 am Humeruskopf und 6 am Femurkopf. Zwei Drittel der Patienten wurden aufgrund von lokalisierten Grad-III- oder Grad-IV-Knorpelläsionen operiert und ein Drittel wies osteochondrale Defekte auf. 85% der Patienten wurden zeitgleich durch andere operative Interventionen versorgt, was einen Einfluss auf die klinischen Ergebnisse der Mosaikplastik hatte. Hauptsächlich bestanden diese zeitgleichen operativen Eingriffe aus einer Rekonstruktion des vorderen Kreuzbandes, Umstellungsosteotomien, Meniskusoperationen und patello-femorale Rekonstruktionen.

Das Ergebnis dieser Oberflächenersatzoperationen wurden in regelmäßigen Intervallen mit standardisierten klinischen Scores, Röntgenuntersuchungen und in ausgewählten Fällen mit MRI, „second look" Arthroskopie, histologischer Untersuchung des Biopsiematerials sowie Messung der Knorpelhärte evaluiert. Femorale, tibiale und patellare Implantationen wurden nach dem modifiziertem Score des „Hospital for Special Surgery" (HSS), dem modifiziertem Cincinnati, Lysholm und International Cartilage Repair Society (ICRS) Score evaluiert, wobei die möglichen Veränderungen der Entnahmestelle durch das Bandi-Score-System nachuntersucht wurden [2, 14, 17, 26]. Patienten mit talaren Läsionen wurden nach dem Hannover Sprunggelenksevaluationssystem eingeteilt und die möglichen Veränderungen der Entnahmestelle durch das Bandi-Score-System klassifiziert [14, 30]. Es wurden während der oben genannten Untersuchungsperiode 83 „second-look"-Arthroskopien durchgeführt, um die Qualität der rekonstruierten Oberfläche und die morphologischen Veränderungen an der Entnahmestelle zu beurteilen. Diese „second-look"-Arthroskopien wurden bei 19 Patienten vorgenommen (2 Monate bis zu 6 Jahren), da bei diesen Patienten persistierende oder rezidivierende Schmerzen, Schwellung oder eine postoperative intraartikuläre Nachblutung bestand; bei 23 Patienten (1 Jahr bis 9 Jahren) wegen eines zweitem Traumas. Bei 41 Patienten wurde die „second look"-Arthroskopie im 4.–7. Monat postoperativ indiziert, um die Qualität der rekonstruierten Oberfläche zu beurteilen und um den frühestmöglichen Termin zur Rückkehr zu den professionellen Sportaktivitäten zu bestimmen. In einer limitierten Serie – 23 Patienten – wurde eine Knorpelhärtemessung durch eine arthroskopische Messeinheit bestimmt.

Patienten mit Schulter, Ellenbogen und Hüftoperationen wurden ebenfalls regulär nachuntersucht, doch wird wegen der limitierten Serie auf eine Diskussion in dieser Studie verzichtet.

Ergebnisse

Die Ergebnisse der klinischen Scores der Implantationen an den Femurkondylen haben gute bis exzellente in 92% der Patienten gezeigt, die tibialen Oberflächenrekonstruktionen in 87% der Fälle, patellare und/oder trochleare Mosaikplastiken in 79% and talare Prozeduren in 94% der Fälle (Abb. 7). Der Bandi-Score zeigte diskrete Unregelmäßigkeiten der Oberfläche in 3% der Patienten (Follow-up 1–10 Jahre). 69 der 83 Kontrollarthroskopien haben ein gutes Gleiten der Oberflächen, ein histologisch nachgewiesenes Überleben der transplantierten Knorpelzellen und eine akzeptable, fibrokartilaginäre Regeneration der Entnahmestellen gezeigt. 14 Fälle (4 chondrale Läsionen und 10 Fälle von Osteochondrosis dissecans) haben diskrete degenerative Veränderungen an der Empfängerstelle aufgewiesen. 23 Patienten wurden einer Kontrollarthroskopie unterzogen und die Knorpelhärte mit dem Artscan 1000 (Artscan Oy, Helsinki, Finnland) mit einem Druck von 10 Newton bestimmt. Die Ergebnisse zeigten, dass die Härte des transplantierten Knorpels der Härte des umgebenden hyalinen Knorpels entsprach.

In der Gesamtheit der Fälle kam es zu 4 tiefen Infektionen und 36 schmerzhaften Hämarthrosen nach der Operation. Die Patienten mit Infektionen sind erfolgreich mit arthroskopischen oder offenem Debridement und die Patienten mit einem hämorrhagischen Erguss durch Aspiration

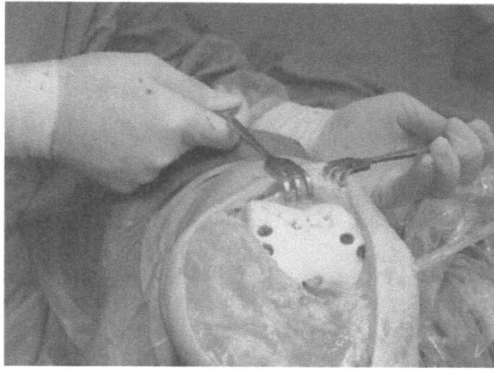

Abb. 7. Offene Mosaikplastik an der Trochlea

und in neun Fällen durch arthroskopisches oder offenes Debridement behandelt worden. Zwei Patienten erlitten einen thromboembolischen Zwischenfall.

Eine vorausgegangene, multizentrische, prospektive Studie, welche 413 Patienten einschloss, verglich 4 arthroskopische Oberflächenersatztechniken [35]. Diese Studie beinhaltete die Pridie-Bohrung, die Abrasionsarthroplastik, Mikrofrakturierung (als fibrokartilaginärer Typ der Knorpelchirurgie) und die Mosaikplastik (als Vertreter für den Oberflächenersatz mit hyalinem Knorpel). Diese Studie zeigte, dass ein Ersatz mit hyalinem Knorpel ein signifikant besseres Ergebnis hat als die anderen Techniken, insbesondere nach 3, 4 und 5 Jahren [35].

Die Haltbarkeit der Mosaikplastik wurde in einer anderen Studie untersucht, welche das klinische Ergebnis der Patienten über einen Zeitraum von mehr als 3 Jahren beschrieb. In unserem Institut wurden zwischen 6. Februar 1992 und 31. August 1996 126 Mosaikplastiken durchgeführt [34]. 113 Patienten kamen zu den Nachuntersuchungen, zwei Drittel wurden wegen kompletter Knorpelschäden und ein Drittel wegen osteochondraler Defekte operiert. In Anlehnung an den modifizierten „Hospital for Special Surgery"-Score zeigten diese Patienten mittelfristig (3–6 Jahre Follow-up) gute bis exzellente klinische in 91% der Fälle [34].

Mittelfristige Ergebnisse der talaren Implantationen wurden in einer separaten Studie ausgewertet [36]. Sie zeigte die Ergebnisse von 36 Patienten, welche zwischen März 1992 und August 1997 operiert wurden. Das Follow-up betrug zwischen 2–7 Jahren mit einem Durchschnitt von 4,2 Jahren. Das durchschnittlich Alter der Patienten war 27 Jahre (16–47 Jahre). Die mittlere Defektgröße, die durch die Mosaikplastik behandelt wurde, war 1 cm^2 und die mittlere Anzahl der Transplantate betrug 3 (1–6). Diese Patienten wurden nach dem Hannover- und Bandi-Score klinisch eingeteilt. „Second-look"-Arthroskopien wurden in 8 Fällen durchgeführt und 4 Biopsien wurden nach 12, 24, 29, und 34 Monaten postoperativ untersucht. In Übereinstimmung zu dem Bandi-Scoring-System, war keine langfristige Morbidität an dem ipsilateralen Knie bezüglich der Entnahmestelle festzustellen, doch 6 Patienten berichteten über diskreten Schmerz in der patello-femoralen Region während größerer Aktivitäten im Verlaufe des ersten postoperativen Jahres. Diese Symptome waren nach 1 Jahr rückläufig. Nach dem Hannover-Score hatten 28 Patienten ein exzellentes, 6 ein gutes und 2 ein moderates Ergebnis. Die „second-look"-Arthroskopie zeigte normale und kongruente Oberflächen. Die histologischen Untersuchungen der Biopsate zeigten Kollagen-Typ II und normales artikuläres Knorpel-Proteoglykan. Die Qualität des Knorpels zu Kontrollbiopsaten war vergleichbar [36].

Diskussion

Die autologe osteochondrale Mosaikplastik repräsentiert ein innovatives und vielversprechendes Verfahren zur Behandlung von 1–4 cm² großen, fokal begrenzten chondralen und osteochondralen, artikulären Knorpeldefekten. Der Erfolg hängt insbesondere von der Adhärenz und der Applizierbarkeit sowie der Beachtung der technischen Details ab.

In einer Serie von mehr als 800 Fällen, welche unterschiedliche Gelenke mit unterschiedlichen Funktionen und biomechanischen Belastungen einbezog, waren die gemeinsamen Ergebnisse gut bis exzellent mit einer niedrigen Komplikationsrate [14–18]. Man muss die Limitation durch das Patientenalter des Verfahrens betonen (Patienten müssen jünger als 50 Jahre sein), da es nicht verwunderlich ist, dass diese älteren Patienten (>35 Jahre) schlechtere Ergebnisse haben. Einige unabhängige Studien berichteten über ähnliche Ergebnisse und schlagen diese Technik als ein Standardverfahren vor. Bei der gleichen Indikationsstellung sind die Ergebnisse reproduzierbar [24–33]. Die meisten Studien sind retrospektiv, aber es existieren ebenso prospektiv, vergleichende Nachuntersuchungen.

Die gleichzeitige Behandlung von Ursachen der Knorpelzerstörung hat eine essentielle Rolle für den Erfolg jeder Knorpelrekonstruktionstechnik. Die Natur der Mosaikplastik erlaubt die Kombination jeglicher anderer korrektiver Operationstechniken sowie deren Rehabilitation.

Ein besonderes Augenmerk stellt die Entnahmemorbidität dieser Studie dar. Eine durchgeführte biomechanische Studie demonstrierte die relativ hohen Kräfte an der Entnahmestelle, aber dieses Phänomen hat keinerlei Einfluss auf degenerative Veränderungen [37]. Lediglich eine kleine Gruppe hatte temporäre Symptome, welche ursächlich von der Entnahmestelle ausging. Die Patienten (Patienten mit Läsionen des Talus, des Capitulum humeri, des Femur und des Humerus) die eine Knieoperation nur wegen der Mosaikplastik hatten, dienten für die Kontrolle der Entnahmestelle (Abb. 8–10). Die-

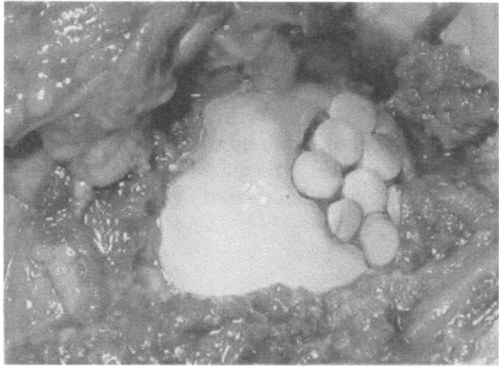

Abb. 8. Offene Mosaikplastik am Femurkopf – Entnahmestelle ist das ipsilaterale Knie

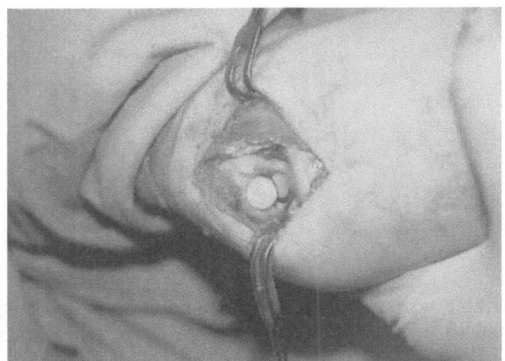

Abb. 9. Offene Mosaikplastik am Capitulum humeri – Entnahmestelle ist das ipsilaterale Knie

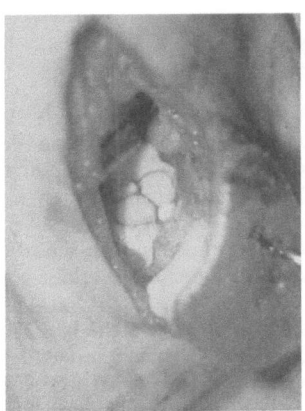

Abb. 10. Offene Mosaikplastik an der medialen Talusrolle – mediale Malleolenosteotomie ist notwendig, um das Operationsgebiet zu erreichen

se Patienten hatten mit wenigen Ausnahmen keine langfristigen Kniebeschwerden. Die Kniebeschwerden in 95% der Fälle von Patienten mit talaren Läsionen, waren nach 6 Wochen rückläufig und in 98% der Patienten mit Kniebeschwerden wiesen nach einem Jahr die komplette Restitution ad integrum auf. Die Autoren sind davon überzeugt, dass die vollständige Heilung der Entnahmestellen im Bereich der peripheren Position gelingt, welches von der kleinen Größenauswahl und der individuellen Platzierung abhängt. Diese zwei Elemente erlauben es dem Gelenk, sich strukturell zu reorganisieren und die relativ kleine Belastung in diesen Bereichen des Kniegelenks wiederaufzunehmen.

Ausgehend von diesen guten Ergebnissen, von weiter steigenden Fallzahlen und vergleichbaren Ergebnissen anderer Zentren, scheint die autologe osteochondrale Mosaikplastik eine valide und alternative Behandlungsmög-

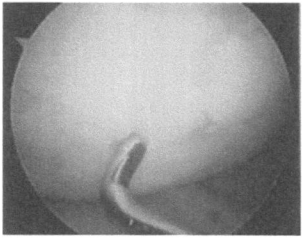

Abb. 11. Second-Look-Arthroskopie bei Mosaikplastik nach Osteochondrosis dissecans der medialen Femurkondyle nach einem Jahr

lichkeit von lokalisierten Knorpeldefekten von gewichtstragenden Oberflächen des Kniegelenkes und anderer gewichtstragender Gelenke zu sein (Abb. 11).

Zusammenfassung

■ **Hintergrund.** Erfolgreiche Behandlungen chondraler und osteochondraler Defekte von gewichtstragenden Gelenkoberflächen stellen eine Herausforderung für den orthopädischen Chirurgen dar. Autologe osteochondrale Transplantationen können hyaline oder hyalinartige Rekonstruktionen der defekten Zone gewährleisten. Diese Studie diskutiert den experimentellen Hintergrund und klinische Ergebnisse mit autologer osteochondraler Mosaikplastik über den Verlauf von 10 Jahren.

■ **Material und Methoden.** Einige tierexperimentelle Studien und die klinischen Erfahrungen mit 823 Patienten, bei denen ein Mosaikplastik durchgeführt wurde, zeigten eine gute Überlebensrate des transplantierten hyalinen Knorpels sowie eine fibrokartilaginäre Auffüllung der Oberfläche der Entnahmefläche der weniger gewichtstragenden Gelenkabschnitte. Klinische Scores, verschiedene bildgebende Verfahren, Kontrollarthroskopien, histologische Untersuchungen und Messungen der kartilaginären Festigkeit wurden zur Evaluation des klinischen Outcomes und Qualität des transplantierten Knorpels durchgeführt.

■ **Ergebnisse.** Entsprechend diesen Untersuchungen zeigten Implantationen an den Femurkondylen gute bis exzellente Ergebnisse in 92%, tibiale Rekonstruktionen in 87%, patellare und/oder trochleare Mosaikplastiken in 79% und talare Prozeduren in 94% der Fälle. Langfristige Entnahmestellenunregelmäßigkeiten eingeteilt nach dem Bandi Score wiesen eine weniger als 3%-ige Morbidität auf. 79 der 91 Kontrollarthroskopien bestätigten eine gute Kongruenz und gleitende Oberflächen; histologisch nachgewiesenes Überleben der Transplantate des hyalinen Knorpels und fibrokartilaginäre Deckung der Entnahmestelle. Vier tiefe Infektionen und 38 postoperative

Hämarthrosen sind als chirurgische Komplikationen anzumerken. Die multizentrische, vergleichende und prospektive Untersuchung von 413 arthroskopisch durchgeführten Oberflächenersatzoperationen (Mosaikplastik, Pridie-Bohrung, Abrasionsarthroplastik und Mikrofrakturierung in homogenisierten Untergruppen) demonstrierten die besseren langfristigen klinischen Ergebnisse der Mosaikplastik im Gegensatz zu den anderen drei Techniken. Mittelfristige Nachuntersuchung der Implantate an den Femurkondylen (3–6 Jahre Follow-up) und talaren Mosaikplastiken (3–7 Jahre Follow-up) unterstreichen die Haltbarkeit der frühen Ergebnisse.

■ **Fazit.** Diese vielversprechende und vergleichbare Ergebnisse anderer Zentren zeigen die autologe osteochondrale Mosaikplastik als eine Alternative für die Rekonstruktion einer kleinen, umschriebenen chondralen und osteochondralen Läsion von gewichtstragenden Gelenken (Knie, OSG).

Literatur

1. Buckwalter JA, Mankin HJ (1998) Articular cartilage restoration. Arthritis Rheumatism 41:1331–1342
2. O'Driscoll SW, Keeley FW, Salter RB (1988) Durability of regenerated cartilage produced by free autogenous periosteal grafts in major full-thickness defects in joint surfaces under the influence of continuous passive motion. J Bone Joint Surg 70A:595–561
3. Ritsila VA, Santavirta S, Alhopuro S, et al. (1994) Periosteal and perichondrial grafting in reconstructive surgery. Clin Orthop 302:259
4. Bruns J, Kersten P, Lierse W, Silberman M (1992) Autologous rib perichondrial grafts in experimentally induced osteochondral lesions in the sheep-knee joint: morphological results. Virchows Arch A Pathol Anat Histopathol 421:1–12
5. Coutts RD, Woo SL, Amiel D, et al. (1992) Rib perichondrial autografts in full-thickness articular cartilage defects in rabbits. Clin Orthop 275:263–267
6. Homminga GN, Bulstra SK, Bouwmeester PSM, Van der Linden AL (1990) Perichondrial grafting for cartilage lesions of the knee. J Bone Joint Surg 72B:1003–1007
7. Stone KR, Walgenblach A (1997) Surgical technique for articular cartilage transplantation to full-thickness cartilage defects in the knee joint. Oper Techn Orthop 7(4):305–311
8. Messner K, Gillquist J (1993) Synthetic implants for the repair of osteochondral defects of the medial femoral condyle: a biomechanical and histological evaluation in the rabbit knee. Biomaterials 14:513–519
9. Muckle DS, Minns RJ (1990) Biological response to woven carbon fibre pads in the knee. J Bone Joint Surg 82B:60–68
10. Brittberg M, Lindahl A, Nilsson A, et al. (1994) Treatment of deep cartilage defects in the knee with autologous chondrocyte transplantations. N Engl J Med 331(14):889–895
11. Convery FR, Akeson WH, Keown GH (1972) The repair of large osteochondral defect. Clin Orthop 82:253–262
12. Garrett JC (1986) Treatment of osteochondritis dissecans of the distal femur with fresh osteochondral allografts: a preliminary report. Arthroscopy 2:222–226

13. Gross AE, Silverstein EA, Falk J, et al. (1975) The allotransplantation of partial joints on the treatment of osteochondritis the knee. Clin Orthop 108:7–14
14. Mahomed MN, Beaver RJ, Gross A (1992) The long-term success of fresh, small fragment osteochondral allografts used for intraarticular post-traumatic defects in the knee joint. Orthop 15:1191–1999
15. Campanacci M, Cervellati C, Dontiti U (1985) Autogenous patella as replacement for a resected femoral or tibial condyle. A report of 19 cases. J Bone Joint Surg 67B:557–563
16. Fabbricciani C, Schiavone Panni A, Delcogliano A, et al. (1991) Osteochondral autograft in the treatment of osteochondritis dissecans of the knee. American Orthopedic Society for Sports Medicine Annual Meeting – Book of abstracts, Orlando, FL, pp 78–79
17. Outerbridge HK, Outerbridge AR, Outerbridge RE (1995) The use of a lateral patellar autogenous graft for the repair of a large osteochondral defect in the knee. J Bone Joint Surg 77A:65–72
18. Yamashita F, Sakakida K, Suzu F, Takai S (1985) The transplantation of an autogenic osteochondral fragment for osteochondritis dissecans of the knee. Clin Orthop 201:43–50
19. Hangody L, Kárpáti Z (1994) New alternative in the treatment of severe, localized cartilage damages in the knee joint. Hung J Traumat Orthop, 37:237–242
20. Hangody L, Kish G, Kárpáti Z, et al. (1997) Autogenous osteochondral graft technique for replacing knee cartilage defects in dogs. Orthop 5:175–181
21. Hangody L, Feczkó P, Kemény D, et al. (2001) Autologous osteochondral mosaicplasty for the treatment of full thickness cartilage defects of the knee and ankle. Clin Orthop 391(Suppl):328–337
22. Bodó G, Hangody L, Szabó ZS, et al. (2000) Arthroscopic autologous osteochondral mosaicplasty for the treatment of subchondral cystic lesion in the medial femoral condyle in a horse. Acta Vet Hung 48(3):343–354
23. Bodó G, Kaposi AD, Hangody L, et al. (2001) The surgical technique and the age of the horse both influence the outcome of mosaicplasty in a cadaver equine stifle model. Acta Vet Hung 49:111–116
24. Christel P, Versier G, Landreau P, Djian P (1998) Les greffes osteo-chondrales selon la technique de la mosaicplasty. Maitrise Orthop 76:1–13
25. Imhoff AB, Oettl GM (1999) Arthroscopic and open techniques for transplantation of osteochondral autografts and allografts in various joints. Surgical Technology International VIII:249–252
26. Berlet GC, Mascia A, Miniaci A (1999) Treatment of unstable osteochondritis dissecans lesions of the knee using autogenous osteochondral grafts (mosaicplasty). Arthroscopy 15(3):312–316
27. Traub S, Imhoff AB, Öttl G (2000) Die Technik der osteochondralen autologen Knorpeltransplantation (OATS) zum Ersatz chondraler oder osteochondraler Defekte. Osteologie 9:46–55
28. Solheim E (1999) Mosaikkplastikk ved leddbruskskader i kne. Tidsskr Nor Laegeforen 27(119):4022–4025
29. Ripoli PL, de Prado M, Ruiz D, Salmeron J (2000) Transplantes osteocondrales en mosaico: estudio de los resultados mediante RMN y segunda artroscopia. Cuadernos Artroscopia 6:11–16
30. Imhoff AB, Ottl GM, Burkart A, Traub S (1999) Autologous osteochondral transplantation on various joints. Orthopäde 28(1):33–44
31. Attmanspacher W, Dittrich V, Stedtfeld HW (2000) Experiences with arthroscopic therapy of chondral and osteochondral defects of the knee joint with OATS (Osteochondral Autograft Transfer System). Zentralbl Chir 125(6):494–499,

32. Maynou C, Mestdagh H, Beltrand E, et al. (1998) Resultats a long term de l'autogreffe osteo-cartilagineuse de voisinage dans les destructions cartilagineuses etendues du genou. A propos de 5 cas. Acta Orthopaedica Belgica 64(2):193–200
33. Marcacci M, Kon E, Zaffagnini S, Visani A (1999) Use of autologous grafts for reconstruction of osteochondral defects of the knee. Orthopedics 22(6):595–600
34. Hangody L, Kish G, Kárpáti Z, et al. (1998) Mosaicplasty for the treatment of articular cartilage defects: application in clinical practice. Orthop 21:751–758
35. Hangody L, Kish G, Kárpáti Z (1998) Arthroscopic autogenous osteochondral mosaicplasty – a multicentric, comparative, prospective study. Index Traumat Sport 5:3–9
36. Hangody L, Kish G, Kárpáti Z, et al. (2001) Two to seven year results of autologous osteochondral mosaicplasty on the talus. Foot Ankle Int 22(7):552–558
37. Simonian PT, Sussmann PS, Wiczkiewicz TL, et al. (1998) Contact pressures at osteochondral donor sites in the knee. AMJS 26:491–494

18 Autologe Chondrozytentransplantation

C. ERGGELET

Einführung

Die autologe Chondrozytentransplantation (ACT) zur Behandlung von tiefen Knorpeldefekten des Kniegelenkes ist durch eine Arbeit von Brittberg und Mitarbeitern 1994 [1] in den Fokus der ärztlichen und medialen Aufmerksamkeit gelangt (Abb. 1 nach [2]). In einer Gruppe in New York haben Grande und Peterson bereits zu Beginn der 80er Jahre begonnen, im Tierexperiment autologe Chondrozyten zu transplantieren [3]. In einem, dem hyalinen ähnlichen Regeneratknorpel auf Kaninchen-Femora wurden radioaktiv markierte Chondrozyten nachgewiesen und keine Zeichen einer Abstoßung der Zellen beobachtet. Erste Transplantationen von Chondrozyten werden schon 1891 von Bert überliefert [4], der Rattenschwänze zerkleinert haben soll mit dem Ziel der Knorpelzellisolierung. Nach Implantation einer Knorpelzellsuspension unter die Haut von Ratten bildete sich tatsächlich knorpelähnliches Gewebe. Wegweisend waren auch die Arbeiten von Bentley und Chesterman, deren Arbeiten u. a. mit epiphysären Knorpelzellen weit beachtet wurden [5, 6].

Methode

Im klinischen Einsatz wird, wie von Brittberg und anderen beschrieben [1, 7, 8], zunächst im Rahmen einer Arthroskopie die Diagnose endgültig gesichert, die Indikation zur autologen Chondrozytentransplantation gestellt und eine Knorpelbiopsie aus einer minderbelasteten Zone des Kniegelenkes, in der Regel der medialen oder lateralen Trochleakante, entnommen. Zur standardisierten Knorpelgewinnung wird auch die Entnahme von osteochondralen Zylindern (Durchmesser 4 mm) aus dem Bereich der Fossa intercondylaris propagiert. Problematisch bei diesem Vorgehen ist die erhöhte Morbidität der Biopsieentnahme. Unter sterilen Kautelen erfolgt der Transport des 200–300 mg schweren Biopsates zum Labor. Unter GMP (good manufacturing practice) Bedingungen werden die Chondrozyten en-

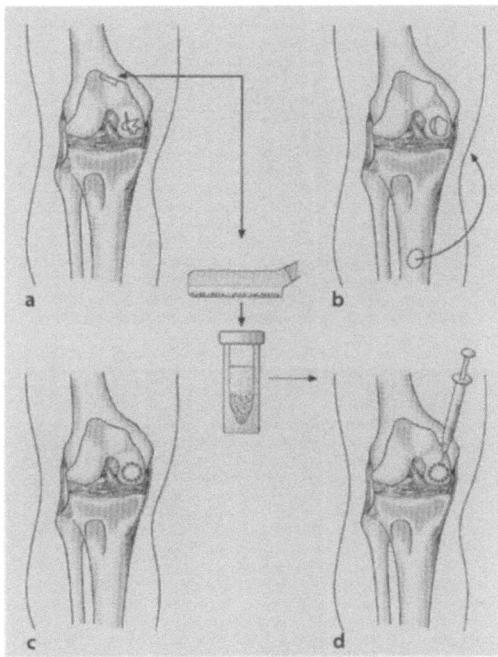

Abb. 1. Schematische Darstellung des Ablaufes einer autologen Chondrozytentransplantation (nach Brittberg). **a** Darstellung des Knorpeldefektes und Entnahme einer Knorpelbiopsie zu Anzüchtung von Chondrozyten. **b** Gewinnung eines Periostlappens in Defektgröße, z. B. vom ventralen Aspekt der Tibia. **c** Einnähen des Periostlappens in den Defekt. **d** Injektion einer Suspension mit den in vitro vermehrten autologen Chondrozyten unter den Periostlappen und Versiegelung des Defektes [19]

zymatisch aus der Matrix herausgelöst und in eine zweidimensionale (Monolayer)Kultur gegeben (Abb. 2). In dieser Phase dedifferenzieren die Zellen und vermehren sich, ohne synthetisch aktiv zu sein, um den Faktor 10–15 bis zur geplanten Implantation. Eine temporäre Kryokonservierung ist möglich, aber wegen befürchteter Schädigung der Zellpopulation umstritten. Zur Implantation wird über einen Standardzugang das Gelenk arthrotomiert und der Defekt dargestellt (Abb. 3). Das sorgfältige Debridement unter Entfernung degenerativen Knorpelgewebes und Schonung der subchondralen Platte ist von großer Bedeutung. Der Defekt wird bis „ins gesunde" ausgeschnitten (Abb. 4) unter Belassung bzw. Schaffung einer stabilen perifokalen Knorpelschulter. Ein vom medialen Tibiakopf, der Tibiavorderkante oder dem ventralen Femuraspekt entnommener Periostlappen passender Größe wird mit resorbierbarem Nahtmaterial (5-0/6-0) in den Defekt eingenäht (Abb. 5). Der Cambiumlayer zeigt zur subchondralen Platte. Nach Einfüllen der Chondrozytensuspension (ca. 0,5 ml) wird diese bio-

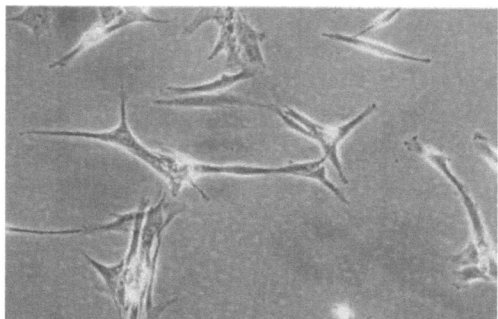

Abb. 2. Humane Chondrozyten in Monolayerkultur

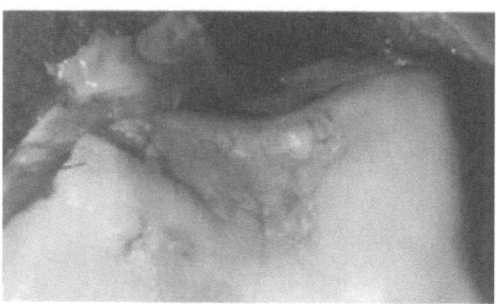

Abb. 3. Knorpeldefekt auf der Trochlea

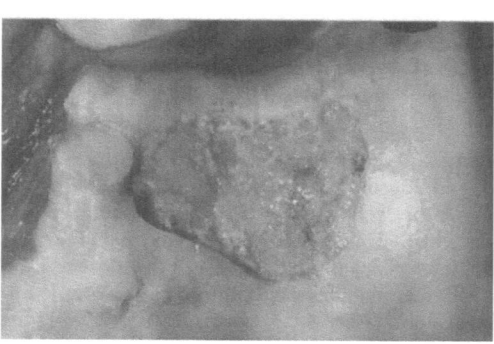

Abb. 4. Knorpeldefekt auf der Trochlea nach Debridement

aktive Kammer mit Fibrinkleber versiegelt. Die Zellen setzen sich binnen 24–48 Stunden auf dem Defektgrund ab und redifferenzieren zur Bildung neuer Knorpelmatrix. In allgemeinem Konsens werden etwa 1 Mio. Zellen pro cm^2 Defektgröße als erstrebenswert und ausreichend angesehen.

Die Nachbehandlung ist frühfunktionell mit der sofortigen Mobilisierung des Beines u.a. auf einer Motorschiene, wobei der Bewegungsumfang

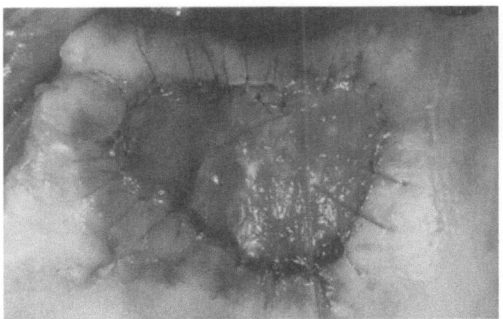

Abb. 5. Knorpeldefekt auf der Trochea nach Einnähen eines Periostlappens mit PDS 6/0

nicht limitiert ist. Ausnahme: Defekte an Trochlea oder Patellarückfläche. In diesen Fällen hat sich eine initiale Flektionsbegrenzung auf 60° für 20 Wochen und 90° für weitere 2 Wochen klinisch bewährt. Das Knie wird für 6 Wochen unter Sohlenkontakt entlastet. Die Wiederaufnahme sportlicher Betätigung sollte erst nach 3-4 Monaten mit Aquajogging, Schwimmen und Radfahren erfolgen. Der Abschluß des Knorpelregenerationsprozesses ist nicht vor Ablauf von 12 Monaten postoperativ zu erwarten. Dies ist im Hinblick auf die Erwartungshaltung des Patienten, seiner beruflichen Zukunft und der Aufklärung zur Operation von Bedeutung. Im Follow-up sollte neben einer klinisch-funktionellen Untersuchung frühestens 6 Monate postoperativ ein MRI mit speziellen Knorpelsequenzen (z.B. 3D flash fat suppressed nach Uhl [9]) durchgeführt werden. Spezifische Aussagen über die Qualität des Regenerategewebes (hyaliner Knorpel vs. Faserknorpel) können jedoch auch mit subtiler MRI-Technik derzeit noch nicht gemacht werden. Regeneratdicke und eine Transplantathypertrophie bzw. -ablösung werden zuverlässig dargestellt (Abb. 6).

Ergebnisse

In verschiedene Studien wurden die klinischen Ergebnisse erfasst.

Peterson hat 94 der ersten 101 Patienten in Schweden über 2-9 Jahre nachuntersucht. Er berichtet über 92% gute und sehr gute Ergebnisse bei Defekten im Bereich der Femurkondylen [10]. Bei Läsionen der Patellarückfläche (65%) und OD-Defekten (89%) waren die Ergebnisse schlechter. Die Scores verschiedener Autoren (Lysholm, Cincinnati, Tegner) verbesserten sich signifikant. Die geblindete histologische Begutachtung von 37 Proben durch 3 unabhängige Untersucher zeigte eine Korrelation zwischen gutem und exzellentem klinischen Ausgang und der Defektfüllung mit hyalinähnlichem Knorpelgewebe. Letzteres wurde durch das Fehlen fibröser Bestandteile und den immunhistochemischen Nachweis von Kollagen II de-

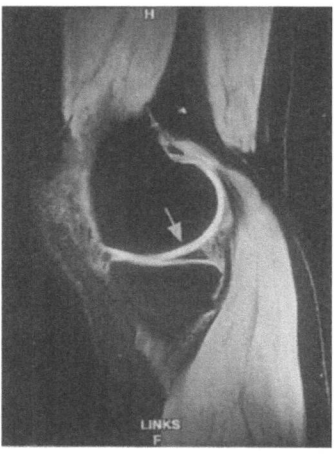

Abb. 6. Seitliche Darstellung der Knorpelsubstanz auf der Femurkondyle 24 Monate nach autologer Chondrozytentransplantation in einer 3D FLASH fs Sequenz

finiert. Bei 26 von 53 Rearthroskopien fand sich eine Implantathypertrophie, welche in 7 Fällen symptomatisch war und behandelt wurde. In 7 Fällen kam es zu einem Transplantatversagen mit Ablösung. Schön früher hatte Peterson die biomechanischen Eigenschaften des Regeneratknorpels nach ACT untersucht [11]. Eine mechanische Indentationsmessung bei 14 Patienten zeigte nach der Methode von Kiviranta und Mitarbeitern [12] eine mittlere Festigkeit des neugebildeten Gewebes von 2,7 N im Vergleich zu 3,1 N gesunden hyalinen Knorpels und 1,2 N bei Vergleichsuntersuchungen an Faserknorpelarealen.

Ein weiteres größeres Kollektiv von 1051 Patienten bis November 1998 wird in einer internationalen Multizenterstudie beobachtet [7]. In dieser waren 97% der Patienten zum Zeitpunkt der Zellimplantation zwischen 15–55 Jahre alt. (Mittel 34,7 Jahre). Stürze (25%) und Sportunfälle (28%) waren die häufigsten Ursachen für die zumeist (65%) akut aufgetretenen Beschwerden. Bei der Defektlokalisation war die mediale Femurkondyle bevorzugt. Es fanden sich zu 98,6% Grad-III/IV-Läsionen nach Outerbridge, welche nach Debridement im Mittel 4,6 cm^2 groß waren. 59% der Patienten waren in den letzten 5 Jahren vor ACT mindestens einmal am Gelenkknorpel operiert worden. Operationen wie Meniskusrefixationen, Ersatzplastik des vorderen Kreuzbandes oder achskorrigierende Osteotomien wurden in 26,2% der Fälle konkurrent zur ACT durchgeführt. Der Cincinnati-Score stieg nach Einschätzung des Arztes auf einer Skala von 1 (schlecht) bis 10 (exzellent) im Mittel um 2,91 Punkte nach 24 Monaten und um 3,67 Punkte nach 36 Monaten. Gelenkschmerzen, auch leichte, wurden „prä-op" in 83,9% der Fälle beklagt und „post-op" in 32,3%. Auch die Häufigkeit der Schwellneigung ging nach 36 Monaten von 80,6% auf 19,4% zurück. 85,2% der Patienten mit Knorpeldefekten am Femur gaben nach 36 Monaten an, durch die Operation in ihrem Befinden gebessert worden zu sein. In der Nachbeobachtungsphase wurden über 200 Patienten (10,5%) Nebenwirkungen und Komplikationen gemeldet, welche in 187 Fällen (9,9%) als klinisch bedeutsam und in 91 Fällen (4,6%) als möglicherweise verursacht durch ACT angesehen wurden. Arthrofibrose (1,3%), Transplantathypertrophie (1,4%) und Delamination des Periostlappens (1,1%) wurden am häufigsten genannt. Shaving/Trimming/Chondroplastik (n = 76), Adhäsiolyse (n = 19) sowie Synovialektomie (n = 7) bildeten den größten Anteil der möglicherweise durch ACT bedingten Reoperationen (n = 96), wobei Mehrfachnennungen möglich waren.

Loehnert berichtete über ähnliche klinische Ergebnisse bei 20 Patienten nach 12–18 Monaten [8]. Die magnetresonanztomographische Kontrolle nach 6 Monaten zeigte in 60 Fällen eine isointense, komplette Füllung des Defektes.

Im Rahmen einer prospektiven-klinischen Studie haben Horas und Mitarbeiter die Ergebnisse einer osteochondralen Transplantation (OCT) mit denen einer autologen Chondrozytentransplantation verglichen [13]. Die mittlere Defektgröße in den beiden Gruppen (n = 20) betrug 4,4 cm^2. Nach einem Follow-up von 2 Jahren waren 17/20 Patienten der OCT-Gruppe gebessert und 15/18 in der ACT-Gruppe. Auch verschiedene klinische Scores verbesserten sich deutlich in beiden Gruppen. Bei 8/20 Patienten (OCT) und 2/20 Patienten (ACT) wurden Biopsien gewonnen, wobei in der OCT-Gruppe die histologischen und immunhistochemischen Kriterien für intakten hyalinen Gelenkknorpel besser erfüllt wurden als in der ACT-Gruppe. Kernspintomographisch zeigte sich nach 2 Jahren in beiden Gruppen eine solide Defektfüllung, wobei in der OCT-Gruppe noch deutliche knöcherne Veränderungen nachgewiesen werden konnten.

Micheli und Mitarbeiter haben in einer prospektiven Untersuchung 50 Patienten mit einer durchschnittlichen Defektgröße von 4,2 cm^2 36 Monate nach ACT untersucht [14]. 79% dieser Patienten hatten in den letzten 5 Jahren mindestens eine Operation zur Behandlung von Gelenkknorpeldefekten durchgemacht. Wie in den anderen Untersuchungen besserten sich die klinischen Scores signifikant. Nach der Kaplan-Meier-Überlebenskurve wurde die Wahrscheinlichkeit des Transplantaterhaltes nach 3 Jahren mit 94% ermittelt.

Diskussion

Die Methode der autologen Chondrozytentransplantation erhebt den Anspruch, tiefe und große Knorpeldefekte mit hyalinem oder hyalinartigem Knorpelgewebe zu decken – im Sinne einer biologischen Regeneration. Dies ist zum heutigen Zeitpunkt unter idealen Bedingungen möglich, aber nicht immer sind die Bedingungen ideal. Die klinischen Ergebnisse lassen eine Wirksamkeit der Methode vermuten. Die vorliegenden Untersuchungen sind jedoch in ihrem Design, häufig auch aus ethischen Gründen, mit

Mängeln behaftet im Sinne fehlender Randomisierung und Kontrollgruppenbildung.

Aus den vorliegenden Arbeiten und den eigenen Ergebnissen lassen sich jedoch einige Punkte ableiten: Je nach Lokalisation des Defektes lassen sich die Beschwerden der Patienten durch die autologe Chondrozytentransplantation in 70–90% der Fälle positiv beeinflussen. Über einen Zeitraum von bis zu 10 Jahren lässt sich keine Regression von Gesamtbefinden und Therapieerfolg feststellen. Nicht zuletzt aufgrund der Voroperationen kann eine Komplikationsrate von unter 5% nach einer Arthrotomie als vertretbar angesehen werden. Reoperationen wurden zum einen zur Behandlung von Komplikationen durchgeführt, zum anderen als „second look"-Eingriffe zum Versuch der Qualitätssicherung und zur Biopsiegewinnung. Nur ein Teil der Reoperationen ist spezifisch auf ACT zurückzuführen (z.B. Transplantat-Delamination, Transplantat-Hypertrophie oder Ablösung des Periostlappens) (Abb. 7).

Zur aufwendigen (2 Eingriffe) und (noch) teuren Behandlungsmethode der ACT werden verschiedene Alternativen propagiert und anderorts beschrieben.

Die autologe Chondrozytentransplantation kann unter Zusammenschau der vorliegenden Zahlen als vielversprechende Therapie-Option für die Behandlung von großen und tiefen Knorpeldefekten des Kniegelenkes angesehen werden. Das gilt besonders für Läsionen $>4\,cm^2$, bei denen die osteochondralen Transplantations-Techniken aufgrund der limitierten Transplantat Verfügbarkeit an ihre Grenzen stoßen. Eine Indikation für knochenstimulierende Techniken stellt z.B. die Behandlung des älteren Patienten vor Implantation einer Endoprothese dar. Hier sollte Microfracture-Technik aufgrund der minimalen Schädigung der subchondralen Platte der Vorzug gegeben werden. Der Verzicht auf jegliche spezifische Therapie scheint trotz der initial kompensierten klinischen Symptomatik besonders bei jungen Menschen nicht mehr zeitgemäß. Auch die Rückzugsmöglichkeiten

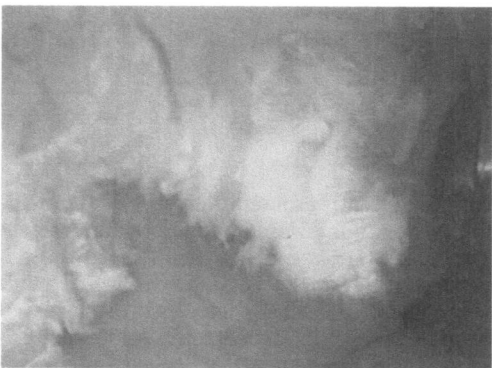

Abb. 7. Hypertrophierter und teilweise abgelöster Periostlappen nach autologer Chondrozytentransplantation. Nach Resektion kommt regeneriertes Knorpelgewebe zur Darstellung

nach Versagen der Therapie sollten in die Behandlungstrategie einbezogen werden. Nach der ACT bleibt im schlimmsten Fall der präoperative Status bestehen mit intakter subchondraler Knochenplatte. Begleitende pathologische Veränderungen wie Achsabweichungen, Instabilität oder Meniskusdefekte sollten konkurrent behandelt werden.

Mit weiterer Verbreitung der Methode wird sich auch die noch erhebliche finanzielle Belastung für Krankenkasse oder Patient weiter reduzieren. Alleine für die Laborleistungen berechnen die verschiedenen Anbieter zwischen 4000–5000 Euro.

Die Fortentwicklung der Methode erlaubt mittlerweile auch die arthroskopische Implantation von autologen Chondrozyten auf einem resorbierbaren, dreidimensionalen Vlies, wie sie in Freiburg durchgeführt wird. Die Verwendung eines solchen Scaffolds ermöglicht die gleichmäßige Verteilung der Zellen im Defekt und verbessert die operative Handhabung. Biokompatibilität und Wirksamkeit der verwendeten Konstrukte wurde in Tierversuchen ausführlich untersucht [15, 16]. Über Standardportale wird arthroskopisch der Knorpeldefekt debridiert und ein, möglichst rechteckiges, Transplantatlager mit stabiler Knorpelschulter geschaffen. Mit Hilfe einer skalierten Kanüle kann der Defekt exakt vermessen und das Implantat entsprechend zugeschnitten werden. Zur Armierung wird resorbierbares Nahtmaterial (Vicryl) verwendet, welches in einer speziellen Technik geknotet wird. Anterograd oder über ein Zielgerät werden Verankerungslöcher in die 4 Ecken des Implantatlagers gesetzt. Nach Durchführung von Zugfäden ist es möglich, das zellbeladene Vlies, gegebenenfalls gerollt, durch eine Arbeitskanüle in das Gelenk zu ziehen und transossär zu fixieren. Ein spezielles Instrumentarium ist notwendig, ermöglicht aber auch die arthroskopische Deckung von Knorpelschäden auf dem Tibiaplateau (Abb. 8) [18].

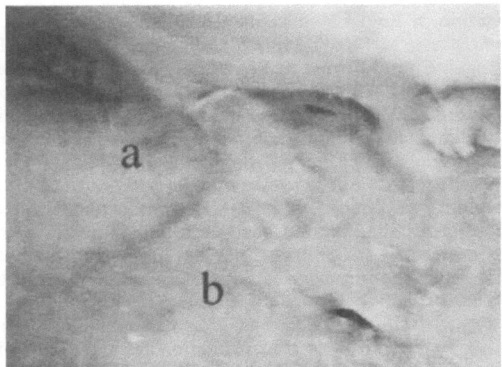

Abb. 8. Arthroskopisches Bild eines Knorpeldefektes auf der Tibia, welcher mit einem chondrozytenbeladenen resorbierbaren Polymervlies arthroskopisch gedeckt wurde. Die Fixierung erfolgte an den 4 Ecken des Implantates dreidimensional. **a** Nativer Knorpel, **b** Implantat

Durch die arthroskopische Applikation der autologen Chondrozyten vermindert sich die Komplikationsrate erheblich, da nach der klassischen ACT, wie oben bereits erwähnt, viele postoperative Probleme aufgrund des arthotomischen Zugangs entstehen. Auch die Rehabilitation wird erleichtert und beschleunigt. Unverändert handelt es sich um ein biologisches Verfahren, welches der Knorpelregeneration ausreichend Zeit einräumen muss.

War die Indikation zur autologen Chondrozytentransplantation, aufgrund der initialen Fragilität des Implantates, primär auf lokalisierte Knorpeldefekte beschränkt, wird die verbesserte biomechanische Stabilität der verfügbaren und zu entwickelnden Trägermaterialien auch die Behandlung größerer und schlechter begrenzter Läsionen erlauben. So erscheinen auch die Therapie flächiger, ggf. arthrotischer Knorpelschäden im Bereich von Knie, Sprung- oder Schultergelenk noch nicht regelhaft indiziert aber in Einzelfällen doch möglich. Es sollte jedoch nicht vergessen werden, dass, selbst bei erfolgreicher Weiterentwicklung der operativen Behandlungsmethoden, die Veränderungen des Gelenkknorpels bei der Arthrose vielschichtig sind und in ihrer Genese bisher ungeklärt.

Die autologe Chondrozytentransplantation ist derzeit nur in ausgesuchten Einzelfällen als Therapie von arthrotischen Gelenkveränderungen anzusehen. Neue Materialien und der Einsatz arthroskopischer Technik wird jedoch die Indikationstellung der Zukunft großzügiger erscheinen lassen. Die Prävention der Arthrose durch Erforschung der Genese muss weiterhin im Vordergrund ärztlichen Bemühens stehen.

Literatur

1. Brittberg M, Lindahl A, Nilsson A, Ohlsson C, Isaksson O, Peterson L (1994) Treatment of deep cartilage defects in the knee with autologous chondrocyte transplantation. N Engl J Med 331:889-895
2. Brittberg M (2001) Die Behandlung von Knorpeldefekten mit implantierten autologen Chondrozyten in Kombination mit einer Periostlappenplastik. In: Erggelet C, Steinwachs MR (eds) Gelenkknorpeldefekte. Steinkopff, S 137-154
3. Grande DA, Pitman MI, Peterson L, Menche D, Klein M (1989) The repair of experimentally produced defects in rabbit articular cartilage by autologous chondrocyte transplantation. J Orthop Res 7:208-218
4. Bert P (1865) Sur la greffe animal. C R Acad Sci 61:587
5. Bentley G, Greer RBI (1971) Homotransplantation of isolated epiphyseal and articular cartilage chondrocytes into joint surfaces of rabbits. Nature 230:385-388
6. Chesterman PJ, Smith AU (1968) Homotransplantation of articular cartilage and isolated chondrocytes. An experimental study in rabbits. J Bone Joint Surg Br 50: 184-197
7. Erggelet C, Browne JE, Fu F, Mandelbaum BR, Micheli LJ, Mosely JB (2000) Autologous chondrocyte transplantation for treatment of cartilage defects of the knee joint. Clinical results. Zentralbl Chir 125:516-522
8. Löhnert J (1998) Regeneration of hyalin cartilage in the knee joint by treatment with autologous chondrocyte transplants-initial clinical results. Langenbecks Arch Chir Suppl Kongressbd 115:1205-1207

9. Uhl M (2001) Magnetresonanztomographie des hyalinen Gelenkknorpels. Erggelet C, Steinwachs MR (ed) Gelenkknorpeldefekte. Steinkopff, S 71–81
10. Peterson L, Minas T, Brittberg M, Nilsson A, Sjogren-Jansson E, Lindahl A (2000) Two- to 9-year outcome after autologous chondrocyte transplantation of the knee. Clin Orthop, pp 212–234
11. Peterson L (1998) Autologous chondrocyte transplantation: 2–10 year follow-up in 219 patients. Transactions AAOS 65th Annual Meeting, New Orleans
12. Lyyra T, Kiviranta I, Vaatainen U, Helminen HJ, Jurvelin JS (1999) In vivo characterization of indentation stiffness of articular cartilage in the normal human knee. J Biomed Mater Res 48:482–487
13. Horas U, Schnettler R, Pelinkovic D, Herr G, Aigner T (2000) Osteochondral transplantation versus autogenous chondrocyte transplantation. A prospective comparative clinical study Chirurg 71:1090–1097
14. Micheli LJ, Browne JE, Erggelet C, Fu F, Mandelbaum B, Moseley JB, Zurakowski D (2001) Autologous chondrocyte implantation of the knee: multicenter experience and minimum 3-year follow-up Clin J Sport Med 11:223–228
15. Perka C, Sittinger M, Schultz O, Spitzer RS, Schlenzka D, Burmester GR (2000) Tissue engineered cartilage repair using cryopreserved and noncryopreserved chondrocytes. Clin Orthop, pp 245–254
16. Sittinger M, Reitzel D, Dauner M, Hierlemann H, Hammer C, Kastenbauer E, Planck H, Burmester GR, Bujia J (1996) Resorbable polyesters in cartilage engineering: affinity and biocompatibility of polymer fiber structures to chondrocytes. J Biomed Mater Res 33:57–63
17. Barnewitz D, Evers A, Zimmermann J, Wilche I, Kaps C, Sittinger M (2003) Tissue engineering: new treatment of cartilage alterations in degenerative joint disease in horses – preliminary results of a long term study. Tierärztl Wochenschr, Berlin München 116:157–161
18. Erggelet C, Sittinger M, Lahm A (2003) The arthroscopic implantation of autologous chondrocytes for the treatment of full-thickness cartilage defects of the knee joint. Arthroscopy 19:108–110
19. Erggelet C (2004) Die Behandlung von Gelenkknorpeldefekten. Steinkopff, Darmstadt

19 Stammzellen

W. RICHTER

Einleitung

Die vielversprechenden Eigenschaften bei der Regeneration von geschädigtem Gewebe, als auch die erheblichen gesetzlichen und ethischen Einschränkung ihrer Verwendung haben Stammzellen in jüngster Zeit in das Zentrum der öffentlichen Aufmerksamkeit gerückt. In diesem Kapitel soll unter Auslassung der ethisch-rechtlichen Aspekte ein Einblick in den Stand der Stammzellforschung gegeben werden. Im Fokus steht dabei die adulte mesenchymale Stammzelle als die Ursprungszelle aller Zellen des Skelett- und Bindegewebssystems. Besonderen Schwerpunkt wird auf die Möglichkeit ihrer Differenzierung zu Chondrozyten gelegt, und der mögliche Einsatz von Stammzellen für Zelltherapie, „tissue engineering" und „drug development" zur Behandlung von Knorpelschäden diskutiert.

Eigenschaften von Stammzellen

Eine Stammzelle zeichnet sich durch zwei besondere Eigenschaften aus. Erstens besitzt sie die Fähigkeit zur Selbsterneuerung und zweitens ist sie in der Lage, eine Differenzierung in unterschiedlich spezialisierte Zelltypen zu durchlaufen. Während die meisten Zellen des Körpers wie z.B. Knochen- oder Muskelzellen darauf festgelegt sind, eine spezifische Funktion auszuüben, sind Stammzellen nicht determiniert und bleiben nicht determiniert, bis sie ein Signal zur Entwicklung in eine spezialisierte Zelle erhalten. Ihr proliferatives Potenzial kombiniert mit der Fähigkeit verschiedene Spezialisierungen anzunehmen, macht Stammzellen einzigartig. Stammzellen werden im Embryo, im Fötus und im erwachsenen Menschen gefunden, und je nach Herkunft unterscheiden sie sich in ihrem Potenzial zur Ausdifferenzierung in unterschiedliche Zelltypen [1, 2].

Embryonale Stammzellen

Embryonale Stammzellen (ES) werden aufgrund ihrer Herkunft aus der inneren Zellmasse des 4–5 Tage alten Embryos im Stadium der Blastozyste definiert. Sie werden als pluripotent bezeichnet, weil sie sich in jede der mehr als 200 verschiedenen Zelltypen des menschlichen Körpers entwickeln können [3]. Seit 1998 ist es möglich, humane embryonale Stammzellen in Kultur unbegrenzt zu vermehren [4], und man schreibt ihnen das Potenzial zu, Ersatzzellen für ein breites Spektrum von Geweben und Organen liefern zu können. Eine einzelne pluripotente Stammzelle hat dabei die Fähigkeit, sich zu Zelltypen aller 3 Keimblätter (Mesoderm, Endoderm und Ektoderm) differenzieren zu können. Die einzigen bisher bekannten Quellen für humane pluripotente Stammzellen sind Kulturen von frühen Embryonen und von fötalem Gewebe, das sich zu Teilen der Gonaden entwickelt. Stammzellen, die sich von primordialen Keimzellen des 5–10 Wochen Fötus ableiten, werden auch als embryonale Keimzellen (EG – embryonal germ cells) bezeichnet (Tabelle 1).

Aufgrund ihrer Gewinnung unter Verbrauch von Embryonen sind ES mit erheblichen gesetzlichen und ethischen Beschränkungen belegt. Ihre ausgesprochen vielversprechenden Eigenschaften und die erwartete Eignung zum unlimitierten Ersatz von beschädigten Geweben rücken sie ins Zentrum von Spekulationen zur Heilung schwerer Krankheiten wie Diabetes, Herzinfarkt, Parkinson oder Alzheimer. In der Tat können inselzellähnliche Zellen des Pankreas, die Insulin sezernieren [5, 6], Herzmuskelzellen mit kontraktiler Aktivität [7, 8], Blutzellen und nervenähnliche Zellen, die gehirnspezifische Substanzen produzieren [9, 10], aus ihnen gewonnen werden. Dabei scheinen ES und EG in ihrem Wachstums- und Differenzierungspotenzial nicht äquivalent zu sein. In Abhängigkeit von den Kulturbedingungen bilden sie Klumpen aus, die spontan in viele verschiedene Zell-

Tabelle 1. Definitionen der Stammzellen

■ Embryonale Stammzellen (ES)	Pluripotente Stammzellen aus der inneren Zellmasse 3–5 Tage alter Embryonen
■ Embryonale Keimzellen (EG)	Pluripotente Stammzellen aus fötalem Gewebe, die sich von primordialen Keimzellen des 5–10 Wochen Fetus ableiten
■ Adulte Stammzellen	Undifferenzierte Zellen im differenzierten Gewebe von Erwachsenen wie Knochenmark, Blut Cornea, Retina, Muskel, Leber, Haut, Gehirn
■ Mesenchymale Stammzellen	Ursprungszellen aller Zellern des Bindegewebes und Skelettsystems, möglicherweise identisch mit endothelassoziierten Perizyten und Knochenmarksstromazellen (unklare Abgrenzung zu Progenitorzellen)
■ Progenitorzellen	Teildifferenzierte Zellen im Gewebe von Erwachsenen z.B. Knochenmarksstromazellen

typen ausdifferenzieren. Werden undifferenzierte ES aus der Kultur heraus in eine immunkomprimierte Maus injiziert, so kann sich daraus ein gutartiger Tumor, ein Teratom, entwickeln. Aus diesem Grund erwartet man, dass undifferenzierte pluripotente ES nicht für Transplantationen oder andere therapeutische Anwendungen in Frage kommen. Entsprechende Eigenschaften in Kultur sind für adulte Stammzellen nicht bekannt und die klinische Anwendung hämatopoetischer Stammzellen legt kein erhöhtes Risiko der Teratomentwicklung nahe.

Adulte Stammzellen

Etwa zur gleichen Zeit, als pluripotente Stammzellen aus Embryos und fötalem Gewebe des Menschen kultiviert werden konnten, erschien eine Flut neuer Informationen über adulte Stammzellen, die sich bereits seit Jahren in der klinischen Anwendung bewährt hatten. Adulte Stammzellen sind undifferenzierte Zellen, die sich in verschiedenen differenzierten und spezialisierten Geweben vom Säugling bis zum Erwachsenen, und zwar bis ins hohe Alter, befinden. Im letzten Jahrzehnt wurden sie in vielen Geweben entdeckt, die ursprünglich frei von Stammzellen sein sollten, wie zum Beispiel im Gehirn. Sie können die spezialisierten Zelltypen des Gewebes nachliefern, in dem sie gefunden werden, und haben im Körper die Fähigkeit, sich selbst zu erneuern. Jüngste Berichte zeigen, dass adulte Stammzellen eine weit größere Plastizität haben als bisher angenommen. So können sich Stammzellen aus dem Blut nicht nur in die verschiedenen spezialisierten Blut- und Immunzellen entwickeln, sondern unter gewissen Bedingungen auch viele charakteristische Merkmale von Zellen anderer Gewebe wie Neuronen oder Muskelzellen annehmen [11, 12]. Das Konzept adulter Stammzellplastizität über die Keimblattgrenzen hinweg ist neu und das Phänomen ist bisher noch nicht gut verstanden. Offensichtlich können adulte Stammzellen in der richtigen Umgebung genetisch reprogrammiert werden, um spezialisierte Zellen verschiedener Gewebe ausbilden zu können.

Quellen für adulte Stammzellen umfassen das Knochenmark, das Blut, die Cornea und die Retina des Auges, das Gehirn, den Skelettmuskel, die Leber, die Haut, die Bauchspeicheldrüse und die Auskleidung des Gastrointestinaltraktes. Die meisten Kenntnisse über adulte Stammzellen kommen aus Studien hämatopoetischer Stammzellen aus dem Knochenmark und Blut. Bisher ist keine isolierte Population adulter Stammzellen bekannt, die alle verschiedenen Zellen des Körpers bilden kann und somit den Eigenschaften embryonaler Stammzellen nahekommen würde. Im Gegensatz zu pluripotenten embryonalen Stammzellen werden sie daher als omnipotent bezeichnet. Adulte Stammzellen sind ausgesprochen selten. Sie sind schwierig zu identifizieren und zu isolieren und können bisher in Zellkultur noch nicht unbegrenzt vermehrt werden.

Herkunft adulter Stammzellen

Während embryonale Stammzellen durch ihre Herkunft aus der inneren Zellmasse der Blastozyste definiert sind, gibt es für adulte Stammzellen keine vergleichbare Definition. In der Tat kennt bisher niemand die Herkunft adulter Stammzellen im reifen Gewebe. Es wurde vorgeschlagen, dass Stammzellen während der fötalen Entwicklung abgegrenzt und an der Differenzierung gehindert werden. Für den erwachsenen Organismus ist das Problem ihrer Lokalisation und zellulären Zugehörigkeit noch ungelöst. An ihrer Existenz wird jedoch nicht gezweifelt, zum einem weil sie in vivo markiert und dann nachverfolgt werden können [13], und zum anderen, weil sie isoliert, in Kultur gehalten und unter Zusatz von Wachstumsfaktoren und anderen Mediumzusätzen zu verschiedenen Zelltypen ausdifferenziert werden können [14, 15]. Es ist oft schwierig, wenn nicht gar unmöglich, adulte gewebsspezifische Stammzellen von Progenitorzellen zu unterscheiden, die bereits teilweise differenzierte Zellen darstellen, die sich noch weiter teilen und in verschieden differenzierte Zellen weiter entwickeln (Abb. 1). Vor allem den in vielen Organen gefundenen Progenitorzellen wird die Rolle zur Gewebshomöostase und Aufrechterhaltung der Integrität von Geweben zugeschrieben. Während Stammzellen bei ihrer Teilung Nachkommenzellen bilden, unter denen sich mindestens wieder eine unspezialisierte Stammzelle befindet, entwickeln sich aus Progenitorzellen nur noch weitere spezialisierte Zelltypen (Abb. 1).

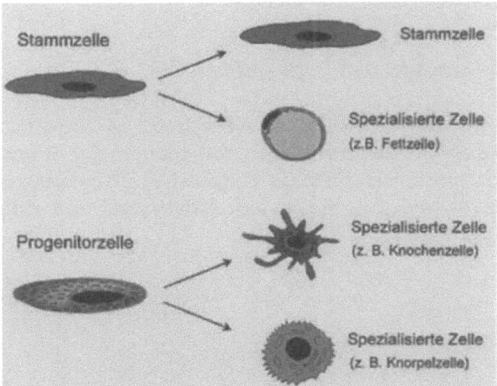

Abb. 1. Differenzierung von Stamm- u. Progonitorzelle

Klinische Anwendung adulter Stammzellen

Mit Ausnahme der klinischen Applikation hämatopoetischer Stammzellen zur Regeneration von Blut und Immunsystem werden adulte Stammzellen bisher nicht zur routinemäßigen Therapie am Menschen eingesetzt. Die Anwendung hämatopoetischer Stammzellen hat sich als sicher erwiesen, weil die Zellen in dieselbe Umgebung, also das Knochenmark, zurück gebracht werden, aus dem sie entnommen wurden. Viele adulte Stammzellpräparationen, die gegenwärtig in den Labors erforscht werden, bestehen aus unterschiedlichen Zelltypen, die nicht vollständig charakterisiert sind. Ob diese Zellmischungen sicher zur Reparatur von Geweben eingesetzt werden können, die nicht ihrem Herkunftsort entsprechen, muss daher erst noch untersucht werden. Zusätzlich gelten bei der Transplantation von adulten Stammzellen dieselben hohen Anforderungen wie bei der Transplantation von Geweben oder Organen. So muss die Verträglichkeit zwischen Spender und Empfänger eingehalten werden, weil das Immunsystem auch fremde Stammzellen erkennen kann und abstoßen wird. Besonders vielversprechend für den klinischen Einsatz ist daher die künftige Anwendung autologer adulter Stammzellen, bei denen der Patient quasi als sein eigener Spender fungiert. Embryonale Stammzellen, könnten dagegen, ersten Experimenten an Ratten zufolge, im undifferenzierten Zustand womöglich über Verträglichkeitsgrenzen hinweg transplantiert werden [16], weil sie in der Lage sein sollen, ähnlich wie der Fötus im Mutterleib, Toleranz im Immunsystem des Empfängers aktiv auszulösen.

Mesenchymale Stammzellen

Alle Zellen des Bindegewebes und des Skelettsystems werden auf primitive und nicht determinierte mesenchymale Stammzellen zurückgeführt, die sich über verschiedene Progenitorzellstadien zu Fibrozyten, Myozyten, Synoviozyten, Chondrozyten, Osteozyten und Adipozyten entwickeln können (Abb. 2).

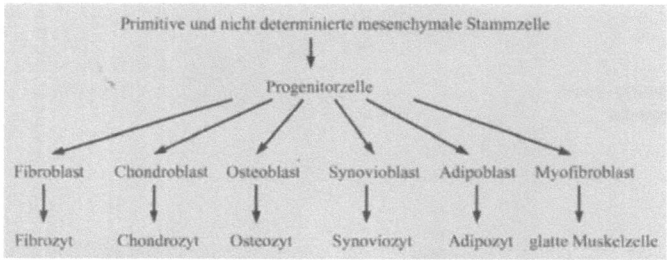

Abb. 2. Differenzierung mesenchymaler Stammzellen

Zellen mit Eigenschaften von mesenchymalen Stammzellen wurden zum ersten Mal 1970 von Friedenstein beschrieben [17, 18], der zeigte, dass sich Kolonien adhärenter fibroblastenähnlicher Zellen bilden, wenn man Knochenmark in kälberserumhaltigem Medium kultiviert. Diese fibroblastenähnlichen Zellen haben die Fähigkeit in Knochen- und Fettzellen auszudifferenzieren, aber auch Knorpelzellen und Muskelzellen bilden zu können [19–21]. Jüngste Beschreibungen zeigen, dass auch Endothelzellen aus ihnen hervorgehen können [22]. Bisher ist strittig, ob mesenchymale Stammzellen die gleiche Population von Zellen darstellen wie omnipotente Knochenmarksstromazellen, die auf dieselbe Weise aus Knochenmark isoliert werden. Ebenso ist nicht geklärt, ob man diese Zellen besser als Stammzellen oder als Progenitorzellen klassifiziert. Von den hämatopoetischen Stammzellen des Knochenmarks sind sie leicht durch ihre Adhärenz an die Oberfläche von Kulturschalen zu unterscheiden. Kolonien, die aus einer einzigen Zelle hervorgehen, können nachgewiesenermaßen sowohl in Chondrozyten, Adipozyten als auch Osteozyten ausdifferenzieren [23], und auch Kardiomyozyten und Neuronen sollen unter besonderen Kulturbedingungen entstehen können [24–26]. Anders als hämatopoetische Zellen können sie in Kultur für lange Zeit proliferieren und bis über 50 Verdopplungen durchlaufen [22]. Sie wachsen schnell, besonders unter dem Einfluss von Wachstumsfaktoren wie PDGF, EGF, FGF und IGF [27, 28]. Bisher ist es jedoch nicht möglich, völlig reine Populationen von mesenchymalen Stammzellen aus Knochenmark zu isolieren. Individuelle Kolonien besitzen stets ein breites Spektrum an Wachstumsraten, Zellmorphologien von spindelförmig bis flach und eine phänotypische Heterogenität. Manche zeigen spontan Matrixmineralisierung, andere akkumulieren Fetttröpfchen und wenige bilden eine knorpelartige Matrix aus. Marker zur Identifizierung und besseren Unterscheidung dieser Zellen umfassen Rezeptoren für bestimmte Zytokine (Interleukin 1, 3, 4, 6 und 7), Rezeptoren für Proteine der extrazellulären Matrix (ALCAM 1 und 2; VCAM 1; α1, 2 und 3 Integrine; β1, 2, 3 und 4 Integrine) und andere [12].

Die Ausnutzung dieser und einer großen Zahl weiterer Marker (z.B. Stro 1) [29, 30] zur Isolierung reiner mesenchymaler Stammzellen ergab Kulturen, die weder eine unbegrenzte Selbsterneuerung, noch ein homogenes Differenzierungsverhalten aufwiesen und die somit, nach wie vor, alle bereits von Friedenstein beschriebenen Eigenschaften und Fähigkeiten aufweisen, mit dem einzigen Unterschied, dass sie lediglich mit erheblich niedrigerer Effizienz gewonnen werden als mit den früheren Protokollen. Ironischerweise wurde die Wiederentdeckung dieser bekannten Eigenschaften [20] sowohl von der wissenschaftlichen als auch von der Laienpresse als das gelungene Produkt einer ausgesprochen erfolgreichen Forschungsanstrengung gefeiert. Somit bleibt die spezifische Identität mesenchymaler Stammzellen und ihre Abgrenzung zu Knochenmarksstromazellen weiterhin unklar. Ihre mögliche Herkunft soll im nächsten Abschnitt diskutiert werden.

Herkunft mesenchymaler Knochenmarksstromazellen

Knochenmarksstromazellen kleiden zusammen mit Endothelzellen die Sinusoide im Knochenmark aus, die an den Verzweigungen terminaler Arteriolen beginnen. Gemeinsam mit Kollagenfasern der Typen I und III bilden sie ein lockeres retikuläres Bindegewebe aus, in dessen Maschen die Hämatopoese abläuft. Entwicklungsgeschichtlich erscheinen Knochenmarksstromazellen in einer sich entwickelnden Knochenmarkshöhle, nachdem sich ausgebildeter Knochen manifestiert hat, aber bevor die Hämatopoese beginnt. Paradoxerweise bildet sich dieses Gewebe, in dem sich osteogene Vorläuferzellen befinden, damit später aus, als die voll ausdifferenzierten Osteoblasten mit ihrer Funktion beginnen. Ursache dafür ist, dass erst die Osteoklastentätigkeit die Ausbildung einer Knochenmarkshöhle und damit die Schaffung der geeigneten Nische für die Hämatopoese ermöglicht. Während der Entwicklung geht damit die Bildung von Knochen und knochenbildenden Zellen dem physikalischen Erscheinen von Knochenmarksstromazellen voraus. In einer kontinuierlichen Lage aus Endothelzellen und subendothelialen Perizyten [31] fallen Perizyten auf, die positiv für den Differenzierungsmarker alkalische Phosphatase (ALP) sind. Ähnlichkeiten in ihrer Antwort auf Wachstumsfaktoren, der Expression spezifischer Markermoleküle und ihre physikalische Nachbarschaft zum Endothel legen nahe, dass Knochenmarksperizyten und Knochenmarksstromazellen dieselbe Zellidentität darstellen. Eine Rolle von endothelnahen Perizyten als Quelle mesenchymaler Stammzellen und Ursprungszellen für Bindegewebszellen ist bereits mehrfach vorgebracht worden, und zwar nicht begrenzt auf das Kompartiment des Knochenmarks [32–36].

Differenzierung und Omnipotenz von Knochenmarksstromazellen

Sowohl in vitro als auch in vivo können Knochenmarksstromazellen alternative Phänotypen annehmen und sich zu Nährzellen für die Hämatopoese, zu Adipozyten, Osteozyten oder Chondrozyten entwickeln. Wahrscheinlich sind sie sogar in der Lage, dynamisch zwischen verschieden differenzierten Phänotypen hin- und herzuschalten [18, 37] und, je nach Bedarf, als Adipozyten, myelosupportive Stromazellen oder Osteozyten fungieren, so wie sich, je nach Bedarf, das rote Knochenmark in weißes Fettmark entwickeln und wieder zurückverwandeln kann. Damit zeigen Knochenmarksstromazellen eine phänotypische Plastizität, die im hämatopoetischen System nicht gefunden wird. Dies legt nahe, dass die Differenzierung von Knochenmarksstromazellen reversibel sein kann. Sie könnten somit, als Nachkommenzellen von undifferenzierten Stammzellen, gleichzeitig differenziert als auch omnipotent sein. Da der extrazellulären Matrix und den in ihr gebundenen Signalmolekülen eine wichtige Rolle bei der Differenzierung von

Zellen zugeschrieben wird, ist es wichtig zu bemerken, dass Knochenmarksstroma vielleicht das einzige Bindegewebe ist, in dem die extrazelluläre Matrix ausgesprochen spärlich ausgebildet ist. Dies mag teilweise die Leichtigkeit erklären, mit der Stromazellen sich von einem Phänotyp zum anderen entwickeln mögen. Nach der zu Anfang gegebenen Definition, dass Stammzellen sich selbst erneuern können und verschieden differenzierte Zellen hervorbringen können, muss zumindest einer Subpopulation der Knochenmarksstromazellen Stammzellcharakter zugeschrieben werden. Diese werden von einigen Autoren als mesenchymale Stammzellen aus dem Knochenmark (bone marrow-derived mesenchymal stem cells BMSC) [38, 39], von anderen als Knochenmarksstromastammzellen (marrow stromal stem cells) [37] und von wieder anderen als mesodermale Progenitorzellen (marrow mesodermal progenitor cells) [22] bezeichnet, wobei eine echte Abgrenzung zu möglichen Knochenmarksstromazellen ohne Stammzellcharakter bisher unklar bleibt.

Mesenchymale Stammzellen zur Behandlung von Skeletterkrankungen

Das breite Wachstums- und Differenzierungspotenzial von mesenchymalen Stammzellen aus dem Knochenmark und die Leichtigkeit, mit der sie gewonnen und expandiert werden können, hat mindestens drei unterschiedliche klinische Applikationsmöglichkeiten mit verschiedenen Vorteilen und Einschränkungen eröffnet.

- Der vielleicht naheliegendste Einsatz des osteogenen und chondrogenen Potenzials von mesenchymalen Stammzellen umfasst die Rekonstruktion von lokalen Knochen- und Knorpeldefekten. Hier ist zum einem die Zelltherapie mit kultivierten und evtl. weiter ausdifferenzierten Stammzellen zu nennen, sowie zum anderen die Nutzung dieser Zellen zum „tissue engineering" von Knorpel- und Knochenersatzgewebe anzuführen. Die Vorteile, die sich gegenüber existierenden Alternativen ergeben, liegen bei autologer Verwendung dieser Zellen in der vollen biologischen Kompatibilität eines Gewebsersatzes, der ausschließlich aus eigenen Zellen besteht und die übliche Beschränkungen in Größe und Form reparierbarer Defekte erweitern wird.
- Eine zweite wichtige Anwendung mesenchymaler Stammzellen liegt in ihrer Verwendung als Vehikel für die Gentherapie. Dieser Einsatz ist schwieriger zu realisieren, weil humane Stromazellen bisher nicht mit ausreichend hoher Effizienz transduziert werden können, um die erforderliche Zahl von genetisch veränderten Zellen zu erreichen. Weiterhin ist eine saubere Regulation der Expression eines gewünschten Gens in diesen Zellen bisher problematisch, und Transgene, die erfolgreich in immortalisierten Ziellinien exprimiert werden, können bisher nicht direkt in in vitro Modelle mit humanen Zellen übertragen werden und schon gar nicht direkt in die klinische Anwendung gehen.

■ Die vielleicht ehrgeizigste Anwendung mesenchymaler Stammzellen wäre ihre Transplantation zur Rekonstruktion mancher oder aller Zellen des Skelettsystems, zum Beispiel um systemische Knochenerkrankungen zu heilen. Erwartungen, dass mesenchymale Stammzellen des Knochenmarks ähnlich transplantiert werden können wie hämatopoetische Stammzellen, müssen jedoch zurückgewiesen werden, weil sie, anders als hämatopoetische Stammzellen, nicht zirkulieren und weil die lokalen Nischen zur Ansiedlung dieser Zellen im Knochen bereits vollständig von Zellen des Empfängers besetzt sind. Während hämatopoetische Stammzellen nach myeloablativer Therapie das gesamte hämatopoetische System in wenigen Wochen ersetzen können, benötigt die Ausbildung eines erwachsenen Skeletts 15 Jahre. Aufgrund der notwendigen Ausbildung komplexer physikalischer Strukturen wie Knorpel, Knochen oder Bandscheiben ist daher ein Ersatz dieser Gewebe durch systemische Transplantation von Stammzellen kaum zu erwarten. Trotz fehlender Evidenz aus adäquaten Tiermodellen wurde eine humane mesenchymale Stammzelltransplantation bereits bei Kindern mit schwerer Osteogenesis imperfecta angewendet [40]. Diese Studie ergab eine Transplantationsrate von 1–2% der Knochenzellen und wollte eine klinische Verbesserung krankheitsrelevanter Parameter über die Zeit beobachtet haben. Der Studie fehlen jedoch passende klinische Kontrollen und es wurden keine überzeugenden histologischen Daten vorgelegt. Da gleichzeitig eine myeloablative Therapie angewandt wurde und diese in mehreren Tiermodellen osteogene Aktivität entfalten kann, mag dieser Aspekt die Beurteilung eines wirklichen klinischen Erfolgs weiter erschweren. Als erster Versuch des klinischen Einsatzes von mesenchymalen Stammzellen aus dem Knochenmark zur Heilung von Erkrankungen soll dieser Ansatz jedoch nicht unerwähnt bleiben.

Mesenchymale Stammzellen aus Fettgewebe

Obwohl das Knochenmark die am besten untersuchte Quelle für multipotente mesenchymale Stamm- oder Stromazellen darstellt, finden sich ähnliche Zellpopulationen auch in anderen Bindegeweben, wie zum Beispiel in Muskel- und Fettgewebe. Möglicherweise sind sie auch dort als ruhende Zellen im perivaskulären Bereich von Blutgefäßen lokalisiert und differenzieren bei entsprechenden Signalen wie Verletzung, Muskelwachstum oder Fetteinlagerung zu den benötigten gewebstypischen Zellen aus. Fettgewebe ist als alternative Quelle für autologe adulte Stammzellen besonders interessant, weil es in großen Mengen unter lokaler Betäubung und mit geringeren Heilungsschmerzen gewonnen werden kann als Knochenmark aus dem Beckenkamm. Protokolle zur Isolierung von fibroblastenähnliche Progenitorzellen aus Fettgewebe (adipose tissue-derived stromal cells ATSC) [41] liefern in der Tat omnipotente Zellen, die in vitro sowohl in adipogener, chondrogener, myogener und osteogener Richtung differenzieren können [42, 43]. Untersuchungen der Genexpression während der Chondrogenese von Stammzellen aus Knochenmark oder Fettgewebe zeigten, dass die an Stammzellen aus dem Knochenmark angepassten Bedingungen auch zur Ausdifferenzierung von Chondrozyten bei ATSC geeignet sind, jedoch von der Güte her nicht unmittelbar 1:1 auf diese alternative Stammzellquelle angewendet werden können. Erste Ergebnisse zur Implantation von ATSC in subkutane Gewebstaschen von immunkomprimierten Mäusen zeigen, dass charakteristische Knorpelmatrixmoleküle von diesen Zellen in vivo gebildet werden [43]. Will man in Zukunft auf diese bequeme Zellquelle für eine spätere Reparatur von Knorpel- oder Knochendefekten zurückgreifen, so sind weitere Optimierungen der Differenzierungsbedingungen in vitro von Nöten sowie natürlich eine umfangreiche Beurteilung ihrer Eignung zur Regeneration in *in vivo* Defektmodellen.

Chondrogene Induktion mesenchymaler Stammzellen

Ein wichtiger Faktor in der in vitro Chondrogenese isolierter mesenchymaler Stammzellpopulationen ist der Wechsel von wachstumsstimulierenden Bedingungen in Monolayerkultur bei niedrigen Zelldichten zu einem dreidimensionalen Hochzelldichtekulturmodell unter Ersatz von wachstumsstimulierenden Substanzen wie fötalem Kälberserum durch den Wachstumsfaktor TGF-β. Ein für die Zellen damit einhergehender starker Abfall des Sauerstoffpartialdruckes unter relativer Verknappung von Nährstoffen scheint dabei zusätzliche günstige Auswirkungen zu haben. Im Verlauf von 2–4 Wochen in Kultur werden viele der charakteristischen knorpelspezifischen Moleküle in den differenzierenden Zellen angeschaltet und auf Dauer exprimiert. Dies lässt sich durch die Anfärbbarkeit der erhaltenen knorpelähnlichen Sphäroide für typische Knorpelmoleküle wie Kollagen Typ-II, Aggrekan, Versikan oder Biglykan dokumentieren [44].

Mesenchymale Stammzellen zur Rekonstruktion von beschädigtem Knorpel

Für weitere Entwicklungen und Verbesserungen der Zelltherapie und des „tissue engineerings" von Knorpel ist die Verfügbarkeit, Isolation und Kultivierbarkeit von großen Mengen chondrozytenartiger Zellen von herausragender Bedeutung. Die Vorteile der Gewinnung solcher Zellen durch Differenzierung mesenchymaler Stammzellen sind dabei

- die ausgezeichneten Wachstumseigenschaften und schnelle Expandierbarkeit von Stammzellen in Zellkultur, die auch die Gewinnung von sehr großen Zellzahlen ermöglicht,

- ihre Verfügbarkeit ohne die Notwendigkeit, Knorpeldefekte zur Gewinnung von Chondrozyten an anderen Stellen des Gelenks zu setzen, sowie
- ihre Verfügbarkeit unter Vermeidung von zwei Eingriffen am selben Gelenk.

Da aus Knorpel gewonnene Chondrozyten in der Zellkultur während der Expansion dedifferenzieren und bei Anwendungen wie der autologen Chondrozytentransplantation somit nicht mehr in ihrem voll differenzierten Phänotyp vorliegen, mag es ausreichen, die Differenzierung mesenchymaler Stammzellen in vitro soweit zu beherrschen, dass sie ein Gen-Expressionsprofil vergleichbar dem von kultivierten Chondrozyten annehmen.

Die erste Verwendung mesenchymaler Stammzellen zur Reparatur von osteochondralen Defekten im Kniegelenk von Kaninchen beschreibt Wakitani 1994 [45]. Stammzellen aus dem Knochenmark und aus dem Periosteum wurden dabei, ohne vorherige Induktion einer Differenzierung in Richtung Chondrozyten, in einem Typ-Kollagen-Gel dispergiert und in einen 3–6 mm umfassenden Defekt in der medialen Femurkondyle eingebracht. Dabei ergab sich kein Unterschied in der Knorpelregeneration bei Verwendung von Stammzellen aus dem Knochenmark oder aus dem Periost, und es wurde eine uniforme Differenzierung in Chondrozyten bereits 2 Wochen nach Transplantation der Zellen beschrieben. Der entstandene Reparaturknorpel wurde im Verlauf der Heilung von proximal nach distal durch Knochen ersetzt, bis nach 24 Wochen der subchondrale Knochen komplett regeneriert war, ohne dass eine darüberliegende Knorpelschicht verloren gegangen war. Das Reparaturgewebe zellhaltiger Defekte war dabei mechanisch steifer, als das Gewebe unbehandelter Leerdefekte. Eine mechanische Belastbarkeit wie normaler Knorpel konnte jedoch nicht erreicht werden.

Vergleichbare Ergebnisse wurden von zwei weiteren Arbeitsgruppen berichtet. Wiederum wurden mesenchymale Stammzellen aus dem Knochenmark ohne weitere Ausdifferenzierung in Richtung Chondrozyten zur In-vivo-Reparatur umschriebener Knorpeldefekte im Kaninchenkniegelenk eingesetzt. Dabei zeigten Zellen sowohl in hyaluronbasierten Biopolymeren, als auch nach Injektion unter eine auf den Knorpelschaden aufgenähte Faszie vom Quadrizepsmuskel, eine verbesserte Gewebsregeneration als vergleichbare Leerdefekte [46, 47].

Die Verwendung fluoreszenzmarkierter mesenchymaler Stammzellen zur Reparatur von osteochondralen Defekten in einem Ziegenmodell zeigte, dass die in Gelatine eingebrachten mesenchymalen Stammzellen mindestens 14 Tage und möglicherweise bis zu einem Monat vor Ort bleiben. Ihre Zellzahl beginnt jedoch bereits kurz nach Transplantation abzunehmen und das Transplantat füllt sich zunehmend mit einwandernden Zellen, vermutlich aus dem darunter liegendem Knochen, in den durch die Belastung auch Matrixanteile versprengt werden [48]. Dies zeigt, dass bei osteochondralen Defekten sowohl die eingebrachten Knochenmarksstammzellen, als auch aus dem Knochen angelockte Progenitorzellen zur Verbesserung der Defektheilung beitragen.

Unklar bleibt, ob undifferenzierte humane mesenchymale Stammzellen auch das Potenzial haben, die Heilung reiner Knorpeldefekte zu verbessern und damit Chondrozyten in einem Therapieprotokoll zu ersetzen, das der autologen Chondrozytentransplantation entspricht. Aus den bisherigen Arbeiten ist ebenso nicht beurteilbar, ob eine vorherige Differenzierung mesenchymaler Stammzellen in Richtung Chondrozyten einen günstigen Einfluss auf die Knorpelregeneration hat. Die subkutane Implantation einer stammzellhaltigen Matrix in immunkompetente Mäuse ergab osteochondrale differenziertes Gewebe nur in zellbesiedelten Matrices, und zwar verstärkt in Anwesenheit des chondrogenen Wachstumsfaktors TGF-β. Die vielversprechende Verwendung von Stammzellen als Ersatz für autologe Chondrozyten bei der ACT muss daher dringend systematisch im Tiermodell untersucht werden. Dabei sind sowohl Studien von großer Relevanz, die mögliche Unterschiede in der Herkunft mesenchymaler Stammzellen abdecken, als auch solche, die den Einfluss unterschiedlicher Differenzierungsstadien zwischen mesenchymalen Progenitorzellen und Chondrozyten für eine optimale Knorpelheilung abdecken.

Stammzellen und Osteoarthrose

Anders als eng umschriebene Knorpeldefekte im Kniegelenk sind flächige Degenerationen des Gelenkknorpels im Rahmen der Osteoarthrose oder Rheumatoiden Arthritis durch zelltherapeutische Ansätze bisher nicht therapierbar, insbesondere weil eine Möglichkeit zur lokalen Verankerung neuer Zellen unter diesen Bedingungen fehlt. Ein unmittelbarer Einsatz mesenchymaler Stammzellen zur Therapie einer fortgeschrittenen Osteoarthrose kann damit derzeit nicht in Aussicht gestellt werden. Die frühzeitige Behandlung lokaler Knorpelschäden zur Vermeidung einer osteoarthrotischen Degeneration könnte jedoch ebenso von der Stammzelltechnologie profitieren wie die Suche nach neuen Wirkstoffen (Drug Development) zur Knorpelregeneration. So eröffnet die unlimitierte Herstellung knorpelähnlicher Zellsphäroide mit einem Genexpressionsprofil vergleichbar dem von humanem Knorpel die Möglichkeit, eine Vielzahl von Substanzen auf ihre regenerativen Fähigkeiten an humanem Knorpel außerhalb des menschlichen Körpers zu testen. Hierdurch könnten neue Substanzen zur regenerativen medikamentösen Therapie z. B. von Frühstadien der Arthrose identifiziert und einem klinischen Einsatz nähergebracht werden. Ergänzend ermöglicht die Verfügbarkeit gezüchteter humaner Knorpelsphäroide auch eine verbesserte Beurteilung von Faktoren und Einflüssen, die dem Knorpel eine Resistenz gegenüber beschleunigtem Abbau vermitteln könnten.

Zusammenfassung

Insgesamt hat uns die Untersuchung sowohl embryonaler als auch adulter Stammzellen aus verschiedenen Geweben zusammen mit der Entdeckung ihrer unerwarteten Eigenschaften neue Sichtweisen und Möglichkeiten ihrer Nutzung offen gelegt. Trotz dieser neuen Perspektiven muss noch viel unternommen werden, um diese Zellen besser zu verstehen und ihre Herkunft, ihr Verhältnis zueinander, ihre Fähigkeit zu differenzieren oder umzudifferenzieren zu begreifen. Ihr Einsatz am Menschen zum Ersatz von beschädigten Knorpelgewebe bedarf zunächst noch weiterer Studien, die in vitro ihre Ausdifferenzierung in Chondrozyten genauer beschreiben und die im Tiermodell prüfen, welche Zellstadien zur Wiederherstellung von Knorpel am vielversprechendsten sind. Diese Studien werden mit großer Sicherheit von einer engen interdisziplinären Kommunikation zwischen Entwicklungsbiologen, Zell- und Molekularbiologen und erfahrenden Medizinern profitieren. Klarere Begriffsbestimmungen und Offenheit gegenüber den erzielten Ergebnissen werden notwendig sein, um diese begeisternde Familie von Zellen mit oder ohne genetische Manipulation möglichst bald zur Therapie von Knorpelschäden einsetzen zu können. Dreißig Jahre nach ihrer ersten Beschreibung sind mesenchymale Stammzellen damit attraktiver denn je für die Entwicklung einer Vielzahl neuer therapeutischer Applikationen. Visionen und Versprechungen in die Tat umzusetzen, hängt dabei, wie immer, vor allem von der Qualität der uns bevorstehenden Forschung ab.

Literatur

1. Weissman IL (2000) Translating stem and progenitor cell biology to the clinic: barriers and opportunities. Science 287:1442–1446
2. Lovell-Badge R (2001) The future for stem cell research. Nature 414:88–91
3. NIH (2001) Stem cells: scientific progress and future research directions, National Institutes of Health, June
4. Thomson JA, Itskovitz-Eldor J, Shapiro SS, Waknitz MA, Swiergiel JJ, Marshall VS, Jones JM (1998) Embryonic stem cell lines derived from human blastocysts. Science 282:1145–1147
5. Assady S, Maor G, Amit M, Itskovitz-Eldor J, Skorecki KL, Tzukerman M (2001) Insulin production by human embryonic stem cells. Diabetes 50:1691–1697
6. Lumelsky N, Blondel O, Laeng P, Velasco I, Ravin R, McKay R (2001) Differentiation of embryonic stem cells to insulin-secreting structures similar to pancreatic islets. Science 292:1389–1394
7. Hescheler J, Fleischmann BK, Lentini S, Maltsev VA, Rohwedel J, Wobus AM, Addicks K (1997) Embryonic stem cells: a model to study structural and functional properties in cardiomyogenesis. Cardiovasc Res 36:149–162
8. Kehat I, Kenyagin-Karsenti D, Snir M, Segev H, Amit M, Gepstein A, Livne E, Binah O, Itskovitz-Eldor J, Gepstein L (2001) Human embryonic stem cells can dif-

ferentiate into myocytes with structural and functional properties of cardiomyocytes. J Clin Invest 108:407-414
9. Brustle O, Spiro AC, Karram K, Choudhary K, Okabe S, McKay RD (1997) In vitro-generated neural precursors participate in mammalian brain development. Proc Natl Acad Sci USA 94:14809-14814
10. Kawasaki H, Suemori H, Mizuseki K, Watanabe K, Urano F, Ichinose H, Haruta M, Takahashi M, Yoshikawa K, Nishikawa S, Nakatsuji N, Sasai Y (2002) Generation of dopaminergic neurons and pigmented epithelia from primate ES cells by stromal cell-derived inducing activity. Proc Natl Acad Sci USA 99:1580-1585
11. Mezey E, Chandross KJ, Harta G, Maki RA, McKercher SR (2000) Turning blood into brain: cells bearing neuronal antigens generated in vivo from bone marrow. Science 290:1779-1782
12. Orlic D, Kajstura J, Chimenti S, Jakoniuk I, Anderson SM, Li B, Pickel J, McKay R, Nadal-Ginard B, Bodine DM, Leri A, Anversa P (2001) Bone marrow cells regenerate infarcted myocardium. Nature 410:701-705
13. Gao J, Dennis JE, Muzic RF, Lundberg M, Caplan AI (2001) The dynamic in vivo distribution of bone marrow-derived mesenchymal stem cells after infusion. Cells Tissues Organs 169:12-20
14. Yoo JU, Barthel TS, Nishimura K, Solchaga L, Caplan AI, Goldberg VM, Johnstone B (1998) The chondrogenic potential of human bone-marrow-derived mesenchymal progenitor cells. J Bone Joint Surg Am 80:1745-1757
15. Jaiswal N, Haynesworth SE, Caplan AI, Bruder SP (1997) Osteogenic differentiation of purified, culture-expanded human mesenchymal stem cells in vitro. J Cell Biochem 64:295-312
16. Fandrich F, Lin X, Chai GX, Schulze M, Ganten D, Bader M, Holle J, Huang DS, Parwaresch R, Zavazava N, Binas B (2002) Preimplantation-stage stem cells induce long-term allogeneic graft acceptance without supplementary host conditioning. Nat Med 8:171-178
17. Friedenstein AJ, Chailakhjan RK, Lalykina KS (1970) The development of fibroblast colonies in monolayer cultures of guinea-pig bone marrow and spleen cells. Cell Tissue Kinet 3:393-403
18. Friedenstein AJ, Latzinik NW, Grosheva AG, Gorskaya UF (1982) Marrow microenvironment transfer by heterotopic transplantation of freshly isolated and cultured cells in porous sponges. Exp Hematol 10:217-227
19. Gronthos S, Graves SE, Ohta S, Simmons PJ (1994) The STRO-1+ fraction of adult human bone marrow contains the osteogenic precursors. Blood 84:4164-4173
20. Pittenger MF, Mackay AM, Beck SC, Jaiswal RK, Douglas R, Mosca JD, Moorman MA, Simonetti DW, Craig S, Marshak DR (1999) Multilineage potential of adult human mesenchymal stem cells. Science 284:143-147
21. Wakitani S, Saito T, Caplan AI (1995) Myogenic cells derived from rat bone marrow mesenchymal stem cells exposed to 5-azacytidine. Muscle Nerve 18:1417-1426
22. Reyes M, Lund T, Lenvik T, Aguiar D, Koodie L, Verfaillie CM (2001) Purification and ex vivo expansion of postnatal human marrow mesodermal progenitor cells. Blood 98:2615-2625
23. Muraglia A, Cancedda R, Quarto R (2000) Clonal mesenchymal progenitors from human bone marrow differentiate in vitro according to a hierarchical model. J Cell Sci 113(Pt 7):1161-1166
24. Makino S, Fukuda K, Miyoshi S, Konishi F, Kodama H, Pan J, Sano M, Takahashi T, Hori S, Abe H, Hata J, Umezawa A, Ogawa S (1999) Cardiomyocytes can be generated from marrow stromal cells in vitro. J Clin Invest 103:697-705
25. Woodbury D, Schwarz EJ, Prockop DJ, Black IB (2000) Adult rat and human bone marrow stromal cells differentiate into neurons. J Neurosci Res 61:364-370

26. Sanchez-Ramos J, Song S, Cardozo-Pelaez F, Hazzi C, Stedeford T, Willing A, Freeman TB, Saporta S, Janssen W, Patel N, Cooper DR, Sanberg PR (2000) Adult bone marrow stromal cells differentiate into neural cells in vitro. Exp Neurol 164:247–256
27. Gronthos S, Simmons PJ (1995) The growth factor requirements of STRO-1-positive human bone marrow stromal precursors under serum-deprived conditions in vitro. Blood 85:929–940
28. Brazelton TR, Rossi FM, Keshet GI, Blau HM (2000) From marrow to brain: expression of neuronal phenotypes in adult mice. Science 290:1775–1779
29. Simmons PJ, Torok-Storb B (1991) Identification of stromal cell precursors in human bone marrow by a novel monoclonal antibody, STRO-1. Blood 78:55–62
30. Bruder SP, Horowitz MC, Mosca JD, Haynesworth SE (1997) Monoclonal antibodies reactive with human osteogenic cell surface antigens. Bone 21:225–235
31. Andreeva ER, Pugach IM, Gordon D, Orekhov AN (1998) Continuous subendothelial network formed by pericyte-like cells in human vascular bed. Tissue Cell 30:127–135
32. Shepro D, Morel NM (1993) Pericyte physiology. FASEB J 7:1031–1038
33. Diaz-Flores L, Gutierrez R, Varela H, Rancel N, Valladares F (1991) Microvascular pericytes: a review of their morphological and functional characteristics. Histol Histopathol 6:269–286
34. Sims DE (1986) The pericyte–a review. Tissue Cell 18:153–174
35. Brighton CT, Lorich DG, Kupcha R, Reilly TM, Jones AR, Woodbury RA (1992) The pericyte as a possible osteoblast progenitor cell. Clin Orthop, pp 287–299
36. Doherty MJ, Canfield AE (1999) Gene expression during vascular pericyte differentiation. Crit Rev Eukaryot Gene Expr 9:1–17
37. Bianco P, Riminucci M, Gronthos S, Robey PG (2001) Bone marrow stromal stem cells: nature, biology, and potential applications. Stem Cells 19:180–192
38. Caplan AI (1994) The mesengenic process. Clin Plast Surg 21:429–435
39. Caplan AI, Bruder SP (2001) Mesenchymal stem cells: building blocks for molecular medicine in the 21st century. Trends Mol Med 7:259–264
40. Horwitz EM, Prockop DJ, Fitzpatrick LA, Koo WW, Gordon PL, Neel M, Sussman M, Orchard P, Marx JC, Pyeritz RE, Brenner MK (1999) Transplantability and therapeutic effects of bone marrow-derived mesenchymal cells in children with osteogenesis imperfecta. Nat Med 5:309–313
41. Hauner H, Entenmann G, Wabitsch M, Gaillard D, Ailhaud G, Negrel R, Pfeiffer EF (1989) Promoting effect of glucocorticoids on the differentiation of human adipocyte precursor cells cultured in a chemically defined medium. J Clin Invest 84:1663–1670
42. Zuk PA, Zhu M, Mizuno H, Huang J, Futrell JW, Katz AJ, Benhaim P, Lorenz HP, Hedrick MH (2001) Multilineage cells from human adipose tissue: implications for cell-based therapies. Tissue Eng 7:211–228
43. Erickson GR, Gimble JM, Franklin DM, Rice HE, Awad H, Guilak F (2002) Chondrogenic potential of adipose tissue-derived stromal cells in vitro and in vivo. Biochem Biophys Res Commun 290:763–769
44. Barry F, Boynton RE, Liu B, Murphy JM (2001) Chondrogenic differentiation of mesenchymal stem cells from bone marrow: differentiation-dependent gene expression of matrix components. Exp Cell Res 268:189–200
45. Wakitani S, Goto T, Pineda SJ, Young RG, Mansour JM, Caplan AI, Goldberg VM (1994) Mesenchymal cell-based repair of large, full-thickness defects of articular cartilage. J Bone Joint Surg Am 76:579–592
46. Im GI, Kim DY, Shin JH, Hyun CW, Cho WH (2001) Repair of cartilage defect in the rabbit with cultured mesenchymal stem cells from bone marrow. J Bone Joint Surg Br 83:289–294

47. Radice M, Brun P, Cortivo R, Scapinelli R, Battaliard C, Abatangelo G (2000) Hyaluronan-based biopolymers as delivery vehicles for bone-marrow-derived mesenchymal progenitors. J Biomed Mater Res 50:101–109
48. Quintavalla J, Uziel-Fusi S, Yin J, Boehnlein E, Pastor G, Blancuzzi V, Singh HN, Kraus KH, O'Byrne E, Pellas TC (2002) Fluorescently labeled mesenchymal stem cells (MSCs) maintain multilineage potential and can be detected following implantation into articular cartilage defects. Biomaterials 23:109–119

20 Verschiedene Grafts

Vergleichende In-vivo-Grundlagenresultate

B. E. GERBER

In Zusammenarbeit mit
DROR ROBINSON, ASSAF HAROFE Medical Center, Zerrifin, Israel
ZVI NEVO, Sackler School of Medicine, Ramat Aviv, Israel
TAMMY BROSH, Faculty of Dentistry of Tel Aviv University, Israel
HANA ASH, AVNER YAYON, DAVID AVIEZER,
CTI-Cell Transplantation Innovations, Weizmann Science Park, Rehovot, Israel

Einleitung

Die chirurgische Wiederherstellung von Knorpelschäden ist an sich noch nicht generell akzeptiert, obwohl für die verschiedenen Techniken bereits gute Ergebnisse im Schnitt an die zehn Jahre nach Eingriff vorliegen. Gemeinhin gilt immer noch die Aussage von Mankin, gemäß welcher ein einmal installierter tiefgreifender Knorpeldefekt irreparabel sei. Dies ist auch während vieler Jahre zutreffend geblieben, da weder medikamentös noch durch arthroskopische Spülungen eine Defektauffüllung mit mehr als dem spontan schon spärlich einsprossenden Faserknorpel zu erzielen war. Dieser ist schon bei wenigen ausgedehnten Defekten nicht flächendeckend und biologisch wie bezüglich der mechanischen Resistenz von minderer Qualität. Eine arthroskopische Abrasion der Defektränder vergrößert in der Regel die Defektfläche ohne eine Verbesserung des Ersatzknorpels herbei zu führen. Lediglich bei massiven meist posttraumatischen Defekten ganz junger Patienten mit schwerer Verminderung des subchondralen Knochenstockes wurden in ganze Kondylenhälften oder andere massive Transplantate umgepflanzt und mit Schrauben oder sonstigen Implantaten fixiert, welche zumeist entfernt werden müssen. Da in der Regel autologes Material verwendet wurde, musste solches Vorgehen, welches schon an der Entnahmestelle mutilierend eingriff, nur seltenen Versuchen die grobe Gelenkkontur zu retten, vorbehalten blieben.

Im Laufe der letzten Jahre sind mehrere zum Teil grundverschiedene operative Techniken zur Knorpelwiederherstellung zur klinischen Anwendbarkeit weiter entwickelt worden, welche ihre stadienabhängigen Indikationen auch bei bereits aufgetretener degenerativer Überlagerung haben können und zum Teil schon im klinischen Einsatz sind.

Für oberflächliche Auffaserungen bei früheren Stadien, konnten wir die Stimulation einer intrinsischen erhaltenden Reparatur des geschädigten Knorpelgewebes durch tangentiale thermische Oberflächenglättung mit bestimmten Lasern belegen.

Die Verfeinerung der Verfahren zur Chondrozytenkultur mittels „tissue engineering" erlaubt die Replantation gezüchteter autologer Knorpelzellen auf tiefere umschriebene Läsionen, was zu hyalinähnlichem Reparaturknorpel führt, dessen mittelfristige experimentelle wie klinische und bioptische Resultate sehr zufriedenstellend ausfallen.

Die Weiterentwicklung verschiedener Instrumentarien zur implantatfreien Press-fit-Fixation von gesundem Eigenknorpel zusammen mit seinem biologischen Knochenbett gestattet bei ähnlich gearteten Defekten die unmittelbare strukturelle Wiederherstellung im Läsionsbereich, mit sofortiger Belastbarkeit. Die mittelfristigen Histologien der so transplantierten autologen Knochen-Knorpelzylinder weisen ein Überleben des verpflanzten Knorpel mit erhaltener Struktur nach, und nach klinischer Anwendung dieser Technik zeigen die arthroskopischen Spätbilder eine gute Wiederherstellung der Knorpeloberfläche.

Diese vielversprechenden Belege werfen mehr und mehr die Frage auf, ob Knorpelschäden nun nicht doch invasiv repariert werden sollen, und zwar mit breiterer Indikation sowohl betreffend Ausdehnung und Lokalisation als auch bei bereits vorhandenen lokalen arthrotischen Veränderungen im Sinne einer kompartimentalen Arthrose, z.B. femoropatellär, medial oder lateral am Knie als Folge von Kongruenz- oder Achsenfehlern. Da sich alle Verfahren problemlos mit Korrekturosteotomien verbinden lassen, kann die reparierte Zone damit entlastet werden, was für die Konsolidierung günstig ist und die Entwicklung einer neuerlichen Degeneration durch spätere Überlastung vermindert.

Allerdings konnte sich die allgemeine Skepsis gegenüber den chirurgischen Knorpelreparaturen auf das Fehlen präklinischer Grundlagenkenntnisse stützen. Es lagen bisher auch keine vergleichbaren Studien zur Präzisierung der jeweiligen optimalen Indikationsbereiche der einzelnen Methoden vor und ebenso wenig Untersuchungen größerer Knorpelläsionen bis hin zum mehrheitlichen Einbezug eines ganzen Gelenkkompartimentes oder nach Angehen einer experimentellen umschriebenen Arthrose.

Um Vergleichskriterien für die Abwägung der Vor- und Nachteile sowie eventuelle spezifische Indikationen der einzelnen Techniken zu erarbeiten und, um der klinischen Situation einer aktiven Arthrose näher zu kommen, haben wir ein In-vivo-Tierexperiment zusammengestellt, in welchem wir nach standardisiertem Setzen breitflächiger aber auf ein Kompartiment beschränkter Knorpelschäden diese nicht wie anderweitig frisch behandelt, sondern die Entwicklung einer Modellarthrose abgewartet haben. Die anschließende Reparatur mittels zweier grundlegend verschiedener Operationsvorgehen zur biologischen Knorpelwiederherstellung oder mittels deren Kombination erfolgte unter strikt identischen Versuchsbedingungen und die Ergebnisse wurden einerseits mit gesundem Knorpel der Versuchstiere und mit der weiter fortgeschrittenen Modellarthrose und andererseits mit den Resultaten der anderen Reparaturtechniken verglichen.

Material und Methoden

In den rechten Knien von 16 weißen Schweizer Ziegen aus geschlossener Zucht wurde in einer ersten Sitzung unter i.v. Narkose via anterolaterale parapatelläre Arthrotomie unter üblichen Operationssaalbedingungen und Antibiotikaprophylaxe eine Standardläsion Knorpelschaden gesetzt. Der mediale Femurkondylus und das femorale Gleitlager wurden mitteltief in einer Ausdehnung von mindestens 60% der Knorpeloberfläche aufgeraut. Der so entfernte Knorpel diente zur Transplantatgewinnung für die Chondrozytenkulturen durch CTI (Rechovot, Israel), einem Institut, welches auch gezüchtete autologe Chondrozyten für Humananwendung anbietet. Von der Schwere des Befalls her entwickeln Ziegen eine dem Menschen ähnlichere Sekundärarthrose als andere Versuchstiere wie Hunde oder Schweine und weisen auch vergleichbare Standbeine auf. Unter freiem Auslauf mit voller Belastung waren dann nach 3 Monaten auch alle histologischen und biochemischen Kriterien wie bei einer Humanarthrose nachweisbar, und zwar ohne überschießende Gelenkveränderungen (Abb. 1).

Nach Angehen dieser Modellarthrose, welche wir anderweitig bereits dokumentieren konnten, wurden die Knorpelschäden bei einer ersten Gruppe von vier Ziegen mittels osteochondraler press-fit fixierter Zylinder (OPZ) vom Gegenknie flächendeckend repariert. Bei einer zweiten Gruppe von vier Ziegen erfolgte die Knorpelwiederherstellung unter sonst unveränderten Bedingungen mittels autologer Chondrozyten Transplantation (ACT) unter einen Periostlappen. Bei der dritten Gruppe kamen bei Methoden zusammen zur Anwendung, indem die OPZ nur in der Abrollrichtung in Kontinuität implantiert wurden und quer dazu insbesondere in den seitlichen Bezirken kleinere Zwischenräume belassen wurden. Auf diese Kon-

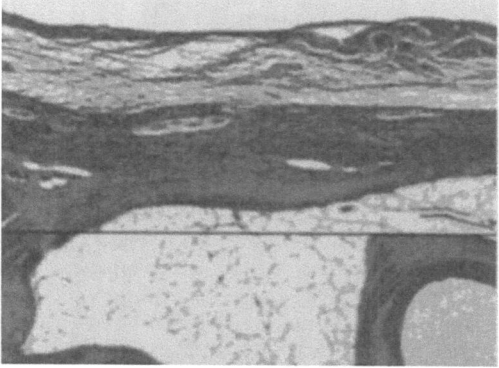

Abb. 1. Histologischer Aspekt der Modellarthrose: Ausdünnung des Restknorpels mit Verlust der Anfärbbarkeit der oberflächlichen Schichten, fibröser Durchwachsung und Brutkapselbildungen (Alcianblau), Beeinträchtigung des subchondralen Knochens

struktion wurde ein Periostlappen gesteppt, bevor der Aufguss mit den Knorpelzellkulturen darunter gespritzt wurde. Bei den letzten vier Ziegen wurde der weitere Spontanverlauf der Modellarthrose ohne Reparatur beobachtet. Nach diesen Zweitoperationen wurde genau das gleiche Nachbehandlungsprotokoll eingehalten wie nach dem ersten Eingriff.

Acht Monate später wurden alle Tiere euthanasiert und das operierte wie das nicht operierte Knie zur Auswertung entnommen. Es erfolgte eine klinische (Hinken, Erguss, Verwachsungen), histochemische (histologischer Knorpelaspekt in Alcianblau-Färbung und Schichtdicke/GAG-Konzentrationen (Abb. 2): Färbungsintensität bei pH 1 Alcianblau im Durchlicht [Image-Analizer]) und biomechanische (Instron, England/Modell 4502 mit hemisphärischem 1.5 mm-Stift > Gefälle von Regressionskurven: Abb. 3)

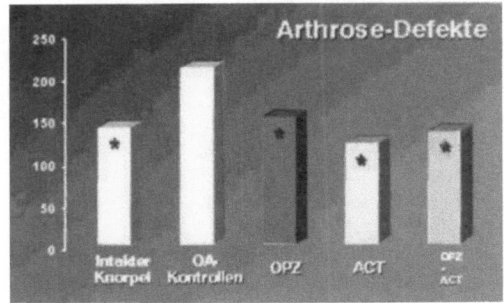

Abb. 2. Glycosaminoglycan-Konzentration im Reparaturgewebe: Alcianblau Färbungsintensität bei pH 1 im Durchlicht (Image-Analiser)
* Signifikante Differenz zu OA-Kontrollen (0,05 Level/t-Test)

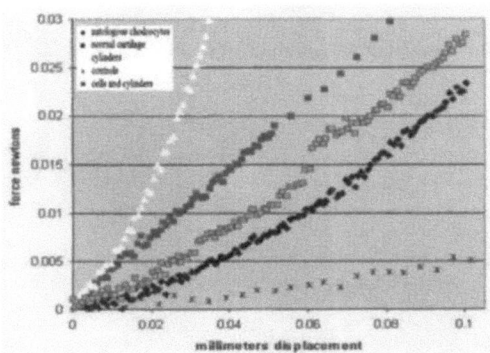

Abb. 3. Knorpelsteifigkeit als Gefälle der Regressionskurven bei 1,5 mm Stift-Indentation mit Instron 4502: Signifikante Unterschiede zwischen allen Gruppen (5×4, n=20) im ANOVA-Test (F>57, p<0,001)

Erhebung im Vergleich zum intakten Knorpel von den gegenseitigen Femurkondylen (Abb. 4).

Ergebnisse

Im Gegensatz zur Kontrollgruppe waren alle Tiere mit reparierten Knorpelschäden hinkfrei bei freier Beweglichkeit mit signifikant weniger Erguss nach ACT und kombinierter Technik, sowie fehlenden Verwachsungen nach Kombinationsrepair (Abb. 5).

- Die OPZ wiesen ein vollumfängliches knöchernes Einwachsen auf, mit verdichtetem subchondralem Knochen, wobei die Verschmelzung mit dem umgebenden Knorpel nicht überall vollständig war (Abb. 6). Die Knorpelkappe war vergleichsweise steifer als normal (steile Regressionskurve). Die Glycosaminoglycanwerte waren vermindert.

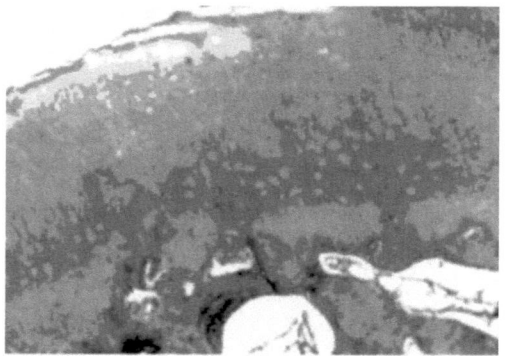

Abb. 4. Histologischer Aspekt des normalen Knorpels aus dem Gegenknies nach identischer Aufarbeitung wie in Abb. 1

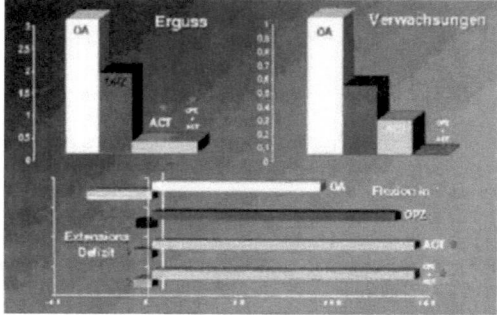

Abb. 5. Klinische Befunde der operierten Ziegen
* Signifikante Differenz zu OA-Kontrollen (0,05 Level/ t-Test)

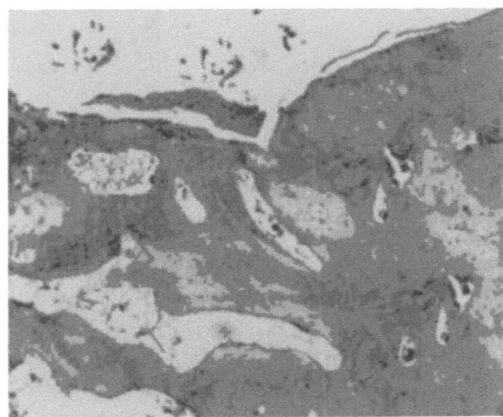

Abb. 6. Histologischer Aspekt 8 Monate nach OPZ-Repair (Alcianblau): Tiefgehende Spaltbildung zwischen Transplantat und Umgebungsknorpel. Volle knöcherne Integration mit subchondraler Knochenverdichtung

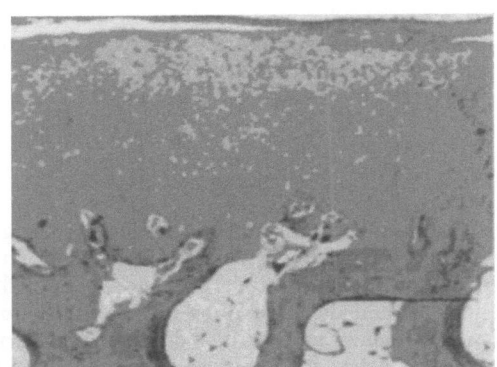

Abb. 7. Histologischer Aspekt 8 Monate nach ACT-Repair (Alcianblau): Knorpelschichtdicke und subchondraler Knochen dem Normalbefund vergleichbar. Knorpelstruktur modifiziert

- Nach ACT fand sich hyalinähnlicher Knorpel, welcher weicher war als normal (flache Regressionskurve), aber in allen reparierten Zonen bis auf eine völlig saumfrei in den umgebenden Knorpel integriert (Abb. 7). Die GAG-Konzentrationen waren erhalten.
- Nach Reparatur mittels kombinierter Technik war die Verschmelzung mit dem umgebenden Knorpel überall saumfrei. Zwischen den OPZ lag hyalinähnlicher Knorpel vor (Abb. 8). Sowohl die GAG als auch die mechanische Resistenz der wiederhergestellten Knorpelzonen waren annähernd normal.

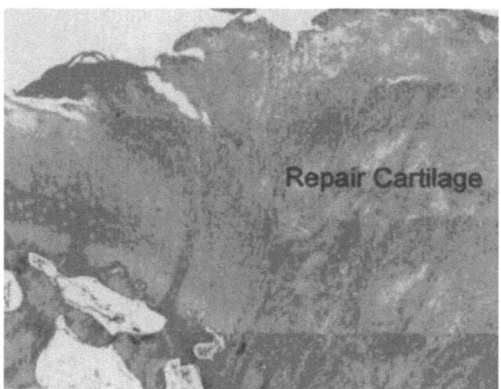

Abb. 8. Histologischer Aspekt 8 Monate nach kombinierter Technik (Alcianblau): Normale Knorpelschichtdicke, dichter Übergang zum angrenzenden gesunden Knorpel, Gewebestruktur nicht geregelt, aber in ihrer Dichte normalem Knorpelgewebe vergleichbar. Subchondraler Knochen normal konstituiert

- In der Kontrollgruppe wurden eine Persistenz der Oberflächenrauhigkeit sowie ein signifikant vermehrter GAG-Verlust festgestellt, bei ausgesprochen aufgeweichtem Restknorpel.

Fazit

Die vorliegende Studie untersucht die beiden grundsätzlich verschiedenen modernen Knorpelreparaturtechniken unter strikt identischen Bedingungen, welche nunmehr einen Vergleich ermöglichen. Wenn auch tierexperimentell so sind die Ergebnisse für die Beurteilung einer humanen Anwendung aus mehreren Gründen durchaus verwertbar: Die Biomechanik des Ziegenstandbeins, die relativen Schichtdicken wie der histologische Aspekt des gesunden Knorpels sind sehr ähnlich. Eine Tendenz zu übeßchiessender Arthrose besteht nicht, was es gestattet eine kompartimentell beschränkte Modellarthrose hervorzurufen, welche der Fragestellung nach Reparaturmöglichkeiten von größeren und degenerativ veränderten Knorpelläsionen wie beim Menschen nahe kommt.

Als Gemeinsamkeit beider Typen von biologischer Reparatur kann eine echte klinische Erholung und eine histologische Wiederherstellung von qualitativ hochstehendem Knorpel herausgestrichen werden. Eine signifikante Verbesserung verglichen mit der fortschreitenden Modellarthrose wurde in allen behandelten Fällen erzielt.

Bezüglich des gezielten Einsatz entsprechend der best geeigneten Methode für bestimmte Arten von Knorpelläsionen und deren Lokalisationen scheint die größere relative Dimension der gesetzten Standardläsionen und das Abwarten der Installation einer lokalen Arthrose eine zusätzliche Differenzierung zu bringen:

Eine nahtlose Wiederherstellung dieser breiteren Knorpeloberflächen kann eine osteochondrale Press-fit-Zylinderplastik alleine offenbar nicht garantieren. Hingegen ist damit die Gelenkkontur mit mechanischer Resistenz rekonstituierbar. Allerdings führt das an sich gute Einwachsen der knöchernen Partie der osteochondralen Zylinder in den umgebenden subchondralen Knochen zu dessen leichter Sklerose und Versteifung mit einer gewissen Athrophie des Knorpels.

Demgegenüber haben alle mittels autologer Chondrozytentransplantation reparierten Kompartimente bis auf eine wenige mm lange Strecke eine nahtlose neue Oberfläche aufgewiesen. Für Konturkorrekturen, sei es in dysplastischen Situationen, sei es posttraumatisch oder arthrosebedingt, eignet sich diese Methode nicht, da die erzielte mechanische Resistenz mittelfristig deutlich unter derjenigen von gesundem Knorpel liegt. Der Aufwand zur Entnahme von autologem Gewebe ist hingegen deutlich kleiner ebenso wie die gesetzten Entnahmedefekte.

Die grundlegende Hypothese, dass größere und arthrotisch überlagerte Knorpelschäden mit einer Kombination einer Zellkultur auf Knochen-Knorpel-Zylindern biologisch repariert werden kann, wird durch die vorliegende Studie voll gestützt. Die Nachteile der einzelnen Methoden wurden in diesem Kollektiv nicht beobachtet:

Sämtliche so reparierten Kompartimente wiesen nach acht Monaten eine nahtlose Oberfläche auf. Durch die eingebrachte biologische Potenz der ACT wird die kallöse Einheilung der konturstützenden OPZ kompensiert. Die subchondrale Knochensteifigkeit bleibt nahezu normal. Der aufgesprosste Knorpel wird nicht atrophisch und die Produktion von Grundsubstanz im Normbereich.

Angesichts dieser Ergebnisse braucht die Indikation nicht mehr streng auf umschriebene posttraumatische und jugendliche Osteochondroseherde beschränkt zu werden. Zunächst in genau kontrollierten klinischen Studien, erscheint eine Erweiterung auf ganze Kompartimente bei entsprechend gut erhaltenem Umfeld auch bei beginnender Arthrose gerechtfertigt, ggf. mit zusätzlicher Entlastungsosteotomie. Keine Aussage lässt sich aus der vorliegenden Studie ableiten betreffend der Einsatzmöglichkeit bei Osteonekrosen, welche wir bei bisheriger klinischer Anwendung auch bei kleineren Läsionen konsequent mittels MRT ausgeschlossen haben, obwohl die zugeführte biologische Potenz der ACT eine Verbesserung des biologischen Umfeldes von Nekrosen erwarten lässt. Denn unser Arthrosemodell führt zwar alle histologischen und biochemischen Veränderungen einer Arthrose in drei Monaten herbei. Die Komplikation einer Kondylennekrose haben wir aber nirgends angetroffen.

Dass die aus einer knöchernen und einer knorpeligen Partie bestehenden, voll gezüchteten Konstrukte, welche neuerdings für den klinischen Einsatz verfügbar sind, und vor allem betreffend des Entnahmeschadens günstiger wären, den gleichen Indikationsbereich abdecken könnten, legen die Ergebnisse der vorliegenden Studie eigentlich nahe. Immerhin steht die Untersuchung von deren Einwachsverhalten in größere und degenerative Defekte noch aus.

Literatur

1. Bobic V, Noble J (2000) Articular cartilage-to repair or not to repair. J Bone Joint Surg [Br] 82:165
2. Breinan HA, Minas T, Hsu HP, Nehrer S, Sledge CB, Spector M (1997) Effect of cultured autologous chondrocytes on repair of chondral defects in a canine model. J Bone Joint Surg [Am] 79:1439
3. Butinariu EM, Robinson D, Mendes DG, Halperin N, Nevo Z (1996) Resurfacing of goat articular cartilage by chondrocytes derived from bone marrow. Clin Orthop 330:234
4. Brittberg M, Lindahl A, Nilsson A, Ohlsson C, Isaksson O, Peterson L (1994) Treatment of deep cartilage defects in the knee with autologous chondrocyte transplantation. N Engl J Med 331:889
5. Convery FR, Meyers MH, Akeson WH (1991) Fresh osteochondral allografting of the femoral condyle. Clin Orthop, p 139
6. Donohue JM, Buss D, Oegema TRJ, Thompson RCJ (1983) The effects of indirect blunt trauma on adult canine articular cartilage. J Bone Joint Surg [Am] 65:948
7. Garde U (1995) Histomorphologie der primären Knochenheilung der Osteochondralfrakturen. Habilitationsarbeit Universität Witten/Herdecke
8. Gerber BE, Zimmer M, Asshauer T, et al. (2001) In Vitro and Experimental Animal Research on Arthroscopic Laser Treatment of Cartilage - Setup Near to Clinical Application Conditions. In: Gerber BE, Knight MTN, Siebert WE (eds) Lasers in the Musculoskeletal System. Springer Editions, S 42-60
9. Hangody L, Kish G, Karpati Z, Udvarhelyi I, Szigeti I, Bely M (1998) Mosaicplasty for the treatment of articular cartilage defects: application in clinical practice [see comments]. Orthopedics 21:751
10. Lefkoe TP, Trafton PG, Ehrlich MG, et al. (1993) An experimental model of femoral condylar defect leading to osteoarthrosis. J Orthop Trauma 7:458
11. Minas T (1998) Chondrocyte implantation in the repair of chondral lesions of the knee: economics and quality of life. Am J Orthop 27:739
12. Richardson JB, Caterson B, Evans EH, Ashton BA, Roberts S (1999) Repair of human articular cartilage after implantation of autologous chondrocytes. J Bone Joint Surg [Br] 81:1064
13. Robinson D, Halperin N, Nevo Z (1990) Regenerating hyaline cartilage in articular defects of old chickens using implants of embryonal chick chondrocytes embedded in a new natural delivery substance. Calcif Tissue Int 46:246
14. Shahgaldi BF, Amis AA, Heatley FW, McDowell J, Bentley G (1991) Repair of cartilage lesions using biological implants. A comparative histological and biomechanical study in goats. J Bone Joint Surg [Br] 73:57

15. Tew SR, Kwan AP, Hann A, Thomson BM, Archer CW (2000) The reactions of articular cartilage to experimental wounding: role of apoptosis. Arthritis Rheum 43:215
16. Wakitani S, Goto T, Young RG, Mansour JM, Goldberg VM, Caplan AI (1998) Repair of large full-thickness articular cartilage defects with allograft articular chondrocytes embedded in a collagen gel. Tissue Eng 4:429

21 Frische Allografts

G. O. Hofmann, M. H. Kirschner

Einleitung

Die ersten Übertragungen vollständiger Kniegelenke am Menschen wurden 1908 von Erich Lexer publiziert [8, 9]. Zwar hatte es sich bei den beiden von ihm durchgeführten Gelenkübertragungen auch um „frische Allografts" gehandelt, da die Gelenke ohne Konservierung und Zwischenlagerung vom Spender auf den Empfänger übertragen wurden. Transplantationen im eigentlichen Sinn waren es dennoch nicht, weil keine Gefäßanastomosen zwischen Empfängerorganismus und Transplantat angefertigt worden waren und damit das übertragene Gelenk auch nicht an Kreislauf und Durchblutung des Empfängers angekoppelt war.

„Konservierte Allografts", also Gelenke oder Gelenkteile von verstorbenen Spendern, thermisch (Tiefkühlung: $T = -80\,°C$) und/oder chemisch (DMSO zur Knorpelprotektion) konserviert, kommen seit Jahrzehnten insbesondere in der Tumorchirurgie des Bewegungsapparates nach ausgedehnten Resektionen zum Einsatz [2]. Allerdings erfüllen diese Implantate nicht den Anspruch eines vitalen Ersatzes und sind zudem mit einer hohen Komplikationsrate (Pseudarthrose, Fraktur, Resorption, Infektion) belastet [10, 12].

Die erste allogene, gefäßgestielte, frische Transplantation eines menschlichen Kniegelenkes wurde 1996 an der Berufsgenossenschaftlichen Unfallklinik Murnau durchgeführt [4, 5].

Indikation

Der Einsatz „frischer Allografts", also von vaskularisierten, vitalen Gelenktransplantaten aus Multiorganspendern entnommen, in der Behandlung von durch Arthrose zerstörten Kniegelenken ist nur in besonderen Ausnahmesituationen vorstellbar. Keinesfalls stellt diese Methode ein Konkurrenzverfahren zur Kniegelenksendoprothetik dar.

Ursprünglich entwickelt für junge Patienten mit posttraumatisch-postinfektiösen Defektzuständen könnte eine Transplantation dann in Erwägung gezogen werden, wenn nach gescheiterter Revisionsendoprothetik des Kniegelenkes nicht nur ein ausgedehnter Knochen- und Gelenkdefekt anstelle des ursprünglichen Knies vorliegt, sondern auch der gesamte Streckapparat (Quadrizepssehne, Patella, Patellarsehne) verloren gegangen ist.

In einer solchen Situation wird auch die Implantation modularer Tumorendoprothesen keine zufriedenstellende Gelenkrekonstruktion bringen, weil der die alloplastische Endoprothese mobilisierende Streckapparat fehlt. In einer solchen Situation bleiben dem Patienten als Alternativen nur:
- Verkürzende Arthordese, evtl. mit sekundärer Verlängerung nach Ilizarov
- Oberschenkelamputation

Die Transplantation frischer, gefäßgestielter Allografts kann nur als vorletzte Rückzugslinie vor den beiden genannten Verfahren gesehen werden.

Vorbereitung

In Vorbereitung einer Kniegelenkstransplantation muss das Bein des Empfängers zunächst mit zwei Marknägeln in Femur und Tibia versorgt werden, auf deren Spitze eine provisorische Scharnierendoprothese aus Polyäthylen aufgesetzt ist. Dies ermöglicht den Einsatz der Motorschiene und der Erhaltung einer passiven Mobilität des Beines und vermeidet eine Schrumpfung der Weichgewebe über dem Gelenkdefekt in der Wartezeit auf die Transplantation.

Organgewinnung und Spender-Empfänger-Match

Die Gewinnung der Gelenktransplantate erfolgt an jungen Multiorganspendern (Alter unter 45 Jahren) bei explizit vorliegender Zustimmung auch zur postmortalen Gewebeentnahme. Für die Auswahl der Spender gelten die bei der postmortalen Organspende üblichen Kriterien (Fremdanamnese, Risikogruppenausschluss, Seronegativität für HBSAG, HCV, HIV-1 und HIV-2). Zusätzliches Sicherheitskriterium für die Empfänger sind: Die Multiorganspender dürfen vor Gewinnung der Transplantate kein Fremdblut oder Blutderivate erhalten haben.

Die Transplantationen erfolgen unter Berücksichtigung der Blutgruppenkompatibilität, jedoch ohne Beachtung der HLA-Konstillation. Um eine hyperakute Abstoßung zu vermeiden, muss eine präoperative Kreuzprobe zum Ausschluss präformierter zytotoxischer Antikörper negativ ausfallen.

Bei der Transplantatgewinnung wird das betreffende Bein des Spenders über die Arteria iliaca externa gleichzeitig zum Start der abdominalen und thorakalen Organperfusion mit 4 l UW(University of Wisconsin)-Lösung als Konservierungsmittel durchgespült. Anschließend wird das Gelenk entnommen, steril verpackt und bis zur Transplantation in Eiswasser gelagert. Die kalte Ischämiezeit soll unter 24 h bleiben.

Operationstechnik

Die mechanische Fixierung der Transplantate im Empfängerorgan erfolgt über Marknagelosteosynthesen. Dabei wird die Osteosynthese am Femur in antegrader, die an der Tibia in retrograder Marknageltechnik durchgeführt. Die Länge des femoralen Anteils der Transplantate variiert zwischen 10–15 cm, die des tibialen Anteils zwischen 5–10 cm. Die Kniegelenkskapsel selbst bleibt ungeöffnet intakt.

Medikamentöse Immunsuppression

Eine wirksame, medikamentöse Unterdrückung der immunologischen Abwehrreaktion gegen ein an das Gefäßsystem des Empfängers angeschlossenes Fremdgelenk ist nach unseren bisherigen Erfahrungen zwingend. Binnen weniger Tage würde die Antigenexposition ohne Immunsuppression zu einer akuten Abstoßungsreaktion, vornehmlich am Gefäßbaum des Transplantates führen, in der Folge zum Gefäßverschluss, zum Zirkulationsstopp und zur Nekrose des Transplantates. Den gleichen Effekt hätte eine chronische Abstoßung in der Folgezeit, würde man die Immunsuppression später absetzen. Eine andauernde Immunsuppression der Transplantatempfänger erscheint damit zumindest zum derzeitigen Stand unvermeidbar.

Hierin liegt der entscheidende Nachteil der Transplantationen. Die Immunsuppression muss mit vier Medikamenten starten (Quadrupel-Induktionstherapie: Cyclosporin A, Azathioprin, Anti-T-Lymphozyten-Globulin, Methylprednisolon). Selbst wenn diese medikamentöse Immunsuppression später auf zwei oder gar ein Medikament reduziert werden kann, verbleiben dennoch die Risiken dieser Behandlung für den Patienten:
- Erhöhte Infektgefährdung, insbesondere durch opportunistische Erreger
- Erhöhtes Malignomrisiko, insbesondere für Lymphome und photoinduzierte Neoplasien

Die Diskussion dieser Nachteile ist zentraler Inhalt einer „Nutzen-Risiko-Analyse", die dem betroffenen Patienten vor Aufnahme auf eine Transplantationswarteliste auseinandergesetzt werden muss.

Verlaufskontrollen

Die medikamentöse Immunsuppression macht eine regelmäßige Cyclosporinspiegel-Bestimmung beim Empfänger erforderlich, wobei die gewünschten Spiegel in dem Bereich anzusetzen sind, der bei Nierentransplantationspatienten als günstig gilt. Eine Thromboseprophylaxe erfolgt während des ersten halben Jahres durch Low-dose-Heparin und später durch Marcumarisierung für ein Jahr.

Postoperativ wird in der ersten Woche die makroskopische Durchblutung des Transplantates durch Angiographie in DSA-Technik dokumentiert, im weiteren Verlauf genügen weniger invasive Duplex-Sonographien. Eine mikroskopische Transplantatperfusion lässt sich durch Skelettszintigraphien mit 99 M-TC-DPD (Dicarboxydyphosphonat) in der SPECT-Technik (single photon emissions computed tomography) nachweisen.

Trotz Immunsuppression fanden wir in den konventionellen radiologischen Verlaufskontrollen der Femur- und Tibiaosteotomien keine verzögerte knöcherne Konsolidierung.

Bei klinischen Verdachtsmomenten (Schmerz, Schwellung, Erguss, Rötung, Überwärmung) auf akute oder chronische Abstoßung muss zur Differenzierung und zum Ausschluss einer differenzialdiagnostisch in Erwägung zu ziehenden Infektion eine Arthroskopie des transplantierten Gelenkes durchgeführt werden. Die mikroarthroskopische Inspektion der Blutgefäße in der Synovialmembran kann Abstoßungszeichen (Gefäßkalibersprünge) bieten, beweisend ist die histologische Aufarbeitung einer bei dieser Gelegenheit gewonnenen Biopsie aus der Synovialmembran (zelluläre Infiltrate). Ein nichtinvasives, zuverlässiges klinisches Transplantatmonitoring steht uns leider bislang noch nicht zur Verfügung.

Rückzugslinien

Die Ergebnisse der Transplantationen wurden im Detail durch unsere Arbeitsgruppe publiziert [6, 7]. Besondere Betrachtung verdient unseres Erachtens die Frage möglicher Rückzugslinien im Falle von Komplikationen. In zwei Fällen waren wir mit dem Problem einer schleichenden, klinisch latent verlaufenden Abstoßung konfrontiert. Dies führte dazu, dass der Knorpel im Gelenktransplantat unterging, während der knöcherne Einheilungsprozess des Transplantates an der femoralen und tibialen Osteotomie zum Abschluss gekommen war. Wir entfernten die Marknägel und ersetzten das Gelenk durch eine teilgekoppelte, bikondyläre Schlittenprothese in zementierter Technik, sozusagen im „Huckepackverfahren". Die Immunsuppression konnte in der Folge abgesetzt werden. Sollte es in einem solchen „Composite" aus allogenem Transplantat und zementierter Endoprothetik abermals zur Entstehung einer De-novo-Infektion oder zur Reaktivierung einer vor der Transplantation bestehenden Infektion kommen, droht dem Patienten abermals eine Oberschenkelamputation oder Arthrodese mit deutlicher Verkürzung.

Kontraindikationen

Die vaskularisierte Transplantation eines frischen Allografts sollte prinzipiell in all jenen Situationen nicht in Betracht gezogen werden, bei denen sich der Defekt mit alloplastischen Implantaten, also mit Endoprothesen überbrücken lässt.

Weitere Kontraindikationen sind die Remobilisierung einer vorbestehenden Arthrodese, chronisch instabile Narbenverhältnisse über dem Defektknie sowie chronische Infektionen oder Tumorerkrankungen in der Anamnese des Empfängers. Die Immunsuppression würde hier zu unabsehbaren Folgen für die Patienten führen.

Ausblick

Das „composite tissue allografting", also die Transplantation von frischen Gelenken befindet sich im klinisch-experimentellen Stadium. Das betrifft nicht nur das hier vorgestellte Gelenktransplantationsprojekt, sondern auch bespielsweise die Handtransplantationen, die bislang in geringer Zahl von weltweit nur wenigen Gruppen durchgeführt wurden [1, 3, 11]. Alle bisherigen Erfahrungen zeigen, dass diese Verfahren derzeit sehr kritisch hinterfragt werden müssen.

Gänzlich abgelehnt werden dürfen sie dennoch nicht. Medikamentöse Immunsuppression wird längst nicht mehr nur dann eingesetzt, wenn es für einen Patienten um „Leben oder Tod" geht. Die Transplantationen von Nieren und Bauchspeicheldrüsen erfolgen in erster Linie unter dem Gesichtspunkt einer Lebensqualitätsverbesserung und nicht aus vitaler Indikation. Sogar bei der Hornhauttransplantation muss in manchen Fällen eine niedrig dosierte Immunsuppression in Kauf genommen werden, um den Erfolg der Wiedergewinnung des Augenlichtes nicht zu gefährden. Auch die Entwicklung neuer, spezifischer wirkender Immunsuppressiva mit weniger Nebenwirkungen ist in absehbarer Zeit sehr wahrscheinlich.

Medizinischer Fortschritt auf diesem Gebiet wird sich in kleinen Schritten einstellen. Unter strenger Indikationsstellung und engmaschiger Kontrolle sollten ausgewählte Fälle an wenigen Kompetenzzentren behandelt werden. Begleitend dazu sind auf der Ebene der Grundlagenforschung noch viele offene Fragen zu beantworten.

Literatur

1. Breidenbach WC (2000) Hand transplantation: the Louisville Experience. Second International Symposium on Composite Tissue Allotransplantation. Louisville, May 18-19
2. Clohisy DR, Mankin HJ (1994) Osteoarticular allografts for reconstruction after resection of a musculosceletal tumor in the end of the tibia. J Bone Joint Surg 76A:549-554
3. Dubernard JM (2000) Hand transplantation: the Lyon Experience. Second International Symposium on Composite Tissue Allotransplantation. Louisville, May 18-19
4. Hofmann GO, Kirschner MH, Wagner FD, Lang W, Bühren V (1996) First vascularized knee joint transplantation in man. Tx Med 8:46-47
5. Hofmann GO, Kirschner MH, Wagner FD, Land W, Bühren V (1997) Allogeneic vascularized grafting of a human knee joint with postoperative immunosuppression. Arch Orthop Trauma Surg 116:125-128
6. Hofmann GO, Kirschner MH (2000) Clinical experience in allogeneic vascularized bone and joint allografting. Micrusurgery 20:375-383
7. Kirschner MH, Brauns L, Gonschorek O, Bühren V, Hofmann GO (2000) Vascularized knee joint transplantation in man: the first two-year experience. Eur J Surg 166:320-327
8. Lexer E (1908) Substitution of whole or half joints from freshly amputated extremities by free plastic operation. Surg Gynecol Obstet 6:601-607
9. Lexer E (1925) Joint transplantation and arthroplasty. Surg Gynecol Obstet 40:782-809
10. Oritz-Cruz E, Gebhardt MC, Jennings LC, Springfield DS, Mankin HJ (1997) The results of transplantation of intercalary allografts after resection of tumors. J Bone Joint Surg 79A:97-106
11. Pei G (2000) Hand transplantation: the Guangzhou experience. Second International Symposium on Composite Tissue Allotransplantation. Louisville, May 18-19
12. Volkov M (1970) Allotransplantation of joints. J Bone Joint Surg 52B:49-53

22 Umstellungsoperationen

K.-P. GÜNTHER

Einleitung

Beobachtet man das Behandlungsspektrum orthopädischer Kliniken über die vergangenen drei Jahrzehnte, zeigt sich vielerorts ein kontinuierlicher Rückgang der Anzahl durchgeführter Umstellungsoperationen. Dies ist unter anderem bedingt durch verbesserte Langzeiterfolge in der Endoprothetik und einer daraus resultierenden Begründung, nicht nur älteren Patienten mit fortgeschrittener Arthrose die Implantation einer Hüft- oder Knieendoprothese anzubieten.

Dennoch werden nach wie vor die Standzeiten von Prothesen durch jüngeres Lebensalter und eine damit meist verbundene höhere körperliche Aktivität negativ beeinflusst. Aus diesem Grund ist es weiterhin notwendig, gerade bei Patienten jüngeren und mittleren Alters zu prüfen, ob eine Umstellungsoperation als gelenkerhaltende Alternative zur Endoprothesenimplantation noch sinnvoll durchgeführt werden kann. Dazu ist es erforderlich, die Prinzipien achskorrigierender Eingriffe zu kennen, ihre Indikation in ein Behandlungskonzept gegebenenfalls integrieren zu können und die technische Durchführung zu beherrschen.

Bei insgesamt 809 Patienten der „Ulmer Osteoarthrosestudie" hat sich gezeigt, dass präarthrotische Deformitäten (Hüftgelenkdysplasie, M. Perthes und femorale „tilt deformity") bei 32% der Patienten mit Coxarthrose und eine Varusfehlstellung der Kniegelenke bei 58% der Patienten mit Gonarthrose assoziiert sind [8]. Die Bedeutung entsprechender Risikofaktoren für die Entstehung von Cox- und Gonarthrosen ist hinreichend bekannt, und sowohl die Prävalenz als auch der individuelle Leidensdruck von Erkrankungen dieser Gelenke ist sehr hoch.

Aus diesem Grund sollen im Folgenden unter Fokussierung auf hüft- und kniegelenknahe Korrektureingriffe einige Prinzipien erläutert werden, die die Auswirkungen und Planung entsprechender Maßnahmen betreffen. Im Anschluss sind einige – nach ihrer Häufigkeit ausgewählte – Behandlungsverfahren beschrieben, ohne dass jedoch auf die operationstechnischen Details eingegangen wird, da sie entsprechenden Standardwerken zu entnehmen sind.

Auswirkungen von Umstellungsosteotomien

Die Indikation zur Durchführung einer Umstellungsosteotomie ergibt sich einerseits, wenn die Inkongruenz korrespondierender Oberflächen oder eine Achsabweichung bei lasttragenden Gelenken zur „Überlastung" bzw. mechanischen Schädigung von Knorpelarealen führt. Andererseits kann sie dann sinnvoll sein, wenn es ohne primär erkennbare Fehlstellung zu einer auf bestimmte Gelenkanteile begrenzten Schädigung gekommen ist, deren „Herausdrehen" aus der Belastungszone den weiteren klinischen Verlauf günstig beeinflusst.

Unabhängig davon, ob die Operation vorgenommen wird, um die *Entstehung* einer Arthrose zu verhindern oder aber den weiteren *Verlauf* einer bereits eingetretenen morphologischen Knorpelschädigung und daraus resultierenden Beschwerdesymptomatik zu verzögern, muss man sich über die zwangsläufig mit diesen Eingriffen – an Knie- und Hüftgelenk in unterschiedlichem Ausmaß – verbundenen Auswirkungen im klaren sein.

Intraartikuläre Veränderungen

Achskorrigierende Eingriffe führen immer zu einer Veränderung der räumlichen Lage benachbarter Gelenke und häufig zu einer veränderten Stellung von Gelenkpartnern im Verhältnis zueinander. Dies bewirkt bei Belastung eine Veränderung der auf Knorpel und subchondralen Knochen einwirkenden Kräfte mit teilweise gewünschten Effekten (Normalisierung der Kraftverteilung) und teilweise auch unerwünschten Nebenwirkungen (z. B. unphysiologisch hohe Krafteinleitung auf bislang weniger belastete Areale). Im Fall einer valgisierenden proximalen Tibiaosteotomie bei Varusgonarthrose kommt es deshalb beispielsweise zwangsläufig zu einer vermehrten Belastung – und u. U. verstärkten Knorpeldegradation – des lateralen femurotibialen Kompartimentes. Andererseits aber soll gerade die Verminderung des Knorpelabriebes im entlasteten Kompartiment mit einer dadurch bedingten Abnahme von freien Proteoglykanfragmenten oder auch von Neuropeptiden in Gelenkflüssigkeit und Synovialmembran zur Schmerzbesserung beitragen [23].

Inwieweit sich nach einer Umstellungsoperation die mechanische Entlastung günstig auf die Knorpelregeneration von abgenutzten Gelenkflächen auswirkt, ist nicht letztlich geklärt. Zumindest konnte im Rahmen von arthroskopisch entnommenen Kontrollbiopsien nach vorgängigen Eingriffen die Proliferation von Faserknorpel auf initial stärker geschädigten Arealen beobachtet werden [25, 31].

Insbesondere am Kniegelenk führt eine Positionsänderung der beteiligten Gelenkpartner zwangsläufig auch zu einer – zumindest im Einbeinstand relevanten – Veränderung der Bandspannung. Dies ist grundsätzlich bei der Planung eines Eingriffes zu berücksichtigen, weshalb die präoperative Bandprüfung obligat erfolgen muss und die Auswahl der Osteotomiehöhe (intra- bzw. extraligamentär) sowie die Art des Eingriffes (subtraktiv bzw. additiv) daran auszurichten ist. Am Hüftgelenk kann sich die Stellungsänderung der Gelenkpartner erheblich auf die Beweglichkeit auswirken, weshalb sie präoperativ sehr sorgfältig untersucht und auf das Vorliegen evtl. bestehender Kontrakturen geachtet werden muss (so wird z.B. durch eine varisierende Femurosteotomie eine vorbestehende Anspreizkontraktur zwangsläufig verstärkt).

■ Achsverhältnisse

Die im Rahmen einer Umstellungsoperation an einem Röhrenknochen vorgenommene Korrektur führt häufig nicht nur zur gewünschten Veränderung am Zielgelenk, sondern auch zu – nicht immer adäquat berücksichtigten – Veränderungen der Gesamtstatik.

So kommt es beispielsweise durch die varisierende proximale Femurosteotomie zu einer Lateralverschiebung des Trochanter major und damit zu einer Varisation der Beinachse – mit Drucksteigerung im medialen femurotibialen Kompartiment – wenn keine Medialisierung des distalen Femurfragmentes vorgenommen wird. Bei der Durchführung kniegelenknaher Osteotomien ist dementsprechend die Beachtung der dadurch veränderten Sprunggelenkeinstellung von großer Bedeutung. Deshalb muss präoperativ sowohl eine sorgfältige klinische Untersuchung der Bewegungskette als auch im Bedarfsfall die Durchführung zusätzlicher Röntgenaufnahmen benachbarter Gelenke erfolgen.

In Abhängigkeit vom Osteotomie-Typ und der Fixationsart kommt es darüber hinaus relativ häufig zu Veränderungen der Beinlänge: Diese können beispielsweise nach varisierender proximaler Femurosteotomie vom Patienten nicht tolerierte Ausmaße annehmen, da sowohl die Verringerung des CCD-Winkels als auch eine zusätzlich oft durchgeführte Keilentnahme zur Beinverkürzung beiträgt. Auf diese Veränderungen muss der Patient hingewiesen werden, und entsprechende – vielleicht auch „nur" kosmetische – Folgeerscheinungen (z.B. dezente Valgisierung der Beinachse bei kniegelenknaher Korrektur einer Varusgonarthrose) sind in die Behandlungsplanung zu integrieren. Gerade bei jüngeren Patienten ist nicht immer selbstverständlich, dass selbst für eine relevante Beschwerdeverbesserung ggf. kosmetische Beeinträchtigungen (Narben oder Veränderungen der Beinachse) in Kauf genommen werden müssen.

■ Gangbild und Funktion

In dem Maße, wie eine Umstellungsosteotomie die anatomischen Achsverhältnisse an den unteren Extremitäten verändert, kann sie sich auch auf die Gelenkfunktion (s.o.) und das Gangbild auswirken. So werden beispielsweise das Adduktionsmoment im Kniegelenk wie auch Schrittlänge, Gehgeschwindigkeit und Winkel des Fußauftrittes nach proximaler Tibiaosteotomie verändert [38]. Auch durch korrigierende Eingriffe am Hüftgelenk kommt es zu Veränderungen, selbst wenn die bei einer zu ausgeprägten Varisation am proximalen Femur zu befürchtende Glutaealinsuffizienz (infolge eines relativen Trochanterhochstandes und der daraus resultierenden Annäherung von Ursprung und Ansatz der pelvitrochanteren Muskulatur) ausbleibt.

Ob die entsprechenden Veränderungen subklinisch bleiben oder der Patient in einzelnen Fällen eine entsprechende Veränderung seines Gangbildes oder der Gelenkfunktion selbst wahrnimmt, ist nicht immer sicher vorhersagbar.

Als zusätzlich zu berücksichtigender Aspekt einer achskorrigierenden Behandlungsmaßnahme bei einem Patienten mit degenerativen Gelenkveränderungen muss noch genannt werden, dass diese in der Regel nicht den Abschluss der Behandlung darstellt, sondern Folgeeingriffe anfallen können bzw. werden. Der Patient bedarf deshalb einer kritischen Aufklärung über den möglicherweise nur „aufschiebenden" Charakter des Eingriffes bzw. sollte sich auch der Operateur darüber im klaren sein, dass die Osteotomie mit einer mehr oder weniger ausgeprägten Formveränderung des gelenknahen Knochens einhergeht und somit für spätere endoprothetische Eingriffe u. U. ungünstige Voraussetzungen schafft. So zeigen beispielsweise mehrere Nachuntersuchungen von Patienten mit künstlichem Kniegelenkersatz schlechtere Ergebnisse nach vorgängiger Tibiakopfumstellung im Vergleich zu nicht voroperierten Kollektiven, was neben operationstechnischen Problemen möglicherweise auch auf eine häufig mit proximaler Tibiaosteotomie verbundene Distalisierung der Patella zurückzuführen ist [39]. Am Hüftgelenk kann eine vorgängige Femurosteotomie die Auswahl des Schaftimplantates beeinflussen, und dann ist häufig die Verwendung zementierter Schäfte der zementfreien Implantation vorzuziehen [13].

Aus den genannten Aspekten wird deutlich, dass es sich bei Umstellungsoperationen nicht um einfache Eingriffe handelt, die in der Entscheidungsfindung nur einer Röntgenaufnahme und eines kurzen Gespräches bedürfen. Es sind vielmehr Maßnahmen, die in ein sinnvolles Gesamtkonzept der Behandlung von degenerativen Gelenkerkrankungen zu integrieren sind, und dabei mit ihren Vor- und Nachteilen gegen andere Therapieoptionen (konservativ, minimalinvasiv und gelenkersetzend) sorgfältig abgewogen werden müssen.

Prinzipien der Operationsplanung

Zur Planung entsprechender Korrekturosteotomien ist es unabdingbar, sich neben der Beurteilung von Art und Ausmaß degenerativer Veränderungen eine genaue Kenntnis vom Typ der vorliegenden Achs- bzw. Gelenkdeformität sowie von anatomischer und mechanischer Beinachse zu verschaffen. Hierfür steht eine Vielzahl unterschiedlichster Messverfahren zur Verfügung und nicht zuletzt deshalb gibt es auch teilweise unterschiedliche Empfehlungen zum Ausmaß empfohlener Korrekturen in der Literatur. Um die Kommunikation zu vereinheitlichen und gleichzeitig zuverlässig und praktikabel zu messen, bedarf es einer Festlegung auf geeignete Untersuchungstechniken. Im Bereich der unteren Extremitäten hat sich hier vorrangig der von D. Paley angegebene „Malalignment- and Malorientationtest" bewährt. Damit ist sowohl der Typ einer evtl. vorliegenden Deformität als auch das notwendige Ausmaß einer Korrektur beispielsweise bei kniegelenknahen Umstellungen exakt planbar [33]. Voraussetzung hierfür ist eine Ganzbeinaufnahme im Stand mit vollständiger Streckung des Kniegelenkes, um sowohl den Verlauf der mechanischen Beinachse als auch die anatomischen Achsen in den einzelnen Extremitätenabschnitten bestimmen zu können. Selbstverständlich muss bei knienahen Korrektureingriffen neben der Frontal- auch die Sagittalebene mitberücksichtigt werden, weshalb die zusätzliche Seitaufnahme des Kniegelenkes obligat ist.

Am Hüftgelenk gilt als Planungsgrundlage die Beckenübersicht (ebenfalls im Stehen), auf der die entsprechenden Pfannen- und Schenkelhalswinkel analysiert werden. Zur Einschätzung des azetabulären oder femurseitigen Korrekturbedarfes sind in der Regel zusätzliche Aufnahmen mit Darstellung der zweiten Ebene (z. B. faux-profile oder axiiale Aufnahme) erforderlich, und in besonderen Fällen können noch Schnittbildverfahren (Antetorsionsmessung mittels CT oder MRT) erforderlich sein. Auch ist im Vorfeld von Korrekturen am proximalen Femur die Durchführung von Funktionsaufnahmen (z. B. Abspreiz- bzw. Anspreizaufnahme) zu empfehlen, um den Effekt einer entsprechenden Umstellung auf die Kongruenz der Gelenkflächen einzuschätzen.

Kniegelenknahe Osteotomien

Varusgonarthrose

Bei der klinischen und radiologischen Untersuchung von Patienten mit Gonarthrose zeigt sich oft eine mehr oder weniger ausgeprägte Varusdeformität. Sie kann sowohl durch medialbetonten Knorpelverlust bzw. subchondrale knöcherne Destruktion als auch durch eine Insuffizienz des lateralen Kapselbandapparates verursacht sein, und nicht selten liegt ihr auch eine vorbestehende – femorale oder tibiale – Achsabweichung in der Frontalebene zugrunde.

Bereits im physiologischen Zustand werden etwa 70% der auf das vom Kniegelenk einwirkenden Kräfte durch das mediale Kompartiment geleitet, und bei einer milden Varusfehlstellung von 4–6° erhöht sich dieser Anteil auf etwa 90% [9]. Ab welchem Ausmaß sich jedoch entsprechende Achsdeformitäten ungünstig auf die Entstehung und den Verlauf einer Gonarthrose auswirken, ist mangels prospektiver Daten letztlich ungeklärt.

Unabhängig davon, ob die Varusfehlstellung Ursache oder Folge der vorliegenden Gonarthrose ist, lassen sich jedoch zumindest im Initialstadium mit dann oft noch intakten Knorpelverhältnissen im lateralen Kompartiment durch eine valgisierende Korrekturosteotomie die statisch und dynamisch auf das Gelenk einwirkenden Kräfte optimieren. Abhängig von der zugrundeliegenden Deformität (s. a. präoperative Planung) kann der Eingriff femoral oder auch tibial vorgenommen werden. Eine Vielzahl unterschiedlichster Techniken steht hierbei zur Verfügung: Die Osteotomie kann horizontal oder bogenförmig als sog. „Dom-Osteotomie" durchgeführt werden sowie mit Keilentnahme (subtraktiv) oder ohne Keilentnahme (additiv) erfolgen. Zur Fixation sind sämtliche internen (meist Verplattung oder Krampeneinbringung) und externen Osteosyntheseverfahren (Fixateur externe bzw. Ringfixateur) in der Literatur angegeben.

Sehr häufig wird die Korrektur als „hohe valgisierende Tibiakopfosteotomie" (s. Abb. 1) durchgeführt und eine Reihe von klinischen Untersuchungen [1, 3, 12, 14, 24, 28, 29, 37, 41] belegt deren positiven Effekt auf Schmerz und Funktion. Unter der Voraussetzung einer kritischen Auswahl geeigneter Patienten und korrekter Durchführung der proximalen valgisierenden Tibiaosteotomie ist ein Anteil von etwa 80% sehr guter bzw. guter Behandlungsergebnisse nach 5–6 Jahren und immerhin noch eine entsprechende Rate von 60% nach 10–12 Jahren zu erwarten (s. Tabelle 1).

Von den meisten Autoren wird die Osteotomie empfohlen, wenn eine symptomatische medialbetonte Gonarthrose mit beginnenden radiologischen Veränderungen (Grad I und II – ggf. auch noch Grad III – nach Kell-

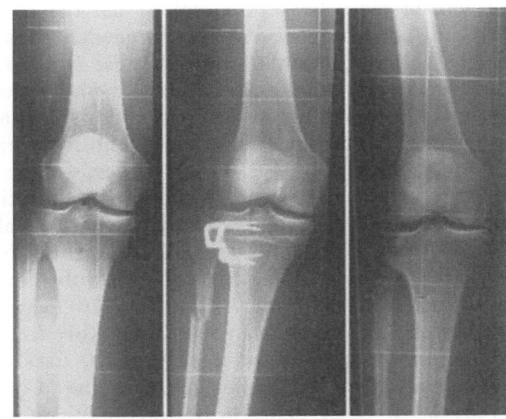

Abb. 1. 8-Jahresverlauf nach valgisierender Tibiakopfosteotomie wegen beginnender Varusgonarthrose

Tabelle 1. Prozentualer Anteil an exzellenten/sehr guten und guten Ergebnissen ausgewählter Verlaufsserien nach Tibiakopfumstellung mit mindestens zwei Untersuchungszeitpunkten (die Angaben sind gerundet)

Erstautor	Ezellente und gute Ergebnisse	
	mittelfristig	langfristig
Vainonpää (1981)	91% (2 J.)	73% (9 J.)
Insall (1984)	85% (5 J.)	63% (9 J.)
Ivarsson (1990)	78% (6 J.)	60% (12 J.)
Berman (1991)	87% (2 J.)	57% (15 J.)
Rudan (1991)	80% (<9 J.)	70% (12 J.)
Yasuda (1992)	88% (6 J.	63% (12 J.)
Coventry (1993)	87% (5 J.)	66% (10 J.)
Jenny (1998)	67% (10 J.)	46% (14 J.)
Rinonapoli (1998)	73% (8 J.)	46% (18 J.)

gren & Lawrence) bei körperlich aktiven Patienten im jüngeren und mittleren Lebensalter vorliegt. Die aus größeren Serien zu entnehmende Überlebenszeit der Tibiakopfosteotomie scheint vom Alter des Patienten unabhängig zu sein, weshalb manchmal sogar das 70. Lebensjahr als Obergrenze für die Indikationsstellung angegeben ist [3, 11]. Dennoch rechtfertigen mittlerweile die relativ lange Rehabilitationsdauer nach entsprechenden Eingriffen sowie die vergleichsweise guten Ergebnisse von unikondylären und bikondylären Prothesen die Korrekturosteotomie über dem 65. Lebensjahr in der Regel nicht mehr.

Als ein wesentlicher Einflussfaktor auf das klinische Ergebnis einer Tibiakopfumstellung muss das Körpergewicht des Patienten berücksichtigt werden. Während in einer Langzeitstudie von Coventry et al. [3] eindeutig gezeigt werden konnte, dass Geschlecht und präoperatives Beschwerdeausmaß bzw. Voroperationen das Operationsresultat nicht beeinträchtigten, zeigte sich Übergewicht als wesentlicher Risikofaktor: Lag das Körpergewicht des Patienten mehr als 30% über seinem Idealgewicht und wurde nicht gleichzeitig eine deutlich stärkere Valgisation als üblich vorgenommen, sank die Erfolgsrate des Eingriffes nach 5 Jahren von 90 auf 38% ab.

Das Ausmaß der gewählten Valguskorrektur hat insgesamt für das Behandlungsergebnis große Bedeutung. Sowohl ein regelhaft zu beobachtender Korrekturverlust von 1–3° nach 10 Jahren als auch die klinisch schlechteren Ergebnisse bei zu geringer Korrektur (z.B. auf die physiologischen Achsverhältnisse) hat dazu geführt, dass heute im Allgemeinen bei der valgisierenden Tibiakopfosteotomie eine „Überkorrektur" von 4–5° angestrebt wird. Diese generelle Empfehlung auf der Grundlage einer statischen Planung lässt jedoch unberücksichtigt, dass funktionelle Parameter (Muskel- und Bandspannungen, Größe des Adduktionsmomentes und andere Gangbildcharakteristika) das Ergebnis beeinflussen können. Ohne Ganglabor und entsprechende Ausrüstung ist jedoch der Einfluss dieser Parameter auf die individuelle Indikationsstellung nicht bewertbar.

Auch kommt sicherlich einer initialen Knorpeldegeneration im lateralen und retropatellaren Gelenkabschnitt eine gewisse Bedeutung zu, selbst wenn gerade die Femuropatellararthrose nicht unbedingt eine Kontraindikation darstellt (Coventry 1993). Dagegen sollte der Eingriff nicht bei fortgeschrittener bikompartimentaler Arthrose, „Rheumatoider Arthritis", relevanter Kniebeugekontraktur und Gelenkinstabilität sowie bei einer bereits bestehenden Achsabweichung von mehr als 15° durchgeführt werden.

■ Valgusgonarthrose

Im Vergleich zur verbreiteten Varusfehlstellung bei der Gonarthrose ist die valgische Deformität deutlich seltener, weshalb sich in der Literatur erheblich weniger Behandlungsempfehlungen finden lassen. Auch hier ist eine Korrektur – je nach präoperativem Alignmenttest – auf der femoralen und tibialen Seite möglich, wenngleich im Gegensatz zur valgisierenden Osteotomie keine wesentliche Überkorrektur angestrebt werden darf: Während die mechanische Beinachse nach der Valgusosteotomie durch das laterale Kompartiment verlaufen sollte, ist mit der varisierenden Osteotomie eine Normalisierung (Verlauf der Mikulizc-Linie etwa durch die Gelenkmitte) anzustreben, denn hier würde eine Überkorrektur rasch zur Dekompensation des medialen Kompartimentes führen. Obwohl Marti et al. [17] in einer kürzlich erschienen Arbeit 88% gute und sehr gute Behandlungsergebnisse nach durchschnittlich 11 Jahren mit einer sehr milden Überkorrektur erzielt haben, raten andere Autoren mit ebenfalls guten Resultaten davon eher ab [5, 18]. Insgesamt wird jedoch gerade bei der Valgusgonarthrose auf die Bedeutung einer kritischen Patientenselektion verwiesen, da der Eingriff nur bei jungen und aktiven Patienten mit allenfalls beginnenden radiologischen Schädigungszeichen gute Erfolgschancen hat.

■ Proximale Femurosteotomien

Im Gegensatz zur heute noch häufig durchgeführten proximalen Tibiaosteotomie bei Gonarthrose ist die Bedeutung von Korrektureingriffen am Schenkelhals bei der fortgeschrittenen Coxarthrose in den vergangenen Jahren erheblich zurückgegangen. Insbesondere Pauwels [27] und Bombelli [3] hatten vor dem Hintergrund entsprechender biomechanischer Überlegungen proximale Femurosteotomien propagiert und damit auch sehr gute Behandlungsergebnisse erzielt, weshalb diese Eingriffe in den vergangenen Jahrzehnten sehr verbreitet waren. Ihre Vorstellungen bilden heute noch die Grundlage für Korrekturoperationen auch bei anderen Indikationen (kindliche Deformitäten, Pseudarthrosen, etc) und deshalb sollte jeder operativ Tätige damit vertraut sein. Der Arthrose-Therapie zugrundeliegende Konzepte wie beispielsweise die Entlastung lateraler Hüftkopfanteile durch eine Valgusextensionsosteotomie (bei Dysplasiecoxarthrose mit kraniolateralem Wanderungsmuster und kaudal gelegenem Osteophyten) oder die Verkleinerung der Kraftresultierenden im Hüftgelenk durch eine Varisationsosteotomie haben sicher heute noch ihre Gültigkeit. So zeigen auch aktuelle Publikationen beispielsweise aus Japan noch recht gute Ergebnisse der valgisierenden und extendierenden Osteotomie bei fortgeschrittener Dysplasiearthrose mit etwa 80% Erfolgsrate 10 Jahre postoperativ [7, 16, 19, 36], insbesondere wenn zusätzlich eine Verbesserung der Pfannenüberdachung (z. B. durch eine Shelf-Arthroplastik) vorgenommen wurde. D'Souza et al. [4] erzielten eine Überlebensrate alleiniger Femurosteotomien von 67% nach 12 Jahren, obwohl ihr beobachtetes Kollektiv - wie bei vielen Berichten in der Literatur - nur relativ klein ist. Die bereits von Bombelli immer wieder radiologisch beobachtete Gelenkspalterweiterung im postoperativen Verlauf - welcher Mechanismus ihr auch immer zugrunde liegen mag - konnte später von anderen Autoren bestätigt werden [15, 19]. Damit sollte die Valgusextensionsosteotomie beim jungen Patienten mit ausgeprägter Dysplasiecoxarthrose zumindest als Behandlungsalternative bedacht werden, wenn auch eine mittlerweile gestiegene Erwartungshaltung von Patienten einerseits und deutlich verbesserte Langzeitergebnisse in der Endoprothetik andererseits die Bedeutung korrigierender Schenkelhalsoperationen hier relativiert haben.

Eine Indikation stellen jedoch nach wie vor präarthrotische Deformitäten des Hüftgelenkes dar, die mit noch keiner wesentlichen Arthrose einhergehen. Hierzu gehört neben der „tilt deformity" des Hüftkopfes [20] und dem für Spätzustände nach Morbus Perthes typischen Verformungsmuster auch die Restdysplasie bzw. eine ausgeprägte Coxa valga. In diesen Fällen kann nach einer sorgfältigen Analyse der Hüftpathologie (präoperative Planung mit Dokumentation von Bewegungseinschränkungen und Röntgendiagnostik, zusätzlichen Funktionsaufnahmen und ggf. dreidimensionaler Beurteilung der Antetorsions-/Anteversionsverhältnisse) eine gut gewählte Korrektur den Spontanverlauf einer Arthrose verzögern und Beschwerden lindern (Abb. 2).

Immer muss jedoch neben der Beurteilung einer femoralen Pathologie die Situation auf der azetabulären Seite berücksichtigt werden. Dies belegen die Ergebnisse der zwischen 1984-1994 an der Orthopädischen Klinik der Universität Ulm wegen einer initialen Dysplasiecoxarthrose (Stadium I und II nach Kellgren & Lawrence) durchgeführten 121 varisierenden Schenkelhalsosteotomien: Bei einer insuffizienten Pfannenüberdachung (CE-Winkel kleiner al 16°) waren 6 Jahre nach dem Eingriff nur 43% der Patienten mit dem Behandlungsergebnis zufrieden, während der Anteil bei einem CE-Winkel von mehr als 16° bei 78% lag. Deshalb empfehlen heute die meisten Autoren bei einer signifikanten Pfannendysplasie die Korrektur auf der azetabulären Seite, zumal die bereits angesprochenen Nachteile einer Schenkelhalsosteotomie (Beinlängendifferenz, ggf. pelvitrochantere

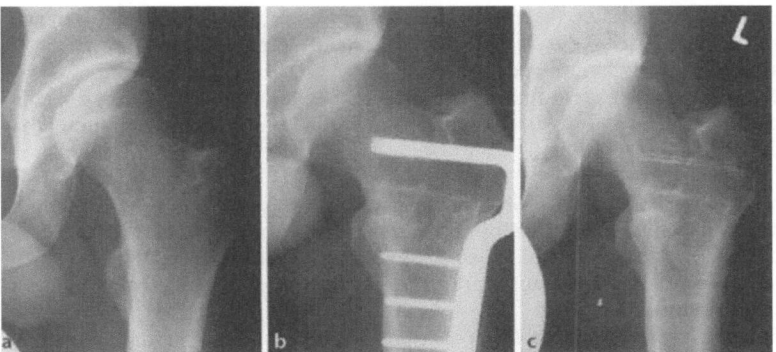

Abb. 2. 10-Jahresverlauf nach varisierender intertrochanterer Osteotomie wegen initialer Dysplasiecoxarthrose

Muskelinsuffizienz mit Trendelenburg-Hinken, später erschwerte Endoprothesenimplantation, etc.) die vermeintlich leichtere technische Durchführung relativieren.

Eine immer wieder genannte Indikation für korrigierende Eingriffe am proximalen Femur ist die beginnende *Protrusionscoxarthrose*, die in der Regel mit einem varischen CCD-Winkel assoziiert ist. In diesen Fällen kann tatsächlich die sparsam valgisierende Schenkelhalsosteotomie die Krafteinleitung optimieren und progressionsverzögernd wirken. Leider gibt es hier jedoch kaum Studienergebnisse, die mit ausreichender Beobachtungszeit und methodischer Absicherung diese Erfahrung untermauern und präzise Kriterien für die Indikationsstellung formulieren.

Bei der durch eine *aseptische Hüftkopfnekrose* verursachten Schmerzproblematik wird ebenfalls die proximale Femurosteotomie als Behandlungsverfahren propagiert. Hier belegen jedoch mittlerweile ausreichende Daten, daß sie auf frühe Erkrankungsstadien ohne Einbruch der Kopfkalotte und damit noch nicht nachweisbare degenerative Veränderung beschränkt werden sollte [32].

Beckenosteotomien

Wie bereits angeführt, werden heute Beckenosteotomien in der Regel als das Verfahren der Wahl zur Behandlung einer residuellen Hüftdysplasie – zumindest bei der noch nicht nachweisbaren oder allenfalls initialen Coxarthrose – empfohlen.

Die Vielzahl der im Erwachsenenalter zur Verfügung stehenden Eingriffe kann auf zwei prinzipielle Wirkmechanismen zurückgeführt werden:

- Pfannendachplastik (z. B. Chiari-Osteotomie) mit Vergrößerung der lasttragenden Fläche durch Unterstellung lateraler Kopfanteile über extraartikuläre Knochenanlagerung
- Redirektionale Osteotomie (z. B. Dreifachbeckenosteotomie) mit Überdachungsverbesserung durch Schwenkung der mobilisierten Pfanne über den Hüftkopf

Für die Chiari-Osteotomie wird in mehreren Langzeitserien eine Abhängigkeit der Ergebnisse vom präoperativen Arthrosegrad berichtet [10, 26, 40] und sowohl Versagerrate als auch Progression degenerativer Veränderungen scheinen umso geringer ausgeprägt, je weniger stark das Gelenk präoperativ geschädigt ist.

Bei den redirektionalen Osteotomien liegen vor allem für die sphärische Pfannenummeisselung Langzeitergebnisse vor [21, 30], die einen sehr günstigen Einfluss auf die Progression degenerativer Gelenkveränderungen nahelegen und Yasunaga et al. [42] empfehlen den Eingriff sogar bei der fortgeschrittenen Coxarthrose. Für die im deutschsprachigen Raum populä-

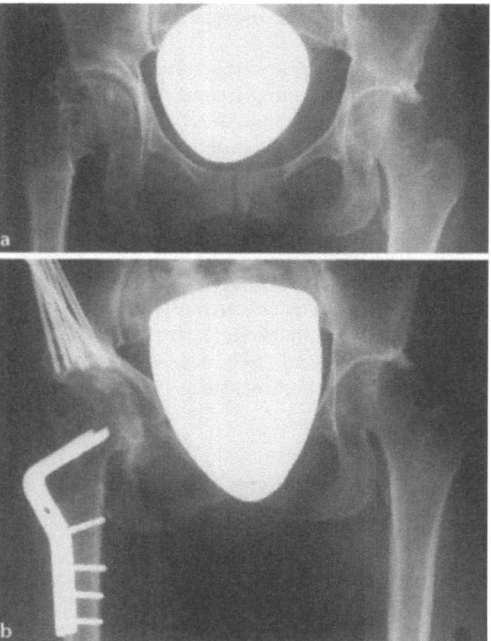

Abb. 3. Präoperative und 12 Monate postoperative Röntgenaufnahme einer Patientein mit Beschwerdepersistenz bei Z.n. mehrfachen Voreingriffen wegen Hüftdysplasie (jetzt durchgeführte Dreifachbeckenosteotomie und einseitige revalgisierende Schenkelhalsosteotomie

re Dreifachbeckenosteotomie [34, 35] sowie die periazetabuläre Osteotomie [6] liegen bisher zuwenig Langzeiterfahrungen bei Patienten mit mittelgradiger bzw. fortgeschrittener Coxarthrose vor, um den Einsatz dort regelhaft anzubieten. Die bisherigen Ergebnisse zeigen zwar eindeutig, dass bei Patienten mit nur geringen Beschwerden erheblich bessere Resultate als beim Arthroseschmerz erzielbar sind, doch scheinen auch diese Osteotomien eine deutliche Progressionsverzögerung zumindest bei initialer Knorpeldegeneration zu bewirken [22]. Auch kann die pfannennahe Osteomie bei entsprechender Indikation mit einer proximalen Osteotomie kombiniert werden (Abb. 3). Welchen Stellenwert jedoch letztlich diese komplexen Beckenosteotomien bei Patienten mit relevanter Coxarthrose haben, muss noch in größeren Serien geklärt werden. Auch erfordert gerade die Indikationsstellung zu diesen Eingriffen neben der sorgfältigen Abwägung einer damit verbundenen Morbidität die profunde Kenntnis von möglichen pathologischen Faktoren im Bewegungsspiel der Gelenkpartner, die von schmerzhaften Antetorsions- und Anteversionsanomalien [35] bis zum femoralen Impingement reichen können.

Literatur

1. Berman AT, Bosacco SJ, Kirshner S, Avolio A (1991) Factors influencing long-term results in high tibial osteotomy. Clin Orthop 272:192-198
2. Bombelli R, Aronson J (1984) Biomechanical classification of osteoarthritis of the hip with special reference to treatment techniques and results. In: Schatzker J (Hrsg) The intertrochanteric osteotomy. Berlin Springer
3. Coventry MB, Ilstrup DM, Wallrichs SL (1993) Proximal tibial osteotomy. J Bone Joint Surg Am 75(2):196-201
4. D'Souza SR, Sadiqu S, New AM, Northmore-Ball MD (1998) Proximal femoral osteotomy as the primary operation for young adults who have osteoarthritis of the hip. J Bone Joint Surg Am 80:1428-1438
5. Edgerton BC, Mariani EM, Morrey BF (1993) Distal femoral varus osteotomy for painful genu valgum. Clin Orthop 288:263-269
6. Ganz R, Klaue K, Son Vinh T, Mast J (1988) A new periacetabular osteotomy for the treatment of hip dysplasias. Clin Orthop 232:26-36
7. Gotoh E, Inao S, Okamoto T, Ando M (1997) Valgus-extension osteotomy for advanced osteoarthritis in dysplastic hips. Results at 12 to 18 years. J Bone Joint Surg Br 79(4): 609-615
8. Günther KP, Stürmer T, Sauerland S, Zeissig I, Sun Y, Kessler S, Scharf HP, Brenner H, Puhl W (1998) Prevalence of generalized osteoarthritis in patients with advanced hip and knee osteoarthritis: the Ulm Osteoarthritis Study. Ann Rheum Dis 57:717-723
9. Hsu RWW, Himeno S, Coventry MB, Chao EYS (1990) Normal axial alignment of the lower extremity and load bearing distribution at the knee. Clin Orthop 255:215-227
10. Hulet C, Schiltz D, Vielpeau C, Locker B, Richter D, Aubriot JH (1998) Incidence of arthrosis in the results of the treatment of cocarthrosis in the young adult with chiar's Osteotomy. Rev Chir Orthop 84:41-50

11. Insall J, Douglas M, Msika C (1984) High tibial osteotomy for varus gonarthrosis. J Bone Joint Surg Am 66:1040–1048
12. Ivarsson I, Myrnerts R, Gillquist J (1990) High tibial osteotomy for medial osteoarthritis of the knee. J Bone Joint Surg Br 72: 238–244
13. Iwase T, Hasegawa Y, Iwasada S, Kitamura S, Iwata H (1999) Total hip arthroplasty after failed intertrochanteric valgus osteotomy for advanced osteoarthrosis. Clin Orthop 364:175–181
14. Jenny JY, Tavan A, Jenny G, Kehr P (1998) Long-term survival rate of tibial osteotomies for valgus gonarthrosis. Rev Chir Orthop 84:350–357
15. Kubo T, Fujioka M, Yamazoe S, Ueshima K, Inoue S, Horii M, Ando K, Imai R, Hirasawa Y (2000) Bombelli's valgus – extension osteotomy for osteoarthritis due to acetabular dysplasia: results at 10 to 14 years. J Orthop Sci 5:457–462
16. Maistrelli GL, Gerundini M, Fusco U, Bombelli R, Bombelli M, Avai A (1990) Valgus-extension osteotomy for osteoarthritis of the hip. Indications and long-term results. J Bone Joint Surg Br 72(4):653–657
17. Marti RK, Verhagen RA, Kerkhoffs GM, Moojen TM (2001) Proximal tibial varus osteotomy. Indications, technique, an five to twenty-one-year result. J Bone Joint Surg Am 83:164–170
18. Mathews J, Cobb AG, Richardson S, Bentley G (1998) Distal femoral osteotomy for lateral compartment osteoarthritis of the knee. Orthopedics 21(4):437–440
19. Morita S, Yamamoto H, Hasegawa S, Kawachi S, Shinomiya K (2000) Long-term results of valgus-extension femoral osteotomy for advanced osteoarthritis of the hip. J Bone Joint Surg Br 82:824–829
20. Murray RO, Duncan C (1971) Athletic activity in adolescence as an etiological factor in degenerative e hip disease. J Bone Joint Surg Br 53:406–419
21. Nakamura S, Ninomiya S, Takatori Y, Morimoto S, Umeyama T (1998) Long-term outcome of rotational acetabular osteotomy: 145 hips followed for 10-23 years. Acta Orthop Scand 69(3):259–265
22. Siebenrock KA, Scholl E, Lottenbach M, Ganz R (1999) Bernese periacetabular osteotomy. Clin Orthop 363:9–20
23. Nakashima K, Koshino T, Saito T (1998) Synovial immunohistochemical changes after high tibial osteotomy for osteoarthritis of the knee. Bull Hosp Jt Dis 57:187–194
24. Naudie B, Bourne RB, Rorabeck CH, Bourne TJ (1999) The Insall Award. Survivorship of the high tibial osteotomy. A 10- to 22-year followup study. Clin Orthop 367:18–27
25. Odenbring S, Egund N, Lindstrand A, Lohmander LS, Willen H (1992) Cartilage regeneration after proximal tibial osteotomy for medial gonarthrosis. An arthroscopic, roentgenographic and histologic study. Clin Orthop 277:210–216
26. Ohashi H, Hirohashi K, Yamano Y (2000) Factors influencing the outcome of Chiari pelvic osteotomy: a long-term follow-up. J Bone Joint Surg Br 82:517–525
27. Pauwels F (1984) Biomechanical principles of varus/valgus intertrochanteric osteotomy in the treatment of osteoarthritis of the hip. In: Schatzker J (Hrsg) The intertrochanteric osteotomy. Berlin Springer
28. Rinonapoli E, Mancini GB, Corvaglia A, Musiello S (1998) Tibial osteotomy for varus gonarthrosis. Clin Orthop 353:185–193
29. Rudan JF, Simurda MA (1991) Valgus high tibial osteotomy. A long-term follow-up study. Clin Orthop 268:157–160
30. Schramm M, Pitto RP, Rohm E, Hohmann D (1999) Long-term results of spherical acetabular osteotomy. J Bone Joint Surg Br 81(1):60–66
31. Schultz W, Göbel D (1999) Articular cartilage regeneration of the knee joint after proximal tibial valgus osteotomy: a prospective study of different intra- and extra-articular operative techniques. Knee Surg Sports Traumatol 7:29–36

32. Stöve J, Riederle F, Puhl W, Günther KP (2001) Prädiktoren des Behandlungsverlaufes nach Umstellungsosteotomie bei Hüftkopfnekrose. Z Orthop 139:507-511
33. Tetsworth K, Paley D (1994) Malalignment and degenerative arthropathy. Orth Clin North Am 25(3):367-377
34. Tönnis D, Arning A, Bloch M, Heinecke A, Kalchschmidt K (1994) Triple Pelvic Osteotomy. J Ped Orthop 3:54-67
35. Tönnis D, Heinecke A (1999) Verringerte Pfanneanteversion und Schenkelhalsantetorsion verursachen Schmerz und Arthrose. Z Orthop 137:160-167
36. Toyama H, Endo N, Sofue M, Dohmae Y, Takahashi HE (2000) Relief from pain after Bombelli's valgus-extension osteotomy, and effectiveness of the combined shelf operation. J Orthop Sci 5:114-123
37. Vainonpää S, Laike E, Kirves P, Tiusanen P (1981) Tibial osteotomy for osteoarthritis of the knee: A five to ten years follow-up study. J Bone Joint Surg Am. 63:938-943
38. Wada M, Imura S, Nagatani K, Baba H, Shimada S, Sasaki S (1998) Relationship between gait and clinical results after high tibial osteotomy. Clin Orthop 354:180-188
39. Westrich GH, Peters LE, Haas SB, Buly RL, Windsor RE (1998) Patella height after high tibial osteotomy with internal fixation and early motion. Clin Orthop 354:169-174
40. Windhager R, Pongracz N, Schönecker W, Kotz R (1991) Chiari Osteotomy for congenital dislocation and subluxation of the hip. J Bone Joint Surg Br 73:890-895
41. Yasuda K, Majima T, Tsuchida T, Kaneda K (1992) A ten to 15-year follow-up observation of high tibial osteotomy in medial compartment osteoarthrosis. Clin Orthop 282:186-195
42. Yasunaga Y, Iwamori H, Ikuta Y, Yamamoto S, Harada A (1999) Rotational acetabular osteotomy for advanced osteoarthrosis secondary to dysplasia of the hip. Arch Orthop Trauma Surg 119:253-257

Sachverzeichnis

A

Abrasion 150
Abrasionsarthroplastik 133, 137, 171
Abstoßungsreaktion 224
ACE-Hemmereinnahme 101
4-Acetamido-4'-Isothiocyano-2,2'-Disulfonsäure Stilben (SITS) 114
N-Acetyl-Cystein (NAC)-Molekül 68
N-Acetyl-Glukosamin 83
Acetylgruppe 107
Acetylsalizylsäure 107
Achsdeformität 231
Achsfehlstellung 146
Achsverhältnisse 230
β-Actin 48
Adduktionsmoment 231
Adhäsiolyse 191
Adhäsionsmoleküle 67, 73
Adiopoblast 200
Adipozyten 200, 202
Affinität 75
Aggrekan 5, 11, 36, 51, 83
Aggrekanfragmente 12
Aggrekansynthese 6, 66
Akromegalie 74
Aktin 25
Aktinzytoskelett 66
Aktionspotenzial 114
Aktivität, mitogene 75
Alginatketten 86
Alkoholkonsum 101
Alkoxyl-Radikale (RO) 63
Allograft 222
- frisches 222
- konserviertes 222
- osteochondrales 171, 157
Allografttransplantation 157
Alternative, gelenkerhaltende 228

Alterungsprozess 75
Alzheimer 197
4-Aminopyridin (4-AP) 114, 121, 122
Aminosaccharide 104
Aminosäuren 73
Anakinra 98
Analgetika 107
Angiogenese 75
Anionen 114
Anionenaustauscherprotein 114
Anionenkanäle 114
Annexin V 39, 117
- Assay 117
- FITC 122
- Mutanten 39
Antiaktive-Caspase-3-Antikörper 124
Antibiotikaprophylaxe 214
Antigen 76
Antigenexposition 224
Antikoagulantieneinnahme 101
Antikörper, monoklonale (mAb) 93, 96
Antimetaboliten 41
Antiphlogistika, nichtsteroidale 84, 101
α1-Antiproteinose 67
Antizytokintherapeutika 93, 94, 98
Apoptose 11, 26, 29
Apoptoseinduktion 29
Apoptosemarker 116
Array-Technologie 43
Arthritis, rheumatoide 58, 89
Arthrodese 223, 226
- nach Ilizarov 223
Arthrofibrose 191
Arthrose 58, 108
Arthroskopie 175
Arthrotomie 157
Artikulation 19
Astrozytomzellen 114

Atlas Human Cancer 1.2
cDNA-Arrays 46
Auffaserung 146
Autoimmunerkrankungen,
  schwere 89
Avidin 10
Avocadoextrakt 109

B

Bandi-Score-System 177
Basalmembran 57
Beckenosteotomien 237
Belastung
– mechanische 28
– statische 23
Benzodiazepinanalog 39
Bewegungsapparat 222
Biglykan 5, 51
Bindegewebe 147
Bindegewebssystem 196
Bindegewebszellen 134
IGF-Bindungsproteine (IGFBP) 74, 75
Biomaterialien 171
Biomechanik 21, 38
Biopsieentnahme 186
Biosynthese 13, 109
Biosyntheseaktivität 29
Biosyntheseleistung 22, 23
Bioverfügbarkeit 75
Blastozyste 197
Blutderivate 223
Bluthochdruck 101
Blutkoagel 150
Blutungen 149
Blutzellen 197
Bohrlöcher 137
Bohrung
– Pridie-Bohrung 133,138
– subchondrale 133, 137, 140
bone morphogenetic protein (BMP) 7, 57, 72, 73
– BMP-1 58
– BMP-2 74, 77
– BMP-4 58, 74
– BMP-5 58
– BMP-7 7, 58, 78
– – Plasmid 78
– BMP-13 77
Brennnesselblätter 108

C

Ca^{2+}
– Anstieg 24
– Aktivierung 26
– Konzentration 125
– Speicher 24
Cambiumlayer 187
Capitulum humeri 174
Carboxylgruppe 83
β-Carotin 109
Carriersysteme 113
cartilage derived morphogenetic protein
  (CDMP) 58, 72, 74, 77
– CDMP-1 78
cartilage oligomeric matrix protein
  (COMP) 6, 39, 40
Caspase-3-Aktivierung 117
Caspaseaktivität 118
– Array-Analyse 52
– Fragmente 45
Chemokine 89
Chemotaxis 60, 74
Chiari-Osteotomie 238
Chondrektomie 141
Chondroblasten 49, 75, 149, 200
Chondrogenese 7, 73
Chondroitinsulfat 65, 103
Chondrolyse 13
Chondromalacia patellae 140
Chondron 3
Chondroprotektion 104
Chondrozyten 3, 67, 149, 200, 202
Chondrozytenapoptose 64
Chondrozytenblasten 147
Chondrozytendensität 85
Chondrozytenkulturen 213, 214
Chondrozytenmembran 92
Chondrozytenmetabolismus 147
Chondrozytenmigration 66
Chondrozytenproliferation 119
Chondrozytensensitivität 66
Chondrozytensuspension 187
Chondrozytentransplantation, autologe
  (ACT) 59, 151, 171, 186
Chromosom 73
Cincinnati, Lysholm und International
  Cartilage Repair Society (ICRS)
  Score 177
Cluster 8
Clusterung 39, 50
composite tissue engineering
  allografting 226

continuous passive motion (CPM) 39, 154
COX-1-Hemmer 107
COX-2-Gen 68
COX-2-Inhibition 68
COX-2-Inhibitoren 93
COX-2-mRNA 68
COX-2-spezifische 101
Coxa valga 236
Cyclooxygenase 68, 104
Cyclosporin 94
Cysteinproteasen 127
Cytosol 24

D

Dalton 73
Débridement 133
Decorin 5
Dedifferenzierung 23
Defekte
- genetische 27
- osteochondrale 134, 206
Defektfüllung 189
Deformitäten 233
- kindliche 235
Degeneration 213
Degradation
- arthrotische 146
- traumatische 146
Dekompensation 235
Dekorin 51
Denaturierung 116
Depolarisation 25, 26
Destruktion 27
Diabetes mellitus 41, 74, 197
Diät 110
Dichte-Kulturen 22
Differenzierung 23, 60, 74, 196
Digopeptide 10
Diuretikaeinnahme 101
DNA 45 117
- Chip 45
- Fragmentierung 116
- Gehalt 151
- Stabilität 116
- Strangbrüche 116
- Technologie 98
Dom-Osteotomie 233
Donorside-Problem 157
Dreifachbeckenosteotomie 238
Druck
- hydrostatischer 20, 22, 166

- - intermittierender 26
- mechanischer 19
- osmotischer 104
Druckänderung, osmotische 24
Druckbeanspruchung 23, 26
- hydrostatische 23
Druckbelastung 28
Dysplasiearthrose 236

E

Eburnisation 147
Eikosanoide 10
Einschlagsdynamik 28
Einzelzelle 36
Ektoderm 197
Empfängerorganismus 222
Enbrel 97
Endoderm 197
Endoprothese 223
Endoprothesenimplantation 228
Endoprothetik 133
Endothelzellen 134, 202
Entzündungsmediatoren 7
Enzyme 146
- matrixabbauende 27
Enzyminhibitoren 93
Epidemiologie 9
epidermal growth factor (EGF) 72, 77
- Rezeptor 73
3B3-Epitop 13
Ergussbildung 77
Ernährungsbedingungen 21
Ersatzgewebe, fibrovaskuläres 147
Ersatzknorpel 150, 151
- fibrokartilaginärer 172
Erscheinungsbild, cross-striated 12
Erythropoese 134
Erythrozyten 134
Eschenrinde 108
Escherichia – coli –
 Expressionssystem 98
Etanercept 97
Evo-devo-approach 53
Expression 29
Extrazellulärmatrix (ECM) 19, 24
- Zelladhäsionsproteine 10
Extrazellulärmatrixbestandteile 23

F

Faktoren, biochemische 166
false discovery rate 50

Faserknorpel 136, 149
Fehlstellung 229
femorale tilt deformity 228
Femurkondylus 151
Femurkopf 174
Femurosteotomie 230
- proximale 235
Fettstoffwechselprodukte 63
Fettzellen 134
Fibrillationen 140, 146
Fibrinkleber 164
fibroblast growth factor (FGF) 57, 72, 75
Fibroblasten 25, 75, 200
Fibromodulin 5
Fibronektin 6, 39, 40, 51
Fibronektinfragmente 6, 13, 39, 51
Fibronektinmetabolismus 24
Fibrozyt 200
Fischöl 110
Fissuren 140
Fixateur externe 233
Fixationsart 230
Fixationstechnik 166
Fluoreszenzintensität 116
Flüssigkeit
- extrazelluläre 25
- interstitielle 21
Flüssigkeitsstrom 21, 23
Flüssigkeitsverschiebung 22
Fragmentakkumulation 41
Fraktionen 108
Fraktur 222
- osteochondrale 147, 149
Fremdanamnese 223
Fremdblut 223
Frequenz 23
Funktion 230

G

Gangbild 230
Gefäßanastomosen 222
Gelatinase (MMP-2) 6
Gelatinase A (MMP-2) 52
Gelelektrophorese 44, 117
Gelenkdefekt 223
Gelenkdeformität 231
Gelenkhomöostase 56
Gelenkknorpel 19
Gelenkknorpeldestruktion 26
Gelenkknorpelexplantat 24
Gelenkknorpelgewebe 23

Gelenkknorpelzellen 21, 22, 23
Gelenkoberfläche 8
- nach Collins 13
Gelenktransplantat 223
Gelenktransplantationsprojekt 226
Gene 43, 66
- GAPDH 44, 48
Genexpression 24, 43, 66
- iNOS 68
Genexpressionsanalyse 50, 51
Genomanalyse 53
Genomprojekt 43
Gensequenzen 43
Gentransfer 78
Gerinnungsfaktor 10
Gewebe 19
Gewebe, mesenchymales 57
Gewebekultur 76
Gewebereparatur 146
Gewebestärke 26
Gewebshomöostase 199
Gewebshormone 89
Gewebskompression 23
Gichtarthropathie 138
Gliazellen 75
Glukokortikoide 84
Glutaealinsuffizienz 231
Glycerinaldehyd-3-phosphatdehydrogenase 65
Glycosaminoglycanwerte 216
Glycosaminoglycanketten 65
Glycosaminoglycankonzentration 215
Glycosaminoglykansynthese 65
Glykoproteine 4, 125
Glykosaminglycan 151
Glykosaminoglykanseitenkette (GAG) 19
- negative Ladung 21
- Synthese 23, 65
Glykosaminosulfate 103
Glykosylierung 98
- nichtenzymatische 21
Goldrutenkraut 108
Gonarthrose, unikompartimentale 138
Gradienten 113
Grafts 212
- osteochondrale 172
Granulopoese 134

H

Hämatopoese 73, 202
Hämatoxylin-Eosin (HE) 137

Hämoglobin 49
Harpagoside 108
heat shock protein 70 (HSP70) 90
Heparansulfan 116
heparin binding growth factor 75
Hepatoblastomzellen 127
Herzinfarkt 197
Herzkrankheit, koronare 101
Herzmuskelzellen 114, 197
HLA-Konstellation 223
Homöostase 36
hospital for special surgery, score 177
Hüftendoprothesen 228
Hüftgelenkdysplasie 228
Hüftkopfnekrose, aseptische 237
Hüftstärke 26
Hyaluronan 11
Hyaluronanfragmente 38
Hyaluronanrezeptor, CD44 5, 36, 86, 120
- Expression 120
- H-Expression 116
Hyaluronat 83
Hyaluronsäure 36, 83, 86
Hybridisierung 44
Hydroxyl-Radikale (OH) 63
Hyperpolarisation 25, 26
Hypertrophie 27, 74
Hypopituitarismus 74
Hypothyreoidismus 74

I

Immunglobulin G1 (IgG1-) 96
Immunmodulation 68
Immunoglobulin 49
Immunsuppression 224
Induktion 74
Infektgefährdung 224
Infektion 174, 222
Inhibitoren 6
Initiatoren 40
Instabilität 27
Insulin 197
insulin-like growth factor (IGF) 51, 72
- Spiegel 75
- IGF-I 7, 66, 74, 77
- IGF-II 74
- IGF-1-Rezeptorautophosphorylation 66
Integrine 25, 38, 39
Intensität 23

Interleukin (IL) 51, 72, 89
- IL-1
- - Blockade 90
- - Genexpression 94
- - Inhibition 65
- - Rezeptorantagonist (IL-1RA) 90, 94, 98
- IL-4
- - Rezeptoren 24
- IL-6 68, 109
- IL-8 68, 109
- IL-10 95
- IL-1α
- - Induktion 68
- - Inhibition 65
- IL-1β 7
- IL-1β mRNA 86
Interleukin-converting-Enzyme (ICE)
- Hemmer 94
- Inhibitoren 94
In-vitro
- Befunde 29
- Modelle 28
- tissue-engineering 59
In-vivo-Tierexperiment 213
Ionen
- anorganische 113
- freie
- - bewegliche Phase 21
Ionenkanalaktivität 114
Ionenkanalblocker 127
- 4-AP 127
Ionenkanalmodulation 113
Ionenkanalmodulatoren 114, 119, 121
Ionensorten 113
Iridoide 108
Isoform 38

J

Januskinase-Weg 24

K

Kadaverstudie 172
Kaliumionenkanalblocker 121
Kalziumkanal 39
Kambiumschicht 162
K^+ Kanalblocker 114, 121
Kanäle
- K^+ Kanäle 125
- NA^+ Kanäle 125
- - Aktivierung 26

- spannungsabhängige 21
Kanalproteine, transmembranäre 113
Keilentnahme
- additive 233
- subtraktive 233
Keimblätter 197
Keimblattgrenzen 198
Keimzellen, embryonale (EG) 197
Keratansulfate 86
Keratansulfatstruktur 13
Keratinozyten 114
Kerngröße 25
Kernmembran 25
Kineret 98
Knieendoprothese 228
Kniegelenk 13
Kniegelenksarthrose 84
Kniegelenkstransplantation 223
Knochen, subchondrale 28
Knochen-Knorpelfragment 115
Knochen-Knorpelzylinder 213
Knochenmark 149, 198
Knochenmarksperizyten 202
Knochenmarksstromazellen 201, 202
- mesenchymale 202
Knochen-Morphogene (BMPs) 51, 58
Knochenplatte, subchondrale 163
Knorpel, hyaline 3, 14
Knorpelbiopsie 186
Knorpeldefekt 59, 146
Knorpeldegradation 63
Knorpeldifferenzierung 38
Knorpelerosionen 77
Knorpelersatzchirurgie 151
Knorpelfrakturen 148
Knorpelkollagen 103
- Degradation 103
Knorpelmatrixkomponente 12
Knorpelneubildung 150
Knorpeloberfläche 146
Knorpelproteoglykan, Degradation 103
Knorpelregenerat 59
Knorpelschäden 141, 146, 214
Knorpelsequenz 189
Knorpelsteifigkeit 215
Knorpelwachstum 74
Knorpelwiederherstellung 213
Knorpelzellen 22
Knorpelzellkulturen 215
Knorpelzellmonolayer 24
Knorpelzelltransplantation, autologe (ACT) 157
Knorpelmatrixsynthese 65

Koagel 147
Kollagen 4, 11, 56
- Typ I 11, 49
- Typ II 6, 11, 36, 39, 49, 51
- - Transkription 74
- Typ II,
- - Kollagen Matrix 151
- Typ III 11
- Typ IV 39
- Typ VI 12
- Typ X 51
Kollagenarchitektur 133
Kollagenase
- 1 (MMP-1) 6, 52
- 2 (MMP-2) 52
- 3 (MMP-3}) 52
Kollagenaseaktivitt 66
Kollagenfibrillen 19, 28
Kollagenfragment 39
Kollagengerüst 21
Kollagennetz 21, 27
Kollagenschlaufen 20
Kollagen-Turnover 52
Komponente, viskose 20
Kompression 20, 22, 26
- axiale 23, 28
- intermittierende mechanische 21
Kompression
- mechanische 23
- statische 25
Kompressionsvorgänge 28
Komprimierungsrate 28
Konservierung 222
Kontraindikation 226
Kontusion 147
Korrekturosteotomie, valgisierende 233
Kortikoideinnahme 101
Kreuzbandplastik, vordere 174
Kryokonservierung 187
Kultur
- 3-D-Kultur 22, 76
- 2-D-Kultur 76
Kulturmedium 23
Kupfer 109

L

Ladung, negative
- GAG 21
- Verdichtung 22
Läsion
- osteochondrale 140
- kartilaginäre 175

Sachverzeichnis

Leberöl 110
Leidensdruck 228
leukaemia inhibitory factor (LIF) 90, 91
Leukozyten 134
Leukozyteninfiltration 67
Lidocain 114, 119
Link-protein 12
Lipiddoppelschicht 113
Lipidperoxylen (RO_2) 63
Lipoperoxidasen 67
Lokalanästhetikum 114
Loron-Zwergwuchs 74
Lubrizin 9
Lumboischialgie 108
Lymphokine 76
Lymphome 224
Lymphopoese 134
Lymphozyten 85
– B-Lymphozyten 125
Lymphozytenaktivierung 76
N-Lysine 64

M

M. Perthes 228
Magenulzera 101
$α2$-Makroglobulin 6, 67
Makrophagen 85
Malalignmenttest 232
Malignomrisiko 224
Malorientationtest 232
Mangan 109
Mangelernährung 75
Marknagelosteosynthese 224
Marknageltechnik 224
Markstimulierung 150
Mastzellen 85
Materialermüdung 27
Matrix 3, 23, 187
– extrazelluläre (ECM) 4, 201
– territoriale 4, 85
Matrixdegeneration 147
Matrixelement 83
Matrixfragment 40
Matrixfragmentproduktion 40
Matrixkomponenten 3, 66, 147
Matrixmetalloproteinasen (MMP) 6, 13, 29, 66, 109
– MMP-3 24, 86
– Produktion 95
Matrixmineralisierung 201
Matrixnetzwerk 40

Matrixproduktion 23
Matrixproteine 39
Matrixproteoglykane 83
Matrixrezeptoren 4
Matrixstruktur 36
Matrixsynthese 65, 146, 147
Matrixveränderungen 11
Matrize 151
Mechanotransduktion 24, 26
megakariocyte stimulating factor (MSF) 8
Megakaryopoese 134
Melanomzellen 114
Membran 25
Membrankanäle 22
Meniskektomie 86
Meniskus 146
Meniskusläsionen 138
Meniskusrefixation 190
Meniskusreinsertion 174
Mesenchym 38
Mesoderm 197
Messverfahren 232
Metaanalyse 103
Metabolismus 91
Metachromasien 86
Metalloproteinaseexpression 86
Metallproteinasen 51
Methotrexat 97
Microarray 43
– Analyse 46
Mikrofrakturen 27
Mikrofrakturierung 133, 146, 150
– subchondrale 158
Mikrotrauma 147, 148
Mikulizc-Linie 235
Milieu 19
Mineralien 109
Miniarthrotomie 175
mitogen-activated protein kinase 93
Mitose 74
Mixturen, autologe osteochondrale 171
Modell, viskoelastisches 20
Modellarthrose 213, 214
Molekulargewicht 73, 74
monocyte chemoattractant protein-1 (MCP-1) 90, 91
Moleküle, Del 1 9
Monokine 76
Monolayer 187
Monolayerkulturen 21, 65

NG-Monomethyl-L-Arginin
(L-NMMA) 67
Morbidität 186
Mosaikplastik 175
– autologe osteochondrale 171, 174
mRNA
– Expression 43, 46, 52
– Expressionsintensitäten 44
– Expressionsmessung 46
– Synthese 103
Multiorganspender 223
Multizenterstudie 190
Muschelpulver 110
Muskelzellen 75, 198
– glatte 200
Myeloperoxidase 90
Myofibroblast 200
Myogenese 73

N

Nachbehandlung 166
Nährstoffzufuhr 23
Neighborhood-Analyse 50
Nekrose 127
nerve growth factor (NGF) 73
Neuroblastomzellen 114
Neuronen 198
Nierenversagen 101
Nikotinkonsum 101
Nitrate 64
Nitric-oxid-Produktion 86
Nitrite 63, 64
Nitrotyrosine 63
Nitroxidsynthetase 66
Northern Blot 44
NO-Donator 68
NO-Produktion 65
NO-Synthese-Inhibitor 65
NO-Synthetase 63, 109
– Inhibitor 67
nuclear factor-κB (NF-κB) 90

O

Oberflächenersatzoperationen 177
Oberflächenproteoglykan 147
Oberschenkelamputation 223
Oligonukleotide 45
Oncostatin M 68
Onkogene 75
Operationsplanung 231
Operationstechnik 174

Operationsverfahren 150
Organgewinnung 223
Orthokin 98
Osmolarität 23
Ossifikation 166
– ektope 74
– endochondrale 74
Osteoarthritis 5
Osteoarthrose 10
Osteoblasten 49, 75, 200
Osteochondrosis dissecans 163
Osteogenese 73
Osteonektin 51
Osteophyten 147
Osteophytenbildung 137
Osteosyntheseverfahren, externes 233
Osteotomie-Typ 230
Osteozyten 200, 202
NADPH-Oxidase 63

P

Pankreas 197
Pannusbildung 77
parathyroid hormon related peptide
(PTH-RP) 57
Parkinson 197
Patella 223
Patellarsehne 223
Patellektomie 140
Penetration, subchondrale 171
Pentoxifyllin 94
Perichondriumlappenplastik 161
Periost 162
Periostchondrium 162
Periostlappen 59, 158
– Delamination 191
Periostlappenhypertrophie 158
Periostlappenplastik 161
Perizyten, subendotheliale 202
Permeabilität 20, 21, 23
Peroxid 10
Peroxynitrite (ONOO-) 63
Pfannendachplastik 238
Phänotypus 22, 23, 202
Phosphatase, alkalische (ALP) 202
Phosphatidylserin 116, 117, 121
Phospholipase-C-Weg 24
Phytopharmaka 107
Placebo 84, 101
Planung, präoperative 233
Plasmamembran 21, 24, 26
Plasmazellen 49

platelet-derived growth factor
  (PDGF) 72, 75
Polyglaktin/Polydioxanon (PGLA) 59
Polymerasekettenreaktion (PCR) 44
– Technologie 44
Polypeptide 10
Polypetidketten 75
Prävalenz 9, 228
Press-fit
– Fixation 213
– Zylinderplastik 219
Pridie- Bohrung 133, 138
Prodrug 107
Progenitorzellen 197, 199, 200
– fibroblastenähnliche, Isolierung 204
– mesodermale 203
Proinsulin 74
Proliferation 11, 115
Prolylhydroxylase 66
Propidiumjodid 117, 122
Prostaglandin
– Synthese 22
Prostaglandin-E2 (PGE2) 90, 109
– Synthese 68
Prostanoide 67
Proteasen 40, 73, 94
Proteinaseinhibitoren 67
Proteindephosphorylierung 113
Proteine 113
– Apo.2.7 117
– – Expression 123
– – mitochondrienmembranspezifi-
  sches 117
– nichtkollagene 6
– osteogenetic protein-1 (OP1) 7
Proteinglykansynthese 22
Proteinkinaseweg, mitogenaktivierter
  (MAPK) 26
Proteinphosphorylierung 113
Proteinsynthese 22
Proteoglykanbiosynthese 65
Proteoglykane 4, 5, 51, 56
Proteoglykankomplex 28
Proteoglykanproduktion 65
Proteoglykansynthese 7, 65, 103
Proteoglykan-Transkription 74
Prozesse, katabole 27
Pseudarthrose 222, 235
Pufferkapazität 28

Quadrizepssehne 223

R

Radiärzone 19
Radioaktivität 115
Raffung, mediale 140
Raspatorium 152
Raum, extrazellulärer 113
Regeneratgewebe 189
Regeneration 196
Regenerationsfähigkeit 146
Regeneratknorpel 142
Rehabilitation 154
Reize, mechanische 23, 25
Release, laterales 140
Reoperationen 191
Reparationsprozess 86
Reparatur 133
Reparaturgewebe 137
Reparaturtechniken 213
Resorption 222
Reversibilität 21
Revisionsendoprothetik 223
Rezeptorantagonisten (RA) 91, 96
Rezeptoren 36
Ribonuclease Protection Assay 44
Ringfixateur 233
Risikofaktoren 228
Risikogruppenausschluss 223
RNA 45
– Isolation 47
– ribosomale (rRNA) 48
Rückenschmerzen 107
Ruhemembranpotenzial 114

S

Safranin-O 137
Salicin 107
Sauerstoffpartialdruck 166
Sauerstoffprodukte 63
Sauerstoffspezies 29
Scharnierendoprothese 223
Scherkräfte 22
Schicht
– proliferative 6
– superfizielle 3
Schwann-Zellen 125
second look Arthroskopie 177
Sekretion 89
Selbstheilungspotenzial 158
Selektivität 113
Selen 109
Sensitivität 44

Seronegativität 223
Shaving/Trimming/Chondroplastik 191
Shelf-Arthroplastik 236
Signalgebung 38
Signalkaskade 96
Signaltransduktion 24
Signaltransduktionswege 26
single block-Osteochondraltransfer 174
Skelettsystem 196
Sklerose 164
slow acting drugs in osteoarthritis (SADOA) 107
Sojabohnenextrakt 109
soluble tumor necrosis factor-receptor (sTNF-R) 91
Spätapoptose 127
Spender-Empfänger-Match 223
Spezies 27
cAMP-Spiegel 26
Splicevarianten 126
Spongiosaplastik 157, 164
Sportunfälle 190
Sprunggelenk 13
Spurenelemente 109
Stammzellen 149, 196
– adulte 197
– embryonale (ES) 197
– hämatopoetische 198, 204
– mesenchymale 60, 196, 197
– pluripotente 134
– undifferenzierte 202
Stammzellenplastizität 198
Stammzellenpopulation 205
Stempeldruckanlagen 23
Stimulation 23, 40
– hydrostatische 23
– mechanische 21, 25
Stimuli, mechanische 25
Stoffwechsel 147
Stoffwechselgleichgewicht 36
Stratum
– cellulare 162
– fibrosum 162
– – faserreiches 162
– osteogenicum 162
Streckapparat 223
Stressfasern 23
Stromazellen, myelosupportive 202
Stromelysin 40
– 1 (MMP-3) 52
Stromelysinaktivitt 66
Strömungspotential, elektrisches 21
Sulfatation 65

Sulfonamide 101
super clot 155
superfical zone protein (SZP) 8
Superoxid 10
Superoxiddismutase 65
Superoxiddismutasemimetikum 29
Synovektomie, partielle 138
Synovia 83
Synovialektomie 191
Synovialfibroblasten 90
Synovialflüssigkeit 12, 13, 104
Synovialgewebe 56
Synovialitis 77
Synovialmembran 91, 225
Synovioblasten 200
Synoviozyten 63, 67, 85, 200
Synthese 26
System, hämatopoetisches 202, 204

T

Talus 174
Tangentialzone 19
Teratomentwicklung 198
Tetraethylammonium (TEA) 125
Teufelskrallenwurzel 108
Therapie, myeloablative 204
Thromboseprophylaxe 225
Thromboxansynthese 107
^{3H}-Thymidin 115, 118
Tibia 174
Tibiakompartimente 27
Tibiakopfosteotomie, hohe valgisierende 233
Tibiaosteotomie 231
– hohe 174
Tidemark 3
Tierexperimente 172
Tiermodelle 27
tissue engineering 23, 56, 59, 196, 213
tissue inhibitors of MMP (TIMP) 6, 95
– TIMP-1 Expression 86
α-Tocopherol 64
Toxine 76
Transduktionsweg 29
Transduktor 25
Transfektion 98
Transfektionsstudien 60
transforming growth factor (TGF) 57, 72
– TGF-α 77
– TGF-β 7, 73, 77, 90
– – Applikation 77

- TGF-β1–3   77
Transitionalzone   19
Transkription   95
- reverse (RT)   44, 45, 47
- reverse PRC (RT-PCR)   44
Translation   95
Translokation   117, 121
Transmembranproteine   24
Transplantat   222
- osteochondrales   133
- perichondrales   133
Transplantatempfänger   224
Transplantatgewinnung   214, 223
Transplantathypertrophie   191
Transplantation
- osteochondrale (OCT)   157
- - autologe   171
Transplantatversagen   190
K$^+$-Transportersysteme   26
Transportmedium   115
Transverrin   10
Tripelhelixstruktur   40
tumor necrosis factor (TNF)   76, 51
- R$_{p75}$-Fc-Fusionsprotein   97
tumor necrosis factor α (TNF-α)   7
- Anti-TNF-α-Antikörper, humanisierte   93
- - basierte Terapie   94
- converting-enzyme (TACE)   90
Tumore   174

U

Überbeanspruchung   26, 28, 29
Übergangszone   162
Überkorrektur   234
Überlastung   229
Überlebensfähigkeit   29
Ultraschall   24
Umstellungsoperationen   228

V

Valgusextensionsosteotomie   236
Valgusgonarthrose   235
p-Value-approach   50
Varusgonarthrose   232
Veränderungen
- degenerative   13
- osmotische   22
- pH   22

Verapamil   114
Verformbarkeit   28
Vibration   22
Vitamine   104
- Vitamin C   109
- Vitamin D   109

W

Wachstum   22
Wachstumsfaktoren   7, 66, 72, 73
Wachstumszeit   118
Wasserstoffperoxid (H$_2$O$_2$)   63, 68
Wasserzunahme   27
Weidenrindenextrakt   107
Weltgesundheitsorganisation (WHO)   14
CCD-Winkel   230

Z

Zellaußenseite   25
Zellen
- mesenchymale   23
- perichondrale   74
- T-Zellen   76
Zellform   22
Zellkern   25
Zellmembran   26
Zellmitose   147
Zellmorphologie   77, 201
Zelloberfläche   38
Zellpräparation   115
Zellproliferation   114
Zellsuspension   59
Zentralisierung   49
Zink   109
Zitterpappelrinde   108
Zone, germinative   162
Zylinder   214
Zysten   147
Zytokeratin 18-M30   118
Zytokine   7, 13, 67, 89, 146, 147
- antiinflammatorische   93
Zytokinexpression   90
Zytokinrezeptorantagonisten   93, 97
Zytokinrezeptoren   93, 97
Zytokinrezeptorexpression   95
Zytokinsynthese   94
Zytoplasma   113
Zytoskelett   22

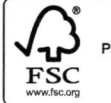

MIX
Papier aus verantwortungsvollen Quellen
Paper from responsible sources
FSC® C105338

If you have any concerns about our products,
you can contact us on
ProductSafety@springernature.com

In case Publisher is established outside the EU,
the EU authorized representative is:
**Springer Nature Customer Service Center GmbH
Europaplatz 3, 69115 Heidelberg, Germany**

Printed by Libri Plureos GmbH
in Hamburg, Germany